Sivananda Yoga Vedanta Centre

Yoga

für Körper und Seele

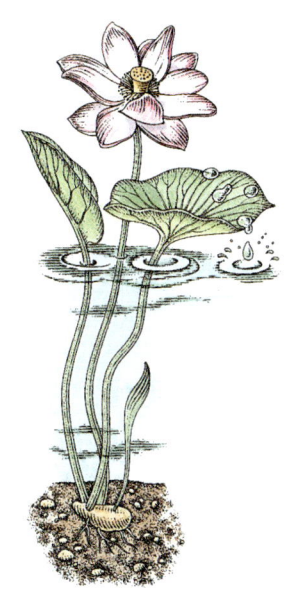

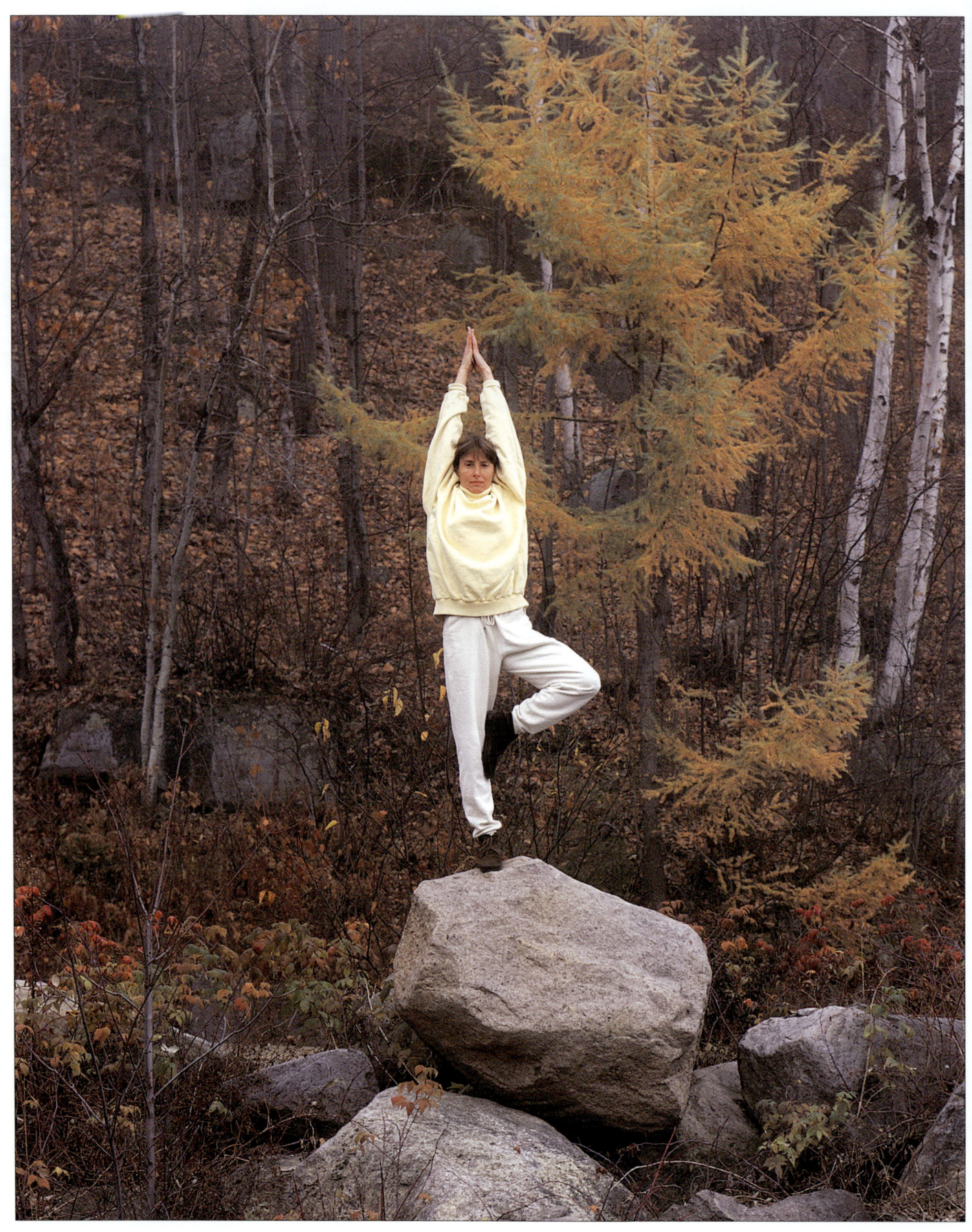

Sivananda Yoga Vedanta Centre

Yoga
für Körper und Seele

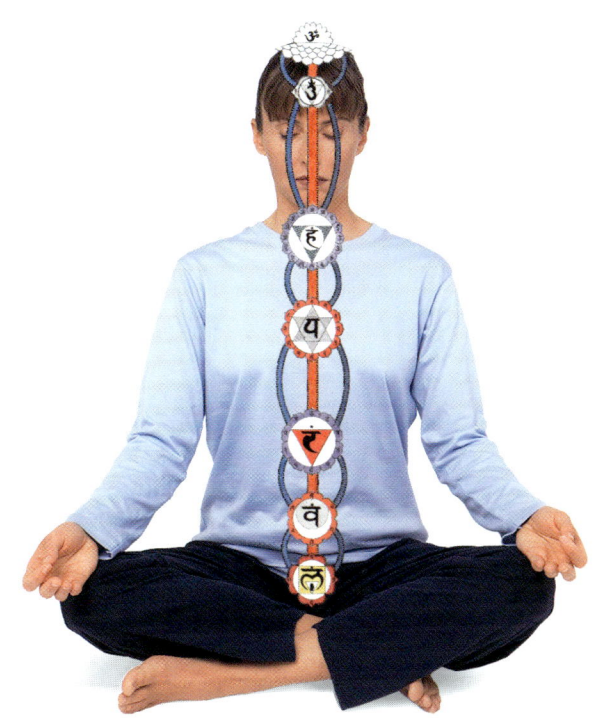

coventgarden

coventgarden

BEI DORLING KINDERSLEY

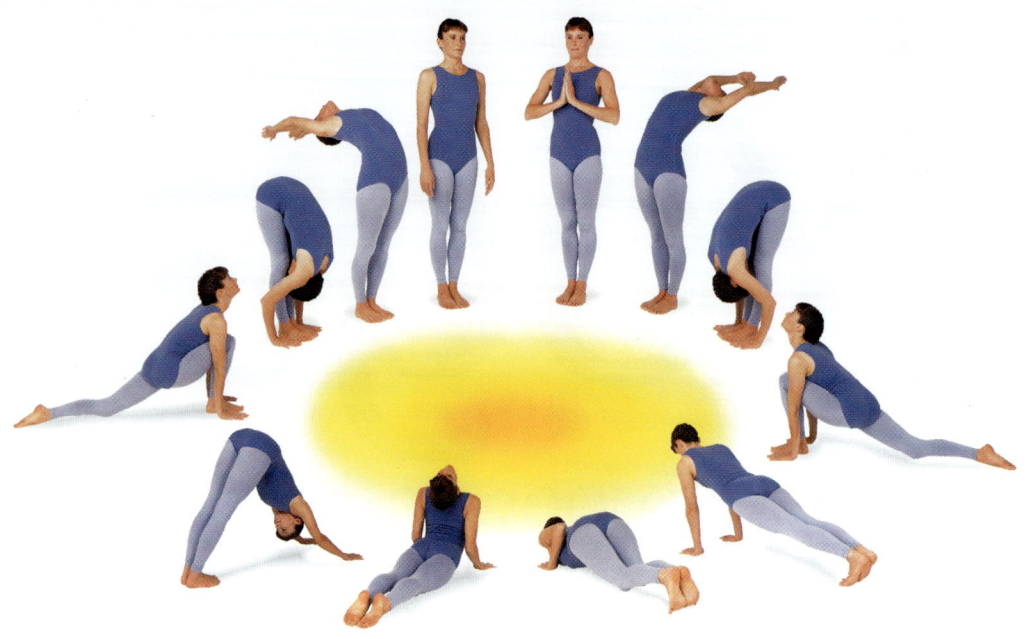

Lektorat Ian Whitelaw, Irene Lyford
Bildlektorat Colin Walton, Ted Kinsey
DTP Mark Bracey
Cheflektorat Mary-Clare Jerram
Chefbildlektorat Amanda Lunn
Herstellung Michelle Thomas

Für die deutsche Ausgabe:
Programmleitung Monika Schlitzer
Herstellungsleitung Dorothee Whittaker
Covergestaltung Anna Strommer
Projektbetreuung Florian Bucher

Bibliografische Information Der Deutschen Bibliothek
Die Deutsche Bibliothek verzeichnet diese Publikation in der Deutschen Nationalbibliografie;
detaillierte bibliografische Daten sind im Internet über http://dnb.ddb.de abrufbar.

Titel der englischen Originalausgabe:
Yoga Mind & Body

© Dorling Kindersley Limited, London, 1996
Ein Unternehmen der Penguin-Gruppe
Text © Sivananda Yoga Centre

© der deutschsprachigen Ausgabe by
Dorling Kindersley Verlag GmbH, München, 2009
Alle deutschsprachigen Rechte vorbehalten

Übersetzung Bettina Bach
Redaktion Irmgard Perkounigg
Satz Filmsatz Schröter GmbH, München

ISBN 978-3-8310-9079-2

Color reproduction by Colourscan, Singapore
Printed and bound in Slovakia by Neografia

Besuchen Sie uns im Internet
www.dk.com

Hinweis
Die Informationen und Ratschläge in diesem Buch sind von den Autoren und vom Verlag
sorgfältig erwogen und geprüft, dennoch kann eine Garantie nicht übernommen werden.
Eine Haftung der Autoren bzw. des Verlags und seiner Beauftragten für Personen-,
Sach- und Vermögensschäden ist ausgeschlossen.

INHALT

WAS IST YOGA?

Yoga ist eine Art zu leben, ein umfassendes System, um Körper, Geist und Seele zu schulen. Diese Art, richtig zu leben, wurde vor Tausenden von Jahren in Indien praktiziert und perfektioniert. Doch Yoga handelt von universellen Wahrheiten, und die Yoga-Lehren sind heutzutage noch genauso gültig wie in alten Zeiten. Yoga ist eine praktische Hilfe, keine Religion, und alle – Buddhisten, Juden, Moslems, Christen, Hindus sowie Atheisten – können Yoga-Techniken anwenden.

DIE YOGA-SYNTHESE

Im Lauf der Jahrhunderte haben sich vier verschiedene Yoga-Wege entwickelt (Karma, Jnana, Bhakti und Raja). Sie werden oft mit den vier Zweigen eines Banyan- oder bengalischen Feigenbaums verglichen, dessen Wurzeln aus den Zweigen kommen und der vom Himmel zur Erde zu wachsen scheint. Jeder Mensch wählt gemäß seiner Persönlichkeit einen bestimmten Weg; aber Vorsicht ist geboten, denn eine einseitige Entwicklung kann zu Unausgeglichenheit führen. Der ganze Mensch – Gefühl, Verstand und Handlungsfähigkeit – sollte gleichmäßig entwickelt werden, also ist eine Synthese der vier Hauptwege zu empfehlen. Am besten wählt man sich seine eigene Grund-*Sadhana* (spirituelle Praktik) oder seinen Weg, bezieht die Techniken der anderen Wege aber mit ein.

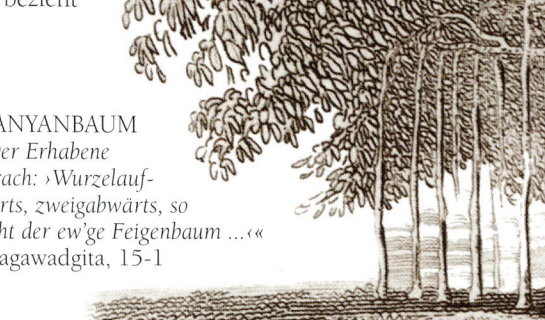

BANYANBAUM
»Der Erhabene sprach: ›Wurzelaufwärts, zweigabwärts, so steht der ew'ge Feigenbaum …‹«
Bhagawadgita, 15-1

DER AKTIVE WEG – KARMA-YOGA

Karma-Yoga ist selbstloses Dienen, der Weg, bei dem sich der Geist am schnellsten reinigt und seine Grenzen transzendiert. Der Karma-Yogi leistet sowohl körperlich als auch geistig Schwerarbeit. Er strebt danach, das Ich und seine Bindungen zu beseitigen, der Menschheit zu dienen, ohne dafür belohnt werden zu wollen, und in der Vielfalt die Einheit zu sehen. Dies ermöglicht es ihm, verbunden zu sein mit der einen, allem zugrunde-liegenden göttlichen Essenz. Karma-Yoga ist am besten geeignet für aktive Menschen, denn es bedeutet, etwas von sich selbst zu geben und in der Welt zu arbeiten; doch diese Arbeit findet auf spiritueller Ebene statt.

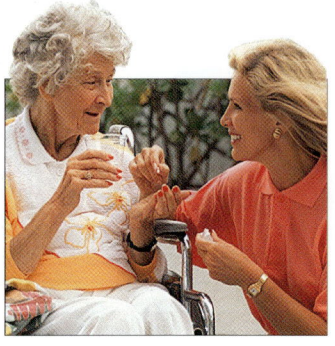

ARBEIT ALS VEREHRUNG
Viele beklagen sich, daß sie nicht genügend Zeit haben, um Asanas zu praktizieren oder zu meditieren; sie haben zuviel zu tun oder verspüren keine Neigung dazu. In Karma-Yoga ist die Arbeit selbst die Übung, wenn man sie mit der richtigen geistigen Einstellung verrichtet.

DER PHILOSOPHISCHE WEG – JNANA-YOGA

Diese philosophische oder intellektuelle Methode zur spirituellen Entwicklung beschreibt die Welt als Illusion. Mit Hilfe der zwei sehr wirkungsvollen intellektuellen Techniken Viveka (Unterscheidungsvermögen) und Vairagya (Objektivität) werden die Schleier der Illusion bzw. Maya gelüftet. Jnana-Yoga wird im allgemeinen als der schwierigste der vier Yoga-Wege angesehen. Dieser Weg erfordert einen scharfen Geist und einen klaren Verstand.

ALTE SCHRIFTEN

Die Philosophie oder Vedanta von Jnana-Yoga wurde ursprünglich in Büchern aus Palmblättern niedergeschrieben.

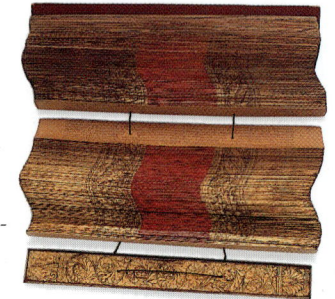

DER WEG DER HINGABE – BHAKTI-YOGA

Bhakti-Yoga zieht im allgemeinen Leute an, die vom Wesen her gefühlsbetont sind. Da Gefühle nicht immerzu unterdrückt werden können, lehrt Bhakti-Yoga Techniken, um sie zu sublimieren. Durch verschiedene Methoden, wie Singen, Beten und das Wiederholen von Mantras (heiligen Formeln), wird emotionale Energie in Hingabe umgewandelt, so daß Zorn, Haß und Eifersucht in eine positive Richtung gelenkt werden. Emotionale Liebe verwandelt sich zu reiner, göttlicher Liebe. Bhakti-Yogis versuchen, überall Gott zu sehen.

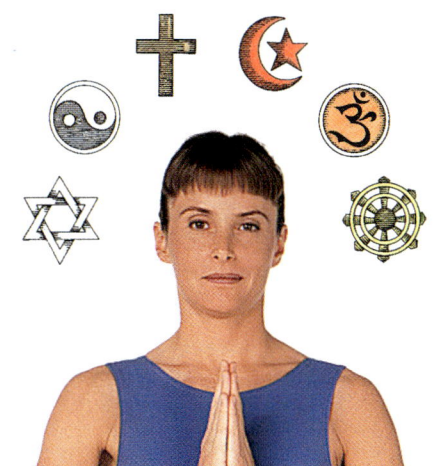

GEBETSHALTUNG
Namaskar oder die Gebetshaltung bedeutet das Verbinden der individuellen mit der göttlichen Seele. Dieses Konzept der Vereinigung mit dem Göttlichen durch Hingabe findet man in allen Weltreligionen.

DER WISSENSCHAFTLICHE WEG – RAJA-YOGA

Jeder von uns verfügt über geistige und psychische Ressourcen, die unberührt unter der Oberfläche des Bewußtseins ruhen. Um dieses latente Potential freizusetzen, empfiehlt Raja-Yoga eine psychologische Methode, die auf einem praxisorientierten System von Konzentration und Kontrolle des Geistes beruht. Dazu gehören richtige Lebensführung, ein gesunder Körper, ruhige Haltung, Atemregulierung und die Zurücknahme der Sinne. Nur wenn diese Grundlage gegeben ist, gelingt es, sich zu konzentrieren und zu meditieren. Hatha-Yoga ist eine Form von Raja-Yoga, die den Nachdruck auf Asanas und Pranayama legt. Ohne Yamas, Niyamas und die anderen Stufen (siehe unten) ist es kein »Yoga«.

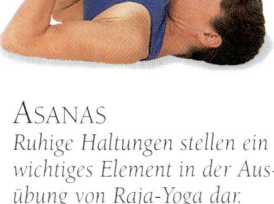

ASANAS
Ruhige Haltungen stellen ein wichtiges Element in der Ausübung von Raja-Yoga dar.

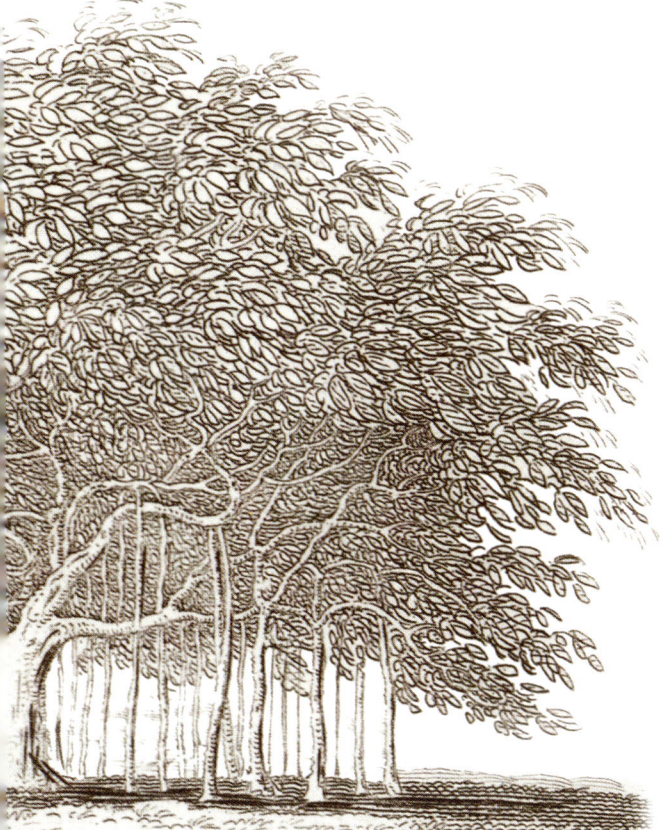

DIE ACHT STUFEN VON RAJA-YOGA

Indem sie wissenschaftlich und objektiv ihre eigenen Gedanken beobachteten, haben die alten Yogis die vielen Hindernisse studiert, die sich der bewußten Beherrschung des Geistes in den Weg stellen. Der Weise Patanjali hat ihre Erkenntnisse in den Raja-Yoga-Sutras festgehalten, einem Text, der die Funktionsweise des Geistes beschreibt und einen achtstufigen *(ashtanga)* Plan enthält, wie der rastlose Geist zu beherrschen ist und man sich immerwährenden Friedens erfreuen kann.

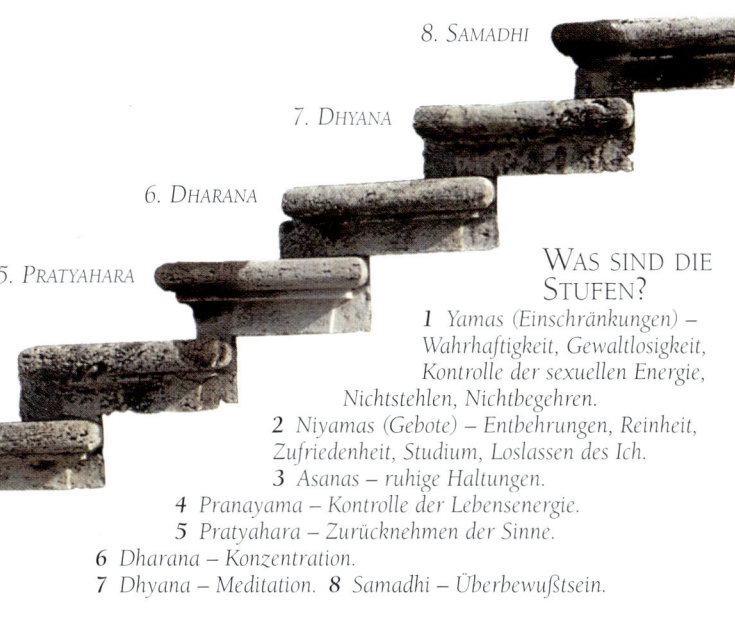

8. SAMADHI

7. DHYANA

6. DHARANA

5. PRATYAHARA

4. PRANAYAMA

3. ASANAS

2. NIYAMAS

1. YAMAS

WAS SIND DIE STUFEN?
1 Yamas (Einschränkungen) – Wahrhaftigkeit, Gewaltlosigkeit, Kontrolle der sexuellen Energie, Nichtstehlen, Nichtbegehren.
2 Niyamas (Gebote) – Entbehrungen, Reinheit, Zufriedenheit, Studium, Loslassen des Ich.
3 Asanas – ruhige Haltungen.
4 Pranayama – Kontrolle der Lebensenergie.
5 Pratyahara – Zurücknehmen der Sinne.
6 Dharana – Konzentration.
7 Dhyana – Meditation. 8 Samadhi – Überbewußtsein.

DIE DREI KÖRPER

Die meisten von uns stellen es in Frage, daß der Körper eine Seele besitzt.
Yogis würden hierauf mit Bestimmtheit sagen: »Ich bin eine Seele, die einen
Körper angenommen hat.« Die Yoga-Philosophie betrachtet den Körper als das
Fahrzeug der Seele auf ihrem Weg zur Erleuchtung und spricht im übrigen
nicht nur von einem Körper, sondern von dreien, einer feinstofflicher
als der andere.

1. DER PHYSISCHE KÖRPER

In Sanskrit wird der physische Körper *Annamaya Kosha*
oder Nahrungshülle genannt. Dieser sichtbare, dichte Körper wird geboren, wächst, ändert sich, verfällt und stirbt
dann, wobei seine Bestandteile wieder zur Erde zurückkehren und einen Teil des Nahrungszyklus bilden. Wenn
man sieht, wieviel Beachtung der Yogi dem physischen
Körper schenkt, könnte man meinen, daß dieser im Yoga
verherrlicht wird, doch der Zweck ist, den physischen
Körper unter die bewußte Kontrolle des Geistes zu bringen. Beide können dann für höhere spirituelle Zwecke
genutzt werden. Man muß den physischen Körper richtig
behandeln, wenn man auf diesem Gebiet über-
haupt etwas erreichen will.

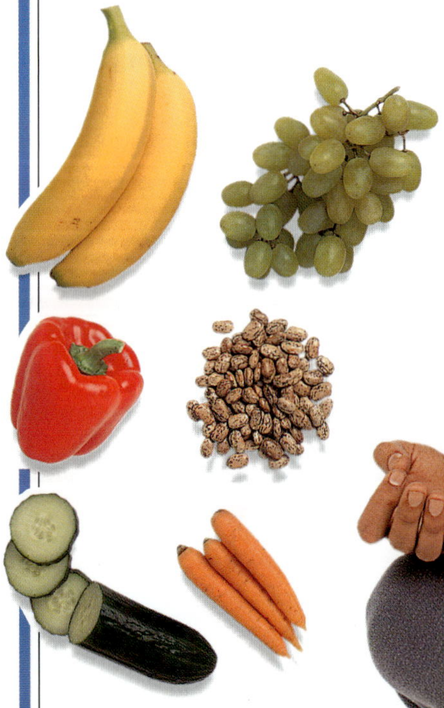

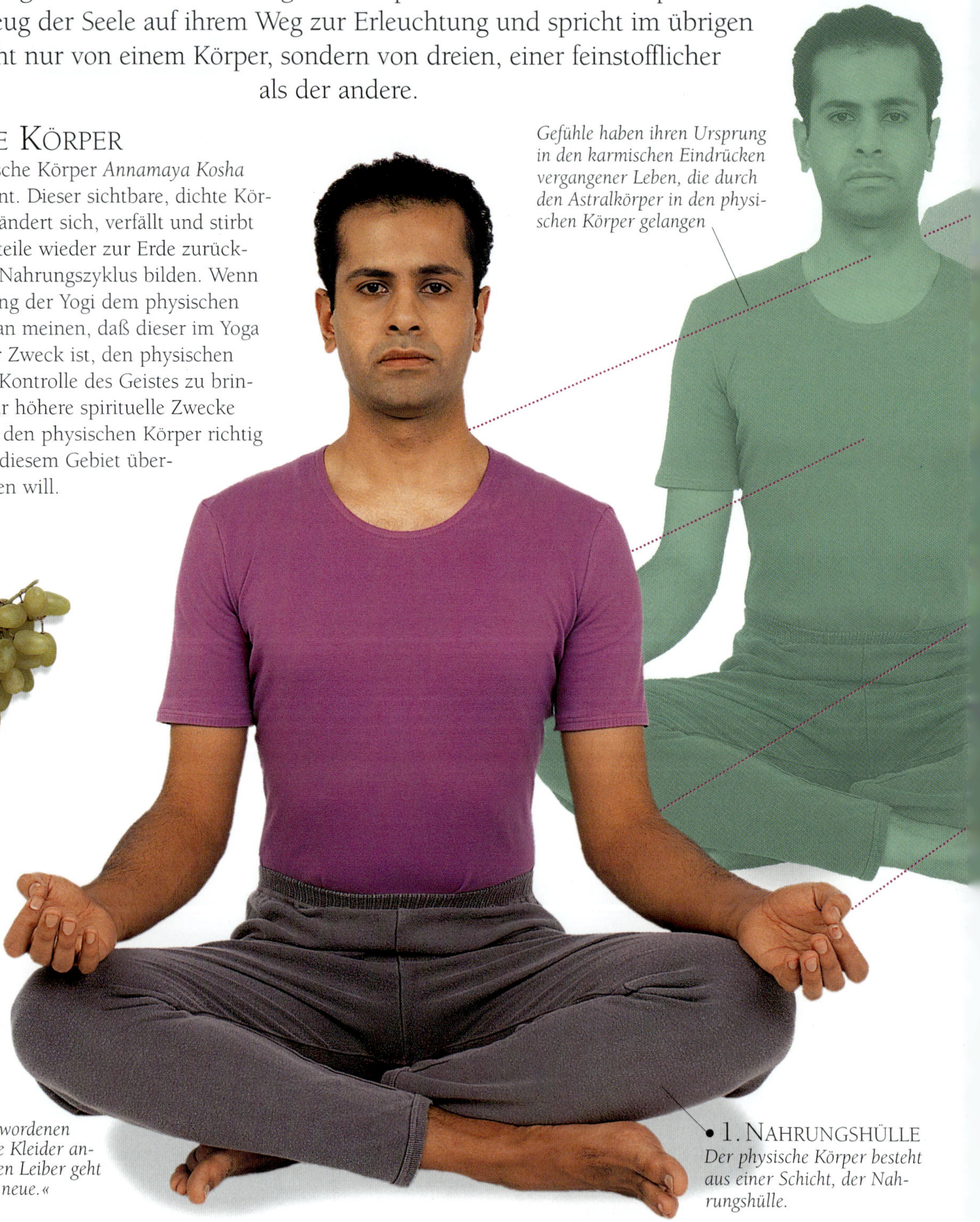

*Gefühle haben ihren Ursprung
in den karmischen Eindrücken
vergangener Leben, die durch
den Astralkörper in den physischen Körper gelangen*

△ NAHRUNGSHÜLLE
*»Gleich wie ein Mann die altgewordenen
Kleider ablegt und andere, neue Kleider an-
legt, so auch ablegend seine alten Leiber geht
ein der Geist in immer andere, neue.«*
Bhagawadgita, 2-22

● 1. NAHRUNGSHÜLLE
*Der physische Körper besteht
aus einer Schicht, der Nahrungshülle.*

3. KAUSALKÖRPER

Auf Sanskrit *Karana Sharira* genannt, wird der Kausalkörper auch Samenkörper genannt. Genauso wie ein Samen oder eine Zwiebel den genauen Bauplan der Pflanze, die daraus entstehen wird, enthält, so speichert der Kausalkörper feinstoffliche Eindrücke in der Form von Karma. Diese feinstofflichen Eindrücke bestimmen die Bildung und das Wachstum der beiden anderen Körper und alle Aspekte der nächsten Geburt. Zum Zeitpunkt des Todes lösen sich sowohl der Kausal- als auch der Astralkörper (die zusammenbleiben) vom physischen Körper.

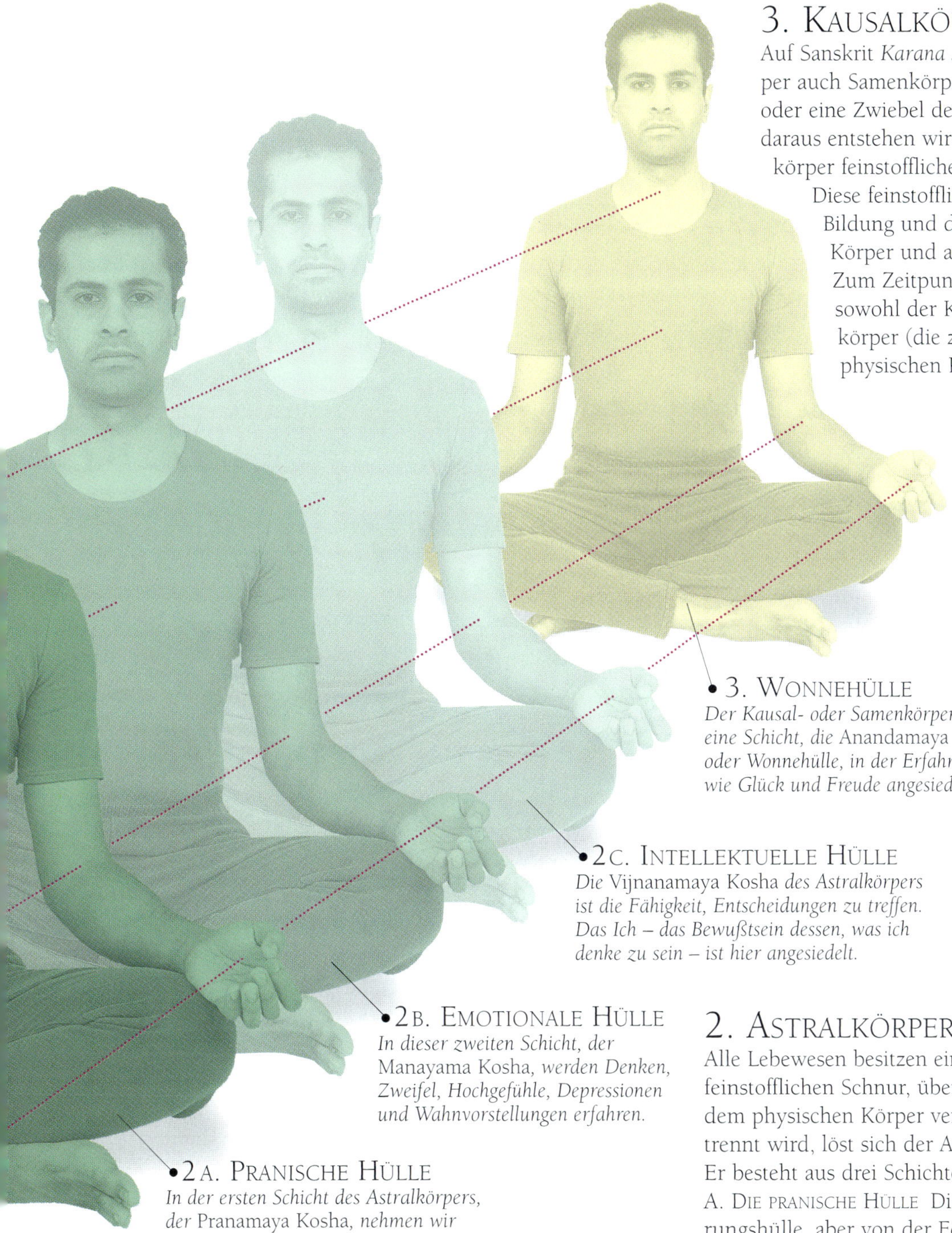

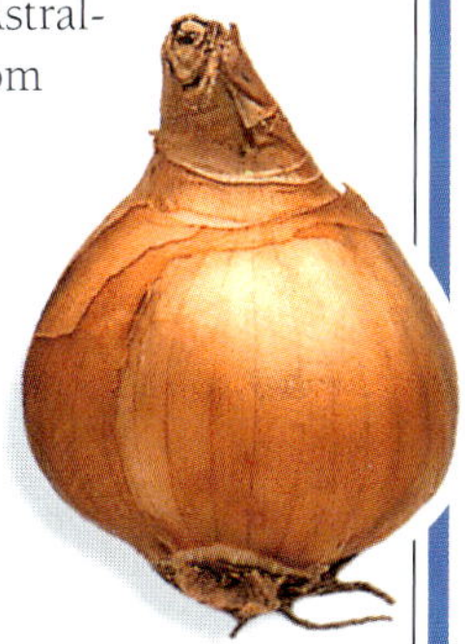

KARMISCHE SAMEN △
Genauso wie die Zwiebel den genetischen Plan für ihr Wachstum enthält, so speichert der Samenkörper das Karma, feinstoffliche Eindrücke all dessen, was sich in diesem und in vergangenen Leben ereignet hat. Karma ist nicht Schicksal, Vorherbestimmung oder Zufall, sondern das Ergebnis der eigenen vergangenen Taten.

• 3. WONNEHÜLLE
Der Kausal- oder Samenkörper hat nur eine Schicht, die Anandamaya Kosha oder Wonnehülle, in der Erfahrungen wie Glück und Freude angesiedelt sind.

• 2C. INTELLEKTUELLE HÜLLE
Die Vijnanamaya Kosha des Astralkörpers ist die Fähigkeit, Entscheidungen zu treffen. Das Ich – das Bewußtsein dessen, was ich denke zu sein – ist hier angesiedelt.

2. ASTRALKÖRPER

Alle Lebewesen besitzen einen Astralkörper. Er ist mittels einer feinstofflichen Schnur, über die die Lebensströme laufen, mit dem physischen Körper verbunden. Wenn diese Schnur durchtrennt wird, löst sich der Astralkörper ab, und der Körper stirbt. Er besteht aus drei Schichten:

A. DIE PRANISCHE HÜLLE Diese ist feinstofflicher als die Nahrungshülle, aber von der Form her ähnlich, und wird häufig als ätherisches Doppel bezeichnet. Sie besteht aus 72 000 Nadis oder astralen Bahnen, durch die das Prana – die Lebensenergie – fließt.

B. DIE GEISTIGE HÜLLE Diese umfaßt den unwillkürlichen Teil des Bewußtseins sowie den Instinkt und das Unbewußte. In ihr laufen die unwillkürlichen Aktionen des täglichen Lebens ab. Sie ist von Natur aus sehr sprunghaft, da sie ständig mit Sinneseindrücken bombardiert wird.

C. DIE INTELLEKTUELLE HÜLLE Der Geist kontrolliert und leitet den automatisch funktionierenden Teil des Bewußtseins. Kritisches Unterscheiden und Entscheidungen treffen findet hier statt und wird an die gröberen Hüllen weitergeleitet.

• 2B. EMOTIONALE HÜLLE
In dieser zweiten Schicht, der Manayama Kosha, werden Denken, Zweifel, Hochgefühle, Depressionen und Wahnvorstellungen erfahren.

• 2A. PRANISCHE HÜLLE
In der ersten Schicht des Astralkörpers, der Pranamaya Kosha, nehmen wir Empfindungen wie Wärme und Kälte, Hunger und Durst wahr.

AJNA CHAKRA ▷
Die Chakren, wo die astralen Bahnen aufeinandertreffen, befinden sich in der pranischen Hülle. Das Ajna-Chakra, das Energiezentrum, welches auch »drittes Auge« genannt wird, befindet sich zwischen den Augenbrauen.

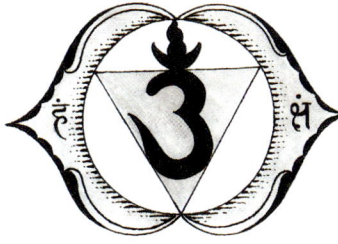

DER YOGA-WEG ZU INNEREM FRIEDEN

Yoga bedeutet ein Leben der Selbstdisziplin, das auf dem Motto »einfach leben und hoch denken« basiert. Für die alten Yogis war der Körper das Fahrzeug der Seele, und das ist auch heute noch ein angemessenes Bild. Genauso wie ein Auto eine Batterie, ein Kühlsystem, den richtigen Brennstoff, die entsprechenden Schmierstoffe und einen verantwortungsbewußten Fahrer hinter dem Steuer braucht, hat der Körper bestimmte Bedürfnisse, wenn er richtig funktionieren soll.

OM-SYMBOL

RICHTIGES ÜBEN – ASANAS

Die körperlichen Yoga-Übungen – Asanas genannt – (Seite 14–105) führen zu einer sanften Dehnung, die die Gelenke, Muskeln, Bänder, Sehnen und andere Teile des Körpers beweglicher macht. Asanas stärken das Nervensystem, fördern die Durchblutung und lösen Anspannungen. Wenn sie langsam und nicht forciert ausgeführt werden, dienen sie nicht nur der Stärkung des physischen Körpers, sondern fördern auch die seelischen und spirituellen Fähigkeiten. Asanas bilden das dritte Glied oder die dritte Stufe im System des Raja-Yoga.

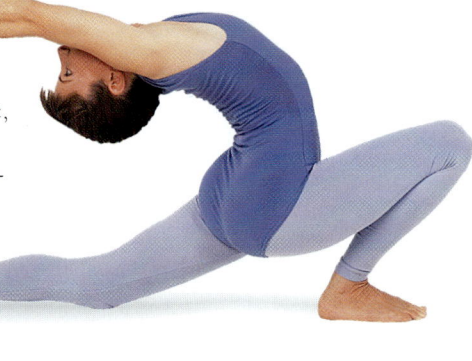

△ DER HALBMOND
Dies ist ein gutes Beispiel für eine Dehnung nach hinten. Regelmäßiges Üben erhält und steigert die Geschmeidigkeit der Wirbelsäule.

YOGA-ATMUNG – PRANAYAMA

Tiefes Atmen hilft, den physischen Körper zu reinigen und zu ernähren. Beim tiefen Einatmen wird dem Körper viel Sauerstoff, der für jede Körperzelle lebenswichtig ist, zugeführt. Beim Ausatmen werden Abfallstoffe ausgeschieden (siehe Seite 108–109). Atmen hilft auch, den Körper mit seiner Batterie, dem Sonnengeflecht, zu verbinden, wo unglaublich viel potentielle Energie gespeichert liegt. Wenn man sie durch spezielle Yoga-Atemübungen (Pranayama) nutzbar macht, wird diese Lebensenergie, das Prana, zur geistigen und körperlichen Verjüngung freigesetzt (siehe Seite 110–113).

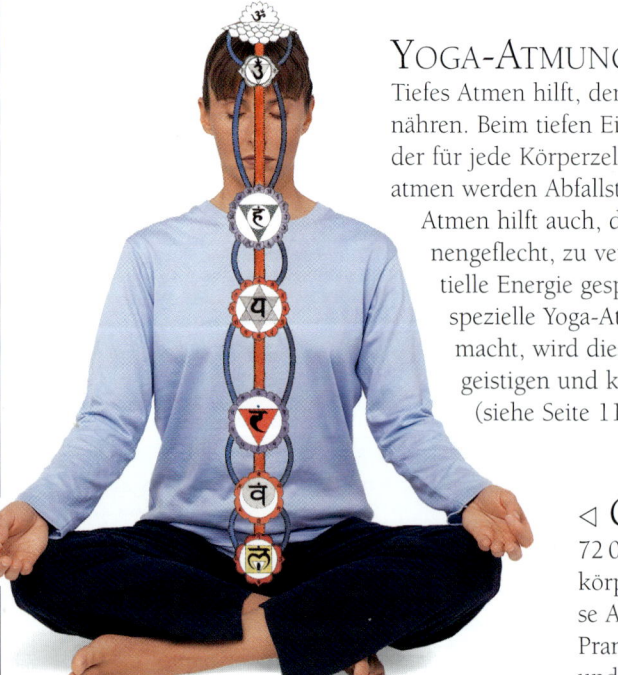

◁ CHAKREN UND NADIS
72 000 Nadis verlaufen durch den Astralkörper. Die Stelle, an der sich eine gewisse Anzahl kreuzt, wird Chakra genannt. Pranayama reinigt und kräftigt Chakren und Nadis.

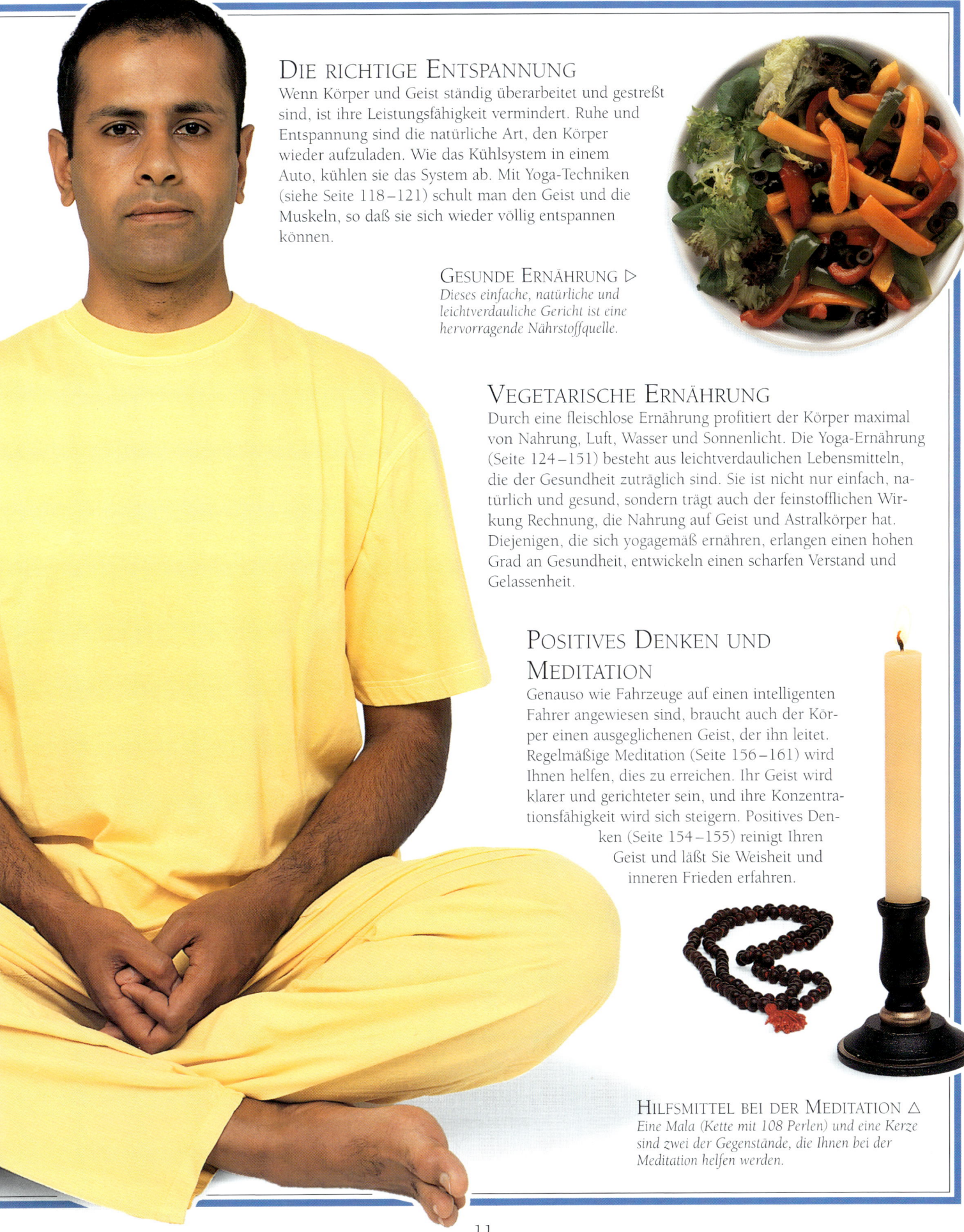

DIE RICHTIGE ENTSPANNUNG

Wenn Körper und Geist ständig überarbeitet und gestreßt sind, ist ihre Leistungsfähigkeit vermindert. Ruhe und Entspannung sind die natürliche Art, den Körper wieder aufzuladen. Wie das Kühlsystem in einem Auto, kühlen sie das System ab. Mit Yoga-Techniken (siehe Seite 118–121) schult man den Geist und die Muskeln, so daß sie sich wieder völlig entspannen können.

GESUNDE ERNÄHRUNG ▷
Dieses einfache, natürliche und leichtverdauliche Gericht ist eine hervorragende Nährstoffquelle.

VEGETARISCHE ERNÄHRUNG

Durch eine fleischlose Ernährung profitiert der Körper maximal von Nahrung, Luft, Wasser und Sonnenlicht. Die Yoga-Ernährung (Seite 124–151) besteht aus leichtverdaulichen Lebensmitteln, die der Gesundheit zuträglich sind. Sie ist nicht nur einfach, natürlich und gesund, sondern trägt auch der feinstofflichen Wirkung Rechnung, die Nahrung auf Geist und Astralkörper hat. Diejenigen, die sich yogagemäß ernähren, erlangen einen hohen Grad an Gesundheit, entwickeln einen scharfen Verstand und Gelassenheit.

POSITIVES DENKEN UND MEDITATION

Genauso wie Fahrzeuge auf einen intelligenten Fahrer angewiesen sind, braucht auch der Körper einen ausgeglichenen Geist, der ihn leitet. Regelmäßige Meditation (Seite 156–161) wird Ihnen helfen, dies zu erreichen. Ihr Geist wird klarer und gerichteter sein, und ihre Konzentrationsfähigkeit wird sich steigern. Positives Denken (Seite 154–155) reinigt Ihren Geist und läßt Sie Weisheit und inneren Frieden erfahren.

HILFSMITTEL BEI DER MEDITATION △
Eine Mala (Kette mit 108 Perlen) und eine Kerze sind zwei der Gegenstände, die Ihnen bei der Meditation helfen werden.

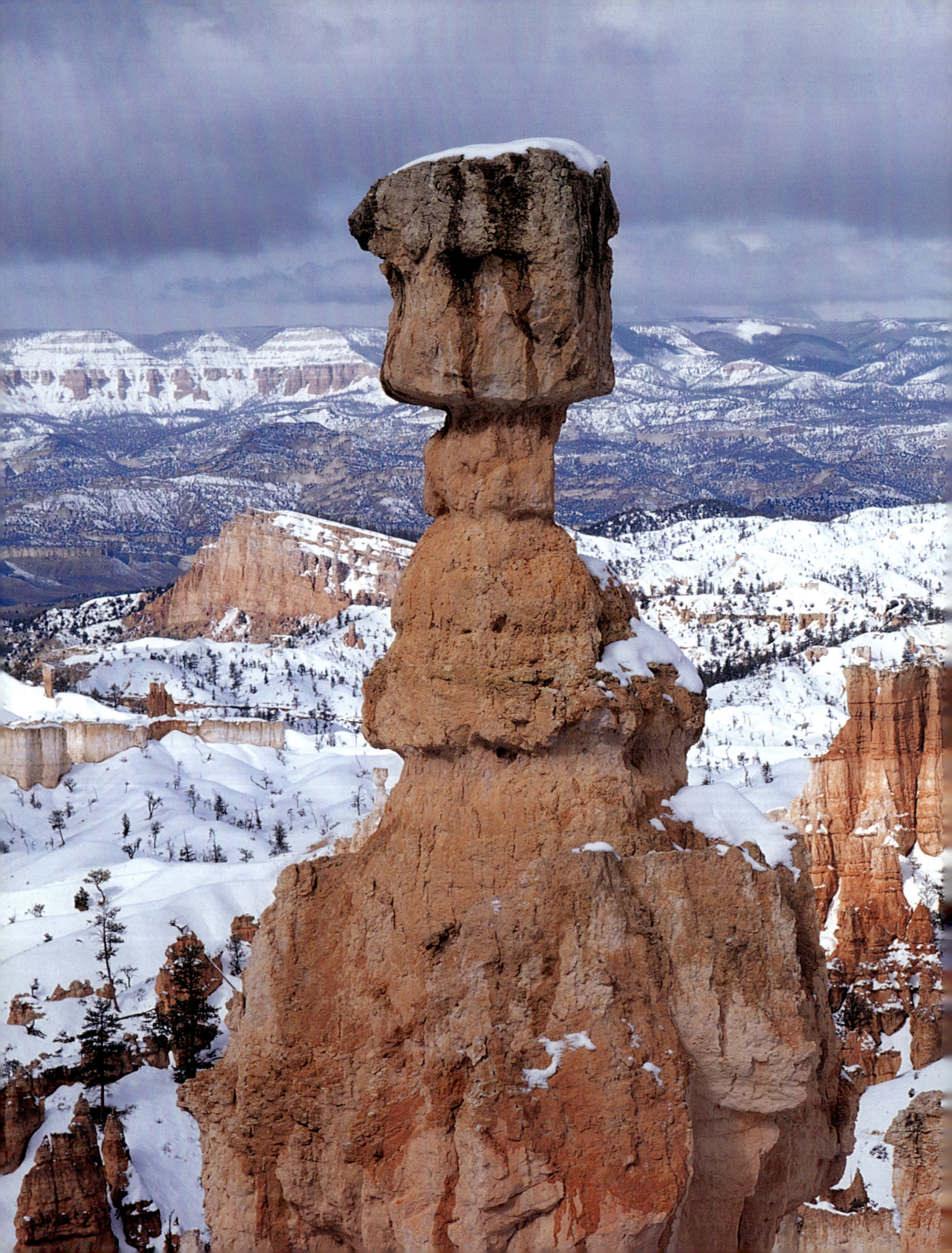

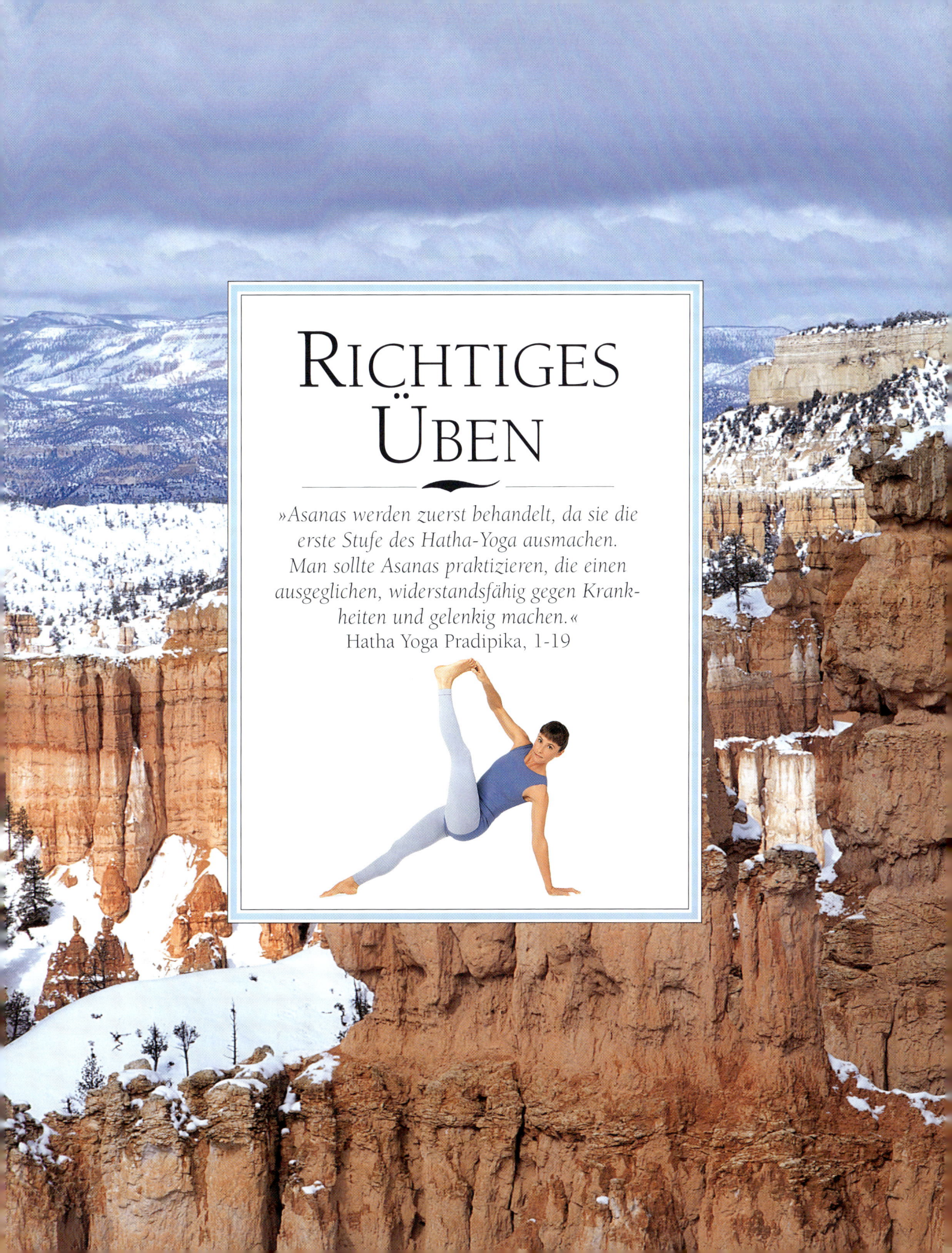

RICHTIGES ÜBEN

»Asanas werden zuerst behandelt, da sie die erste Stufe des Hatha-Yoga ausmachen. Man sollte Asanas praktizieren, die einen ausgeglichen, widerstandsfähig gegen Krankheiten und gelenkig machen.«
Hatha Yoga Pradipika, 1-19

WIE ÜBT MAN RICHTIG?

Es gibt viele Arten körperlicher Übung, doch das Yoga-System der Asanas (ein Sanskrit-Wort, das »ruhige Haltung« bedeutet) ist das umfassendste und kommt nicht nur dem physischen Körper zugute. Der Schwerpunkt der Asanas liegt auf tiefer Atmung, entspannten Bewegungen und geistiger Konzentration.

DIE ASANAS

Asanas sind darauf ausgerichtet, das geistige und körperliche Wohlbefinden, das heißt die Gesundheit zu fördern. In diesem Zustand können alle Organe unter der Kontrolle des Geistes reibungslos funktionieren. Asanas haben die außergewöhnliche Fähigkeit, den Körper fit zu machen, zu verjüngen und den ganzen Organismus ins Gleichgewicht zu bringen. Obwohl sie vom physischen Körper ausgeführt werden, haben die Asanas auch eine tiefgehende Wirkung auf den Astralkörper.

WIRKUNGEN DER ASANAS

▶ KÖRPERLICHE WIRKUNGEN: Man sagt häufig, »jemand ist so jung wie seine Wirbelsäule«. Asanas sollen vor allen Dingen die Geschmeidigkeit der Wirbelsäule erhalten und steigern sowie das Nervensystem stärken und regenerieren. Durch die sanften Dehn-, Dreh- und Beugebewegungen werden auch die anderen Gelenke und Muskeln des Körpers geschmeidiger, und Drüsen und Organe werden massiert. Außerdem wird die Durchblutung gefördert, wodurch die Zellen reichlich Nährstoffe und Sauerstoff erhalten.

▶ MENTALE WIRKUNGEN: Ruhige Haltungen befreien den Geist von Unruhe, die durch körperliche Bewegung bedingt ist, und fördern geistige Festigkeit. Die Gefühle werden ausgeglichener und die Einstellung zum Leben positiver.

▶ PRANISCHE WIRKUNGEN: Asanas funktionieren mehr oder weniger wie Akupunktur oder Shiatsu, doch das Yoga-System pranischen Gleichgewichts ist subtiler. Um ihre Wirkung zu spüren, müssen die Asanas regelmäßig über einen längeren Zeitraum ausgeführt werden. Die verschiedenen Haltungen üben auf unterschiedliche Stellen Druck aus und reinigen und stärken die Nadis.

KÖRPERLICHE
WIRKUNGEN •
Bei regelmäßiger Ausführung der Asanas werden alle Teile des Körpers zur besseren Funktion angeregt.

MENTALE
WIRKUNGEN •
Viele Menschen glauben, daß Asanas ursprünglich als Konzentrationsübungen gedacht waren, um die meditative Fähigkeit des Geistes zu verbessern.

PRANISCHE
WIRKUNGEN •
Asanas vermehren die pranische Energie, die dazu dient, das spirituelle Potential zu wecken.

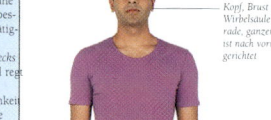

12

DAS DREIECK

Trikonasana

In dieser letzten der zwölf Grundasanas, dem *Dreieck*, erfährt der ganze Körper eine belebende seitliche Dehnung. Wenn sie regelmäßig ausgeführt wird, gibt sie dem ganzen Körper ein Gefühl von »Leichtigkeit« und verbessert alle anderen Asanas.

🕉 KÖRPERLICHE WIRKUNGEN
▶ Dehnt Wirbelsäule und Muskulatur des Oberkörpers.
▶ Regt das vegetative Nervensystem und die Organe der Bauchhöhle an; verbessert dadurch die Darmtätigkeit.
▶ Praktizieren des *Dreiecks* steigert den Appetit und regt die Verdauung an.
▶ Fördert die Beweglichkeit von Becken, Wirbelsäule und Beinen.
▶ Vermindert oder beseitigt Schmerzen im unteren Wirbelsäulenbereich.
▶ Regt den Kreislauf an.
▶ Diese Übung ist besonders gut für diejenigen, die infolge eines Knochenbruchs von Becken, Oberschenkel oder Unterschenkel ein verkürztes Bein haben.

🕉 MENTALE WIRKUNGEN
▶ Löst geistige Anspannung und lindert Hypochondrie.
▶ Vermindert geistigen Streß.

🕉 PRANISCHE WIRKUNGEN
▶ Stimuliert den Prana-Fluß zu den Meridianen von Milz, Leber, Dickdarm, Gallenblase, Dünndarm und Herz.
▶ Stabilisiert die Energie und rundet den Reinigungsprozeß des Nadis ab, der in den vorhergehenden Asanas begonnen wurde.

Kopf, Brust und Wirbelsäule sind gerade, ganzer Körper ist nach vorn gerichtet

Rechter Arm ist nach oben gestreckt, so, als ob er aus der Taille nach oben gezogen wurde

Zur Vorbereitung der Asana hängen die Arme entspannt beidseits des Körpers

Knie sind gestreckt, aber entspannt

Lehnen Sie sich nicht mit dem Oberkörper nach vorn

Linker Arm hängt entspannt am Körper

1 Sie stehen gerade und richten den Blick genau nach vorn. Dann die Beine etwas mehr als auf Schulterbreite spreizen. Das Gewicht gleichmäßig auf beide Füße verteilen.

2 Einatmend den rechten Arm nach oben und neben das rechte Ohr bringen. Machen Sie sich so lang wie möglich, und spüren Sie die Dehnung in der rechten Seite.

100

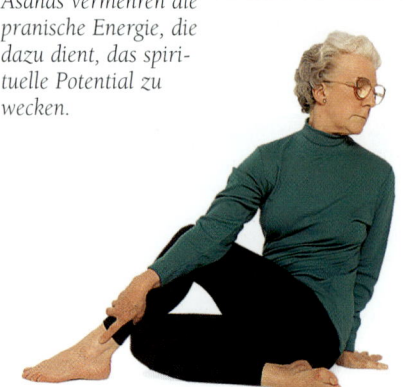

WER KANN YOGA MACHEN?

Jeder kann Yoga machen, unabhängig von Alter, Geschlecht und körperlicher Verfassung. Es wird Ihre spirituelle Entwicklung fördern, Streß abbauen und Ihnen helfen, Ihre Freizeit zu genießen. Wenn Sie allerdings bestimmte Beschwerden haben, sollten Sie Ihren Arzt konsultieren, bevor Sie mit dem Praktizieren von Asanas beginnen. Man sollte Yoga nicht als Ersatz für einen Arztbesuch betrachten.

ASANAS UND VARIANTEN

Es gibt zwölf Grund-Asanas. Sie sind von 1 bis 12 durchnumeriert und werden in der Reihenfolge vorgestellt, in der Sie sie ausführen sollten. Shambu (unten) führt sie Ihnen vor. Wenn Sie diese einmal beherrschen, beginnen Sie mit den Varianten und fortgeschritteneren Stellungen, die Amba Ihnen zeigt (rechts). Weitere Stellungen werden Ihnen von Rhadika vorgeführt.

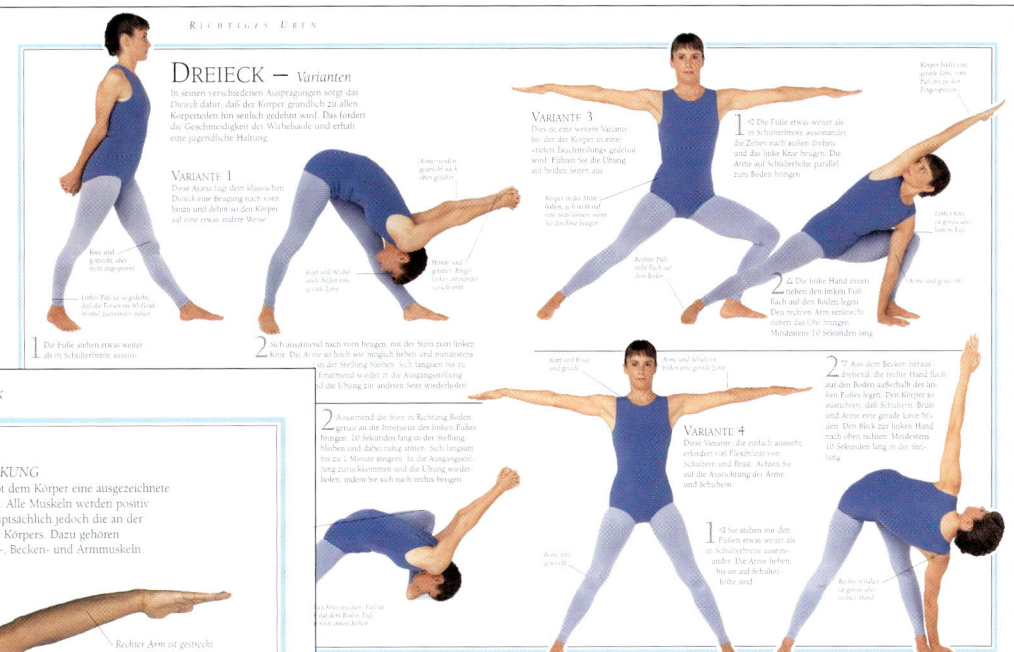

DAS DREIECK

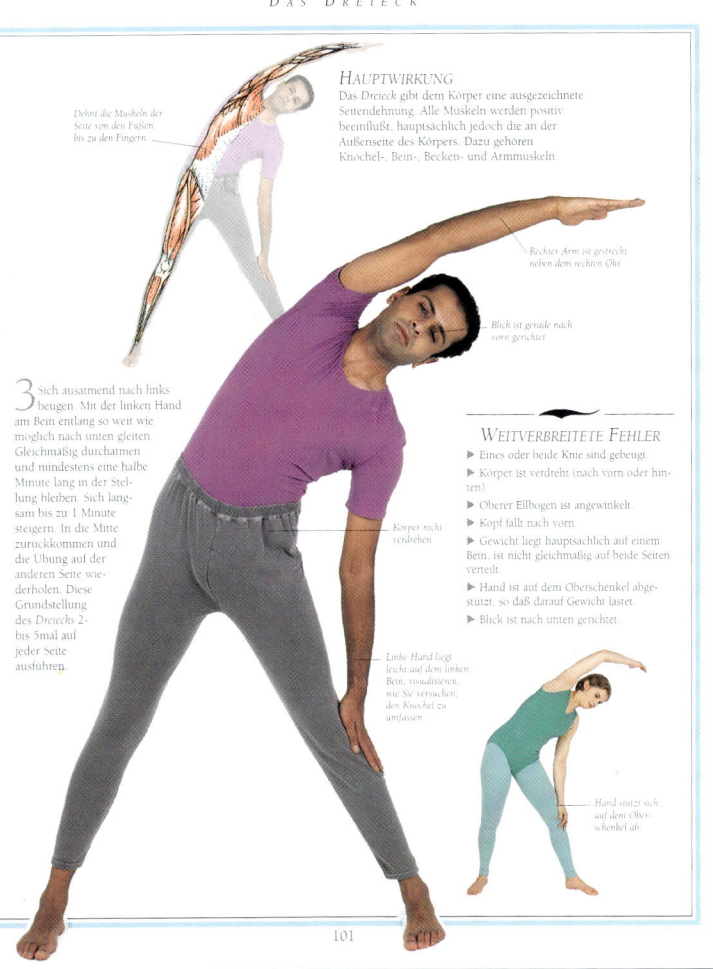

HAUPTWIRKUNG
Das Dreieck gibt dem Körper eine ausgezeichnete Seitendehnung. Alle Muskeln werden positiv beeinflußt, hauptsächlich jedoch die an der Außenseite des Körpers. Dazu gehören Knöchel-, Bein-, Becken- und Armmuskeln.

Dehnt die Muskeln der Seite von den Füßen bis zu den Fingern

Rechter Arm ist gestreckt neben dem rechten Ohr

Blick ist gerade nach vorn gerichtet

3 Sich ausatmend nach links beugen. Mit der linken Hand am Bein entlang so weit wie möglich nach unten gleiten. Gleichmäßig durchatmen und mindestens eine halbe Minute lang in der Stellung bleiben. Sich langsam bis zu 1 Minute steigern. In die Mitte zurückkommen und die Übung auf der anderen Seite wiederholen. Diese Grundstellung des Dreiecks 2- bis 5mal auf jeder Seite ausführen.

Körper nicht verdrehen

WEITVERBREITETE FEHLER
▶ Eines oder beide Knie sind gebeugt.
▶ Körper ist verdreht (nach vorn oder hinten).
▶ Oberer Ellbogen ist angewinkelt.
▶ Kopf fällt nach vorn.
▶ Gewicht liegt hauptsächlich auf einem Bein, ist nicht gleichmäßig auf beide Seiten verteilt.
▶ Hand ist auf dem Oberschenkel abgestützt, so daß darauf Gewicht lastet.
▶ Blick ist nach unten gerichtet.

Linke Hand liegt leicht auf dem linken Bein, visualisieren, wie Sie versuchen, den Knöchel zu umfassen.

Hand stützt sich auf dem Oberschenkel ab.

101

WIE MAN DAS ÜBUNGSPROGRAMM ANWENDET

Die zwölf Grund-Asanas und der Sonnengruß sollten in jeder Übungsstunde ausgeführt werden. Als Anfänger sollten Sie sich so lange auf diese Übungen konzentrieren, bis Sie sie beherrschen, denn sie sind die Vorbereitung auf die anderen Yoga-Varianten. Immer wenn Sie den Körper in die eine Richtung dehnen, muß der Ausgleich auch in die andere Richtung erfolgen. Lassen Sie die Gegenbewegungen und -stellungen nicht aus – ebensowenig wie die Entspannung. Beginnen Sie jede Stunde mit einer fünfminütigen und beenden Sie sie mit einer zehnminütigen Entspannung. Entspannen Sie sich auch zwischen den Asanas. Führen Sie die Übungen langsam und in der angegebenen Reihenfolge aus. Zwingen Sie Ihren Körper nicht in Stellungen, die er noch nicht ausführen kann. Die richtige Atmung ist wichtiger Bestandteil vieler Asanas, doch wenn keine speziellen Anweisungen gegeben werden, atmen Sie auf natürliche Weise ein- und aus.

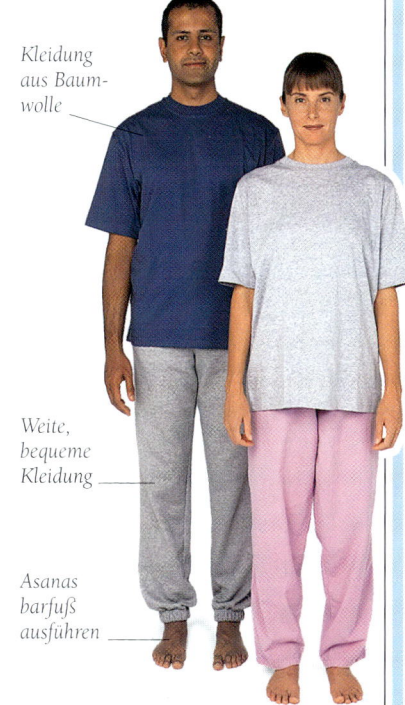

Kleidung aus Baumwolle

Weite, bequeme Kleidung

Asanas barfuß ausführen

KLEIDUNG

Um optimale Bewegungsfreiheit zu haben, sollte die Kleidung weit und bequem sein. Baumwollstoffe sind besser als synthetische.

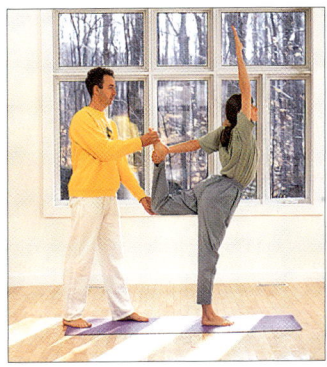

◁ **DIE RICHTIGE ANLEITUNG**
Dieses Buch ist eine Einführung in Yoga, das Sie am besten unter Anleitung eines erfahrenen Lehrers praktizieren, denn er kann Sie korrigieren und inspirieren. Außerdem sollte er wissen, wie der physische Körper funktioniert und aus der eigenen Erfahrung heraus unterrichten. Wenn Sie einen Lehrer suchen, erkundigen Sie sich, ob er oder sie selbst regelmäßig Yoga praktiziert.

VORBEREITENDE ÜBUNGEN

Da Körper und Geist besser funktionieren, wenn sie entspannt sind, ist es äußerst wichtig, sich mit einer mindestens fünfminütigen Entspannung auf die Asanas vorzubereiten. Wenn Ihnen in der Totenstellung bzw. in der leichten Sitzstellung kalt wird, sollten Sie sich zudecken.

DIE TOTENSTELLUNG

Sarvasana

Legen Sie sich mit gespreizten Armen und Beinen flach auf den Rücken, schließen Sie die Augen. Um sicherzugehen, daß Ihr Körper nicht angespannt ist, schütteln Sie die Schultern aus. Rollen Sie Ihren Kopf ein- oder zweimal langsam von rechts nach links, indem Sie erst ein Ohr auf den Boden legen und dann das andere. Bringen Sie den Kopf wieder in die Mitte, und richten Sie Ihre Aufmerksamkeit auf den Atem.

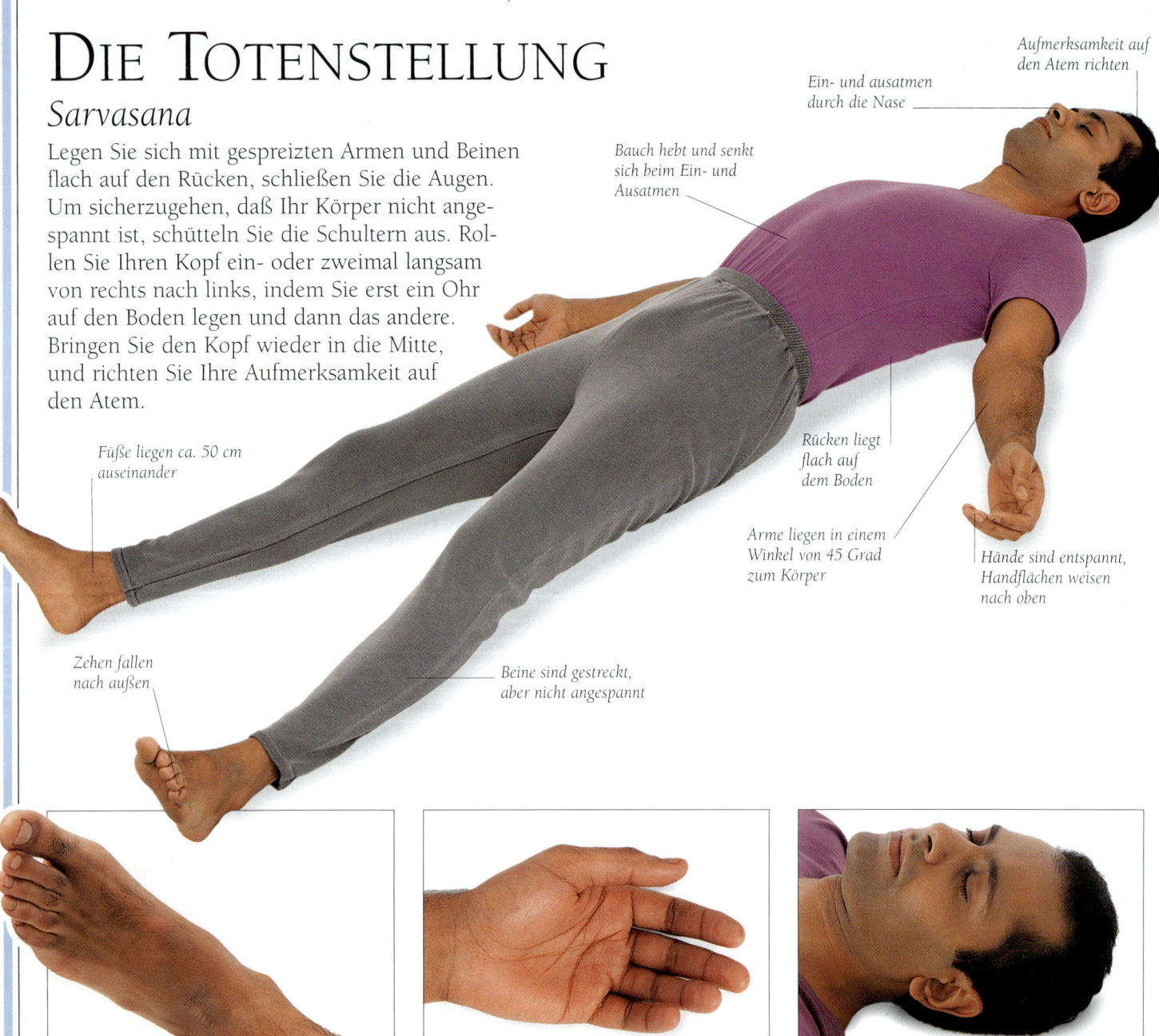

Aufmerksamkeit auf den Atem richten

Ein- und ausatmen durch die Nase

Bauch hebt und senkt sich beim Ein- und Ausatmen

Rücken liegt flach auf dem Boden

Arme liegen in einem Winkel von 45 Grad zum Körper

Hände sind entspannt, Handflächen weisen nach oben

Füße liegen ca. 50 cm auseinander

Zehen fallen nach außen

Beine sind gestreckt, aber nicht angespannt

1 Die Füße liegen mit gestreckten, aber nicht angespannten Beinen etwa 50 cm auseinander, die Zehen fallen nach außen.

2 Die Hände entspannen. Handflächen weisen nach oben, Arme liegen etwa im Winkel von 45 Grad zum Körper.

3 Augen schließen, durch die Nase atmen und sich eher auf die Atmung als auf äußere Ereignisse konzentrieren.

DIE LEICHTE SITZSTELLUNG

Sukasana

Als Vorbereitung auf die Atem- oder die Augen- und Nackenübungen gehen Sie mit gekreuzten Beinen in eine *leichte Sitzstellung*. Diese Haltung gibt dem Körper eine stabile Basis und dient außerdem dazu, die Energie zu zentrieren.

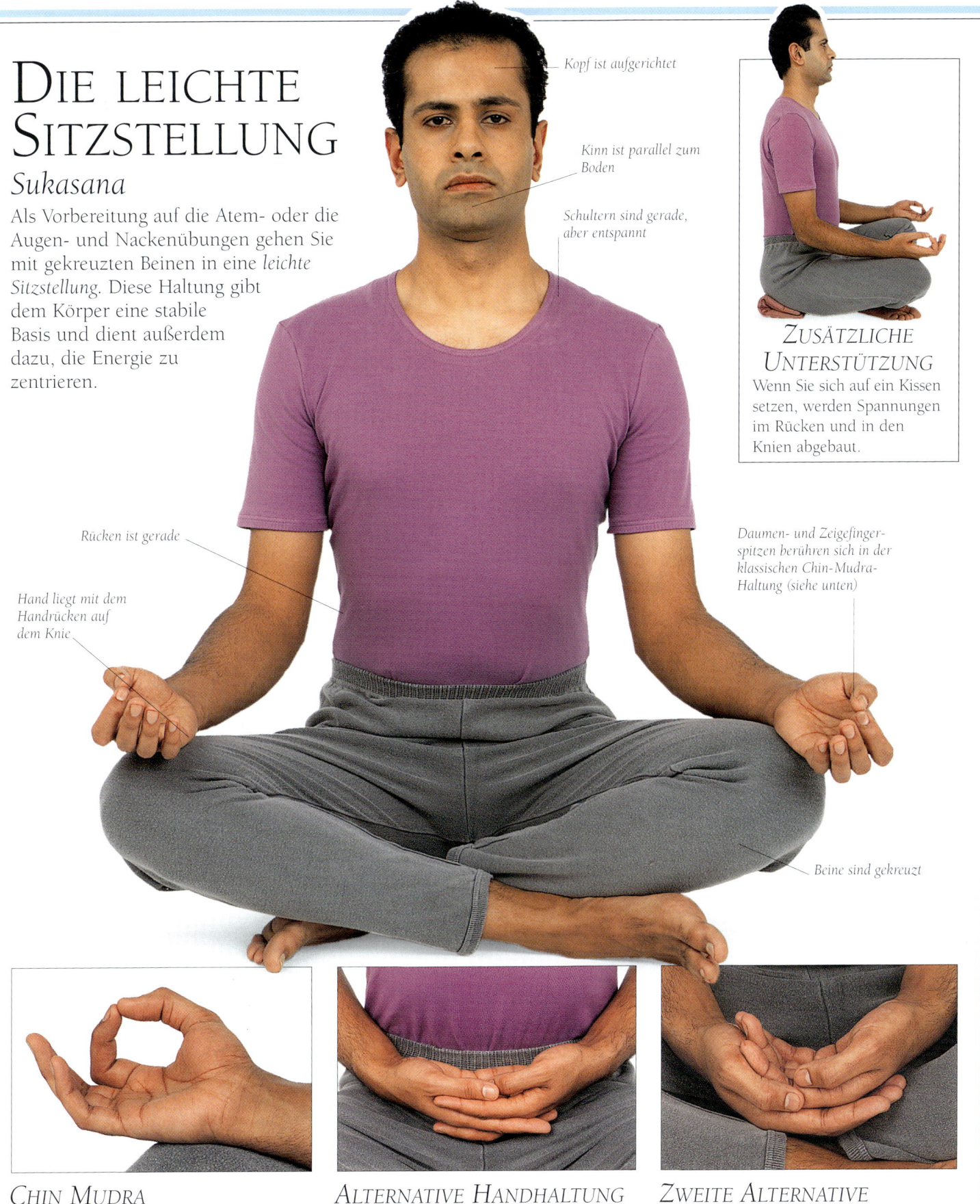

Kopf ist aufgerichtet

Kinn ist parallel zum Boden

Schultern sind gerade, aber entspannt

Rücken ist gerade

Hand liegt mit dem Handrücken auf dem Knie

ZUSÄTZLICHE UNTERSTÜTZUNG
Wenn Sie sich auf ein Kissen setzen, werden Spannungen im Rücken und in den Knien abgebaut.

Daumen- und Zeigefinger- spitzen berühren sich in der klassischen Chin-Mudra- Haltung (siehe unten)

Beine sind gekreuzt

CHIN MUDRA
In dieser Haltung berühren sich die Fingerspitzen von Daumen und Zeigefinger.

ALTERNATIVE HANDHALTUNG
Die Hände sanft verschränken und in den Schoß legen.

ZWEITE ALTERNATIVE
Die Hände mit den Handflächen nach oben ineinander und in den Schoß legen.

17

AUGENÜBUNGEN

Wie jeder andere Teil des Körpers müssen auch die Augenmuskeln trainiert werden, besonders da unsere Augen unter den heutigen Lebensbedingungen weit weniger bewegt werden als in einer natürlichen Umgebung. Yoga-Augenübungen helfen, daß die Augenmuskeln stark und aktiv bleiben.

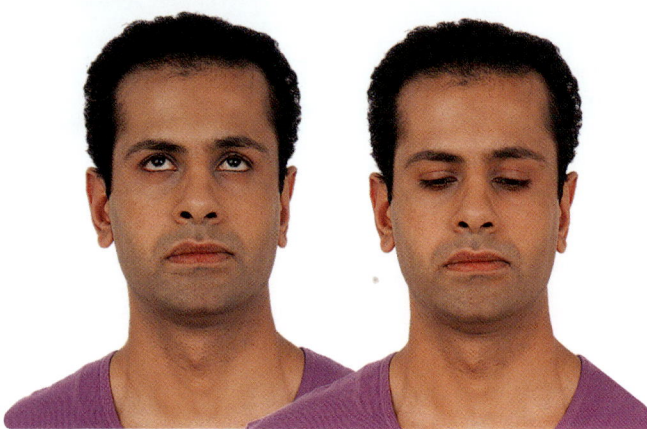

1 ◁ So weit wie möglich nach oben schauen, Rücken und Nacken gerade, Kopf still halten. Den Blick dann nach unten richten. Diese Übung mindestens 10mal wiederholen. Etwa eine halbe Minute lang die Augen schließen, bevor Sie mit der nächsten Übung weitermachen.

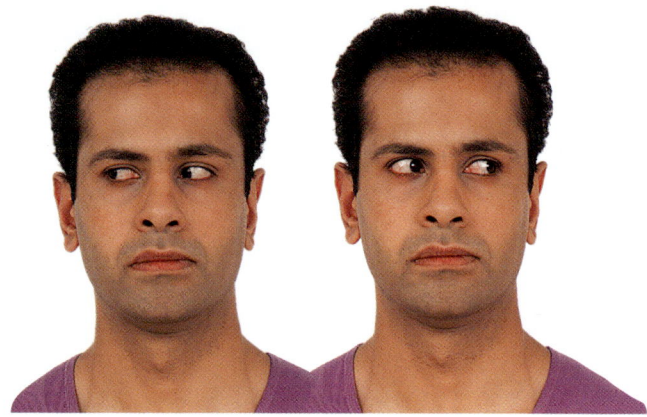

2 △ Die Augen weit offen halten und den Blick so weit wie möglich nach rechts und dann nach links richten. Die Übung mindestens 10mal wiederholen, die Augen dann schließen und eine halbe Minute lang entspannen.

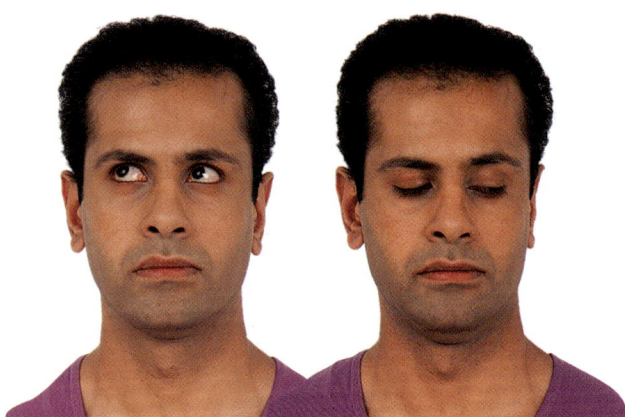

3 △ Von oben rechts nach unten links und wieder zurück schauen. Die Übung 10mal ausführen. Die Übung wiederholen, indem Sie von links oben nach rechts unten schauen. Die Augen schließen und entspannen.

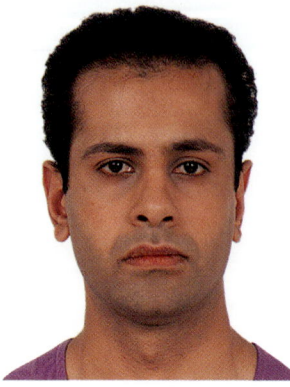

4 ◁ Die Augen im Uhrzeigersinn rollen. Langsam beginnen und dann beschleunigen, bis Sie die Augen mit maximaler Geschwindigkeit bewegen. Mindestens 10 Kreise beschreiben. Kurz die Augen schließen und danach die Übung gegen den Uhrzeigersinn wiederholen. Die Augen schließen und entspannen.

ENTSPANNUNG DER AUGEN

Wenn Sie nach den Übungen Ihre warmen Hände über die Augen legen, werden Wärme und Dunkelheit sie beruhigen und entspannen.

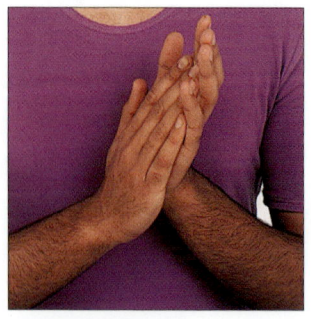

1 Nach den Augenübungen die Hände kräftig aneinanderreiben, bis sie warm sind.

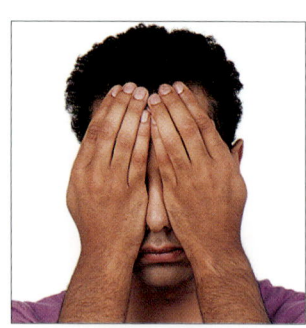

2 Etwa eine halbe Minute sanft die Hände über die geschlossenen Augen legen, ohne dabei die Augenlider zu berühren.

NACKENDREHUNGEN

Bei den meisten Menschen setzen sich Spannungen in Nacken, Schultern und der oberen Rückenpartie fest. Bevor Sie mit den Asanas beginnen, sollten Sie deshalb eine Reihe Nackendrehungen ausführen, so daß ein Teil der angestauten Energie frei wird. Beginnen Sie in der *leichten Sitzstellung* (siehe Seite 17), mit geradem Rücken und aufrechter Brust. Nur Kopf und Hals sollten sich bewegen, Rücken und Schultern bleiben unbeweglich.

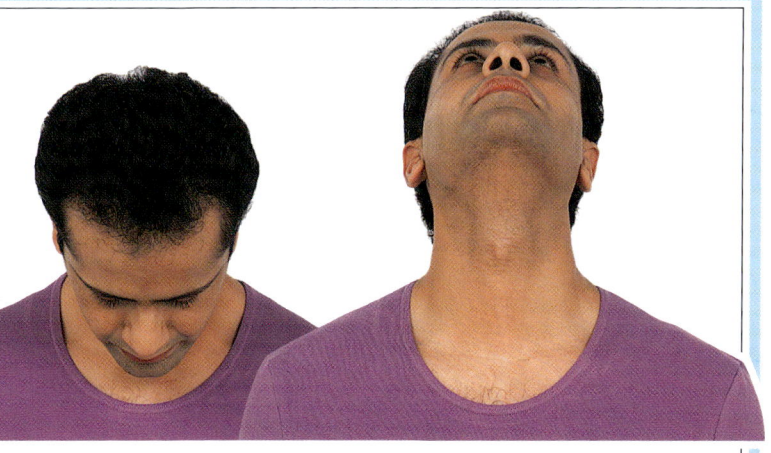

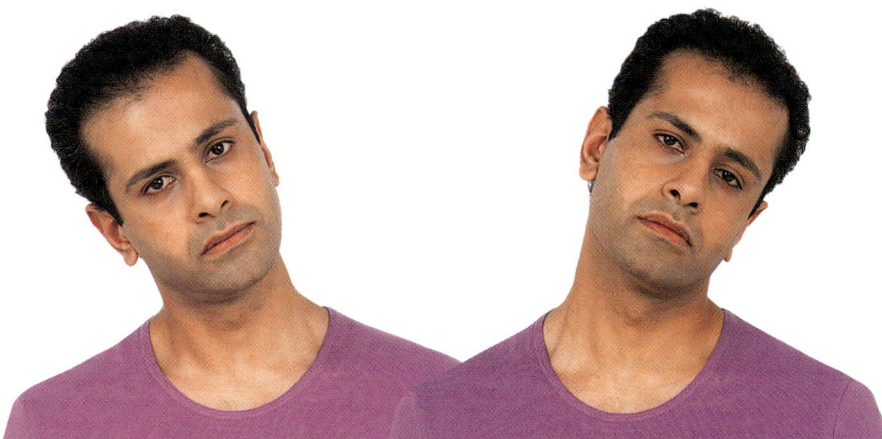

1 △ Den Kopf nach vorn hängen lassen und das Kinn kurz auf die Brust legen. Nun den Kopf so weit wie möglich nach hinten fallen lassen, als wollten Sie mit Ihrem Hinterkopf die Wirbelsäule berühren. Die Übung 5- bis 10mal in beide Richtungen wiederholen.

2 ◁ Das rechte Ohr zur rechten Schulter führen, ohne den Kopf mitzubewegen. Den Kopf kurze Zeit dort halten, ihn wieder in die Mitte und dann nach links bewegen. Die Übung 5- bis 10mal in beide Richtungen wiederholen.

3 ▷ Den Kopf, ohne die Schultern zu bewegen, nach rechts drehen und so weit wie möglich über die rechte Schulter schauen. Den Kopf wieder in die Mitte drehen und dann über die linke Schulter schauen. Übung 5- bis 10mal in beide Richtungen wiederholen.

4 ▽ Den Kopf auf die Brust fallen lassen und dann 2- oder 3mal im Uhrzeigersinn drehen. Den Kopf wieder in die Mitte bringen und von vorn beginnen, den Kopf aber nun 2- oder 3mal gegen den Uhrzeigersinn drehen.

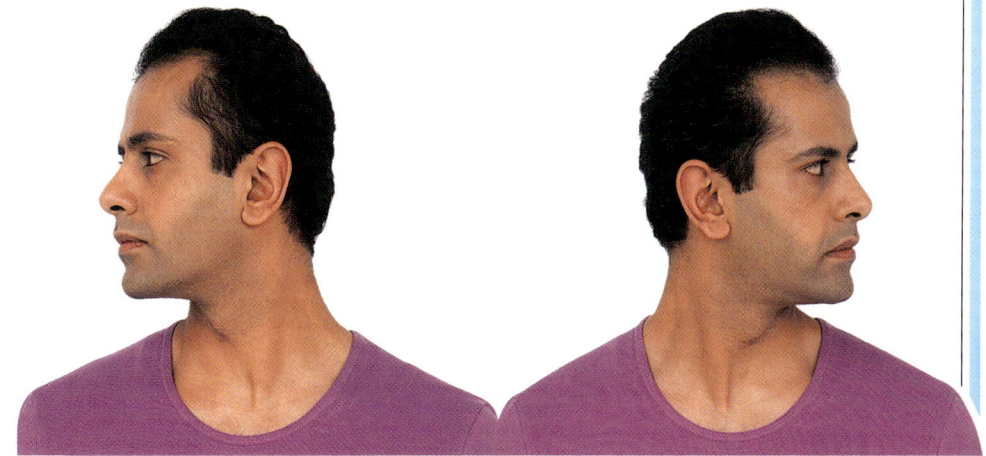

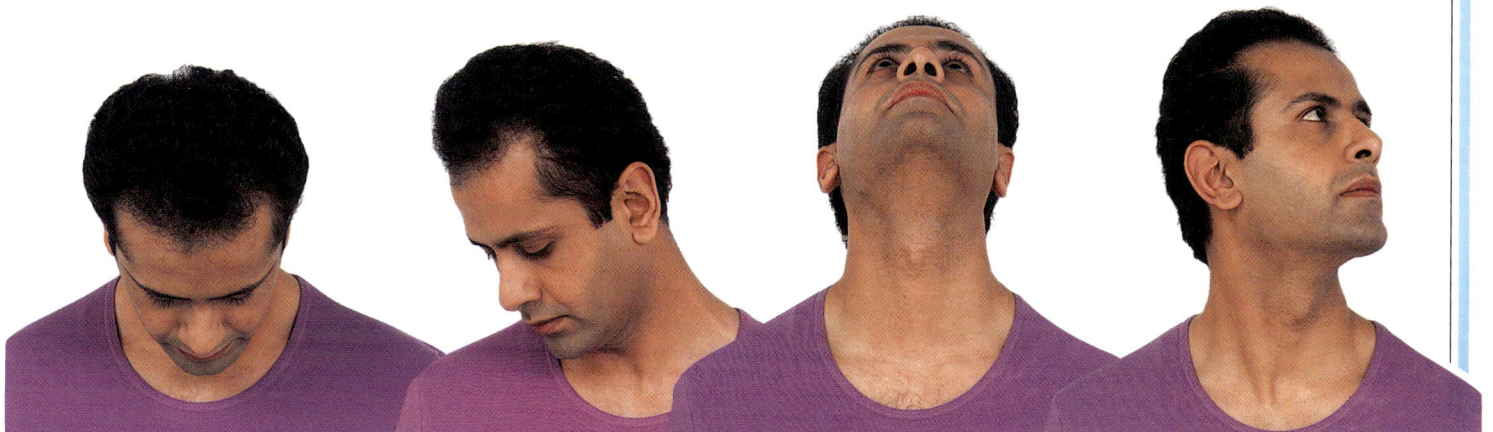

DER SONNENGRUSS

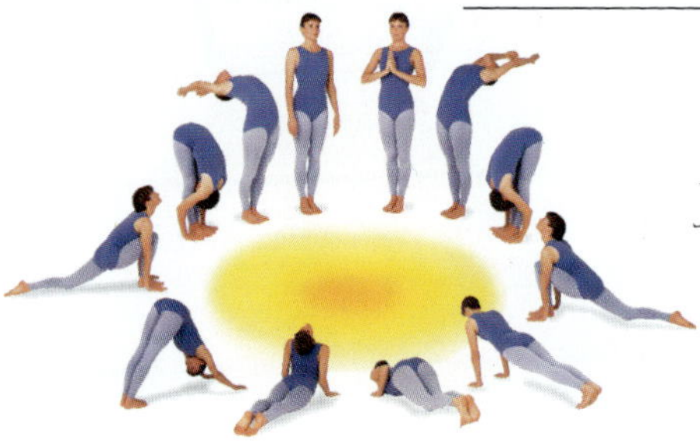

Surya Namaskar

Jede Yogastunde beginnt man mit der *Surya Namaskar* oder dem *Sonnengruß*. Diese ausgezeichnete Aufwärmübung besteht aus einer Folge von zwölf Stellungen, wobei die Wirbelsäule in verschiedene Richtungen bewegt wird. Sie ist besonders für Anfänger und steifere oder ältere Menschen geeignet, da der Körper durch den *Sonnengruß* wieder gelenkig und geschmeidig wird. Außerdem reguliert er die Atmung und fördert die Konzentration.

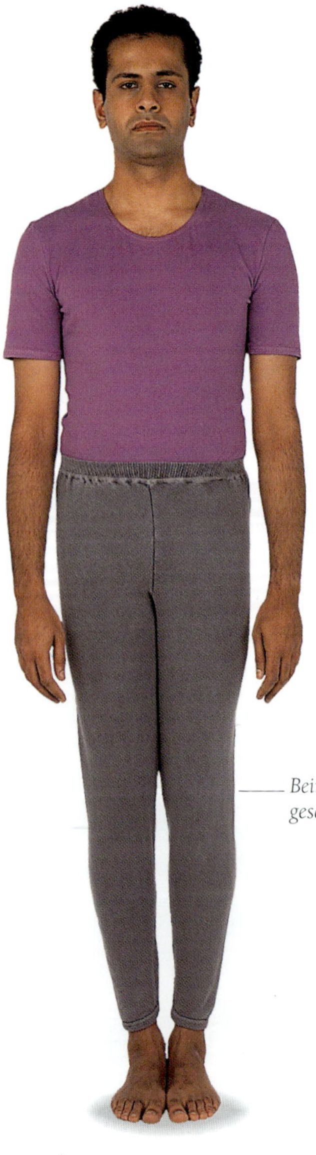

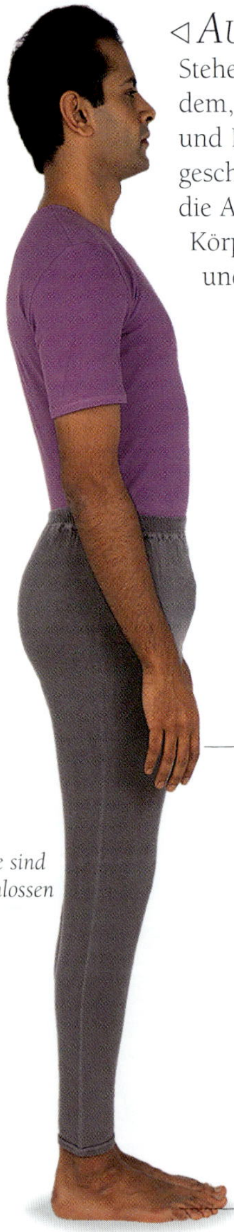

◁ *AUSGANGSSTELLUNG*

Stehen Sie aufrecht, mit geradem, aber entspanntem Kopf und Körper. Die Füße sind geschlossen, die Knie gerade, die Arme hängen entspannt am Körper. Atmen Sie tief ein, und beginnen Sie.

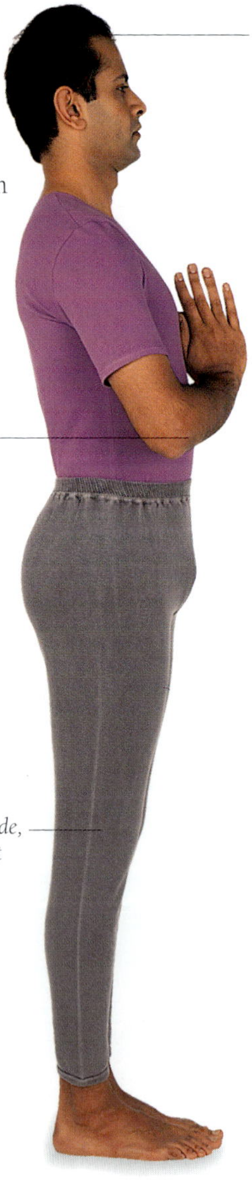

Kopf wird gerade gehalten

1 Ausatmend die Hände in die Gebetshaltung vor die Brust bringen. Dies ist eine sehr wirkungsvolle physische, geistige und psychische Art, den Körper zu zentrieren.

Ellbogen weisen nach außen

Hände sind entspannt

Beine sind geschlossen

Knie sind gerade, aber entspannt

Gewicht ruht auf den Fußballen

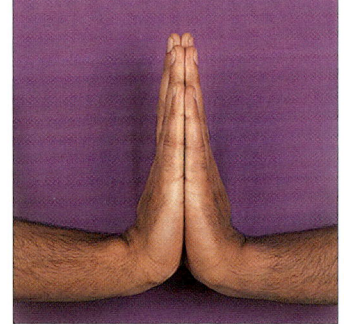

DIE GEBETS-HALTUNG

Die Hände von der Seite aus in die Brustmitte bringen, die Handflächen flach aneinanderlegen. Die Ellbogen werden nach außen gedrückt.

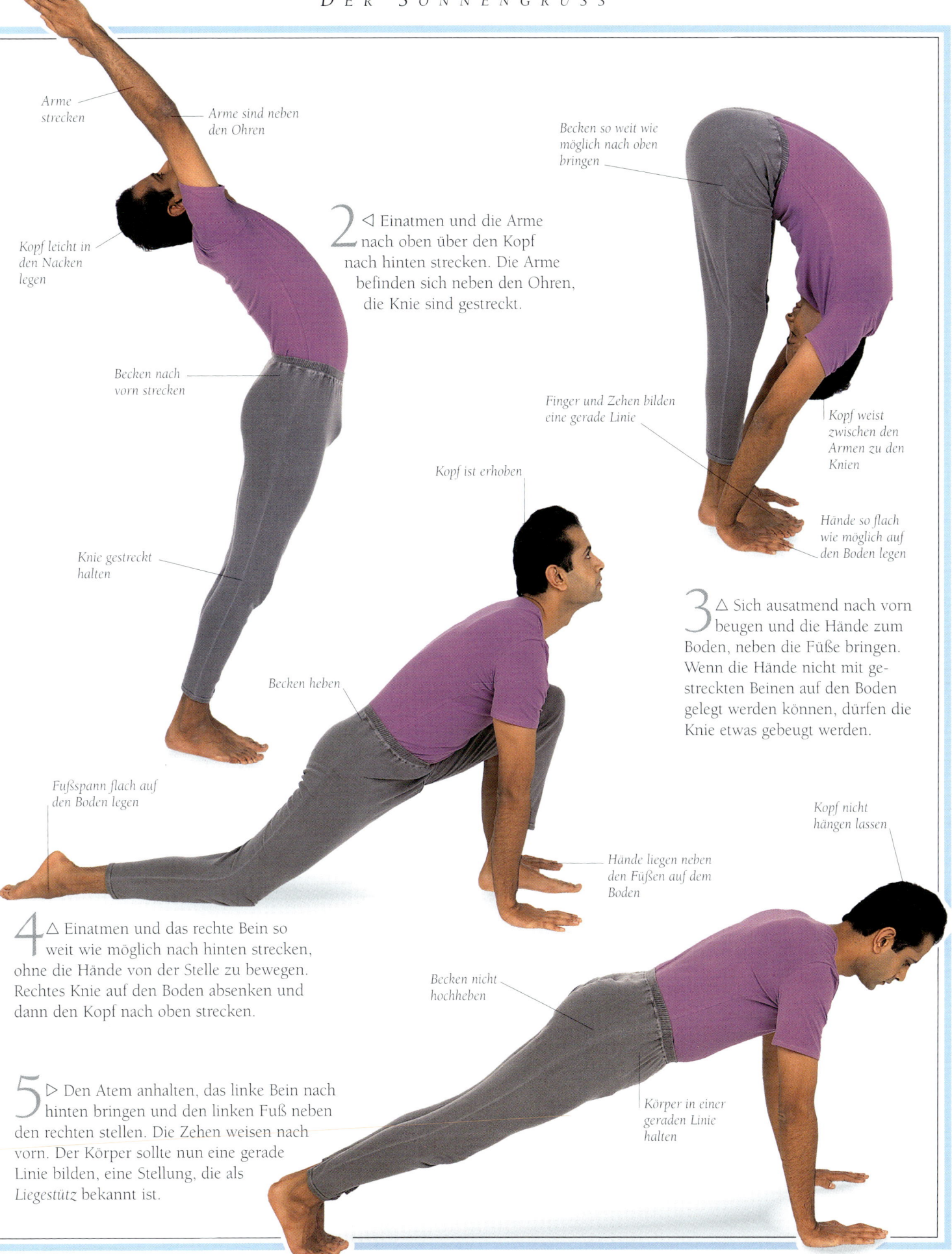

Arme strecken

Arme sind neben den Ohren

Kopf leicht in den Nacken legen

Becken nach vorn strecken

Knie gestreckt halten

2 ◁ Einatmen und die Arme nach oben über den Kopf nach hinten strecken. Die Arme befinden sich neben den Ohren, die Knie sind gestreckt.

Becken so weit wie möglich nach oben bringen

Finger und Zehen bilden eine gerade Linie

Kopf weist zwischen den Armen zu den Knien

Hände so flach wie möglich auf den Boden legen

3 △ Sich ausatmend nach vorn beugen und die Hände zum Boden, neben die Füße bringen. Wenn die Hände nicht mit gestreckten Beinen auf den Boden gelegt werden können, dürfen die Knie etwas gebeugt werden.

Kopf ist erhoben

Becken heben

Fußspann flach auf den Boden legen

Hände liegen neben den Füßen auf dem Boden

4 △ Einatmen und das rechte Bein so weit wie möglich nach hinten strecken, ohne die Hände von der Stelle zu bewegen. Rechtes Knie auf den Boden absenken und dann den Kopf nach oben strecken.

Kopf nicht hängen lassen

Becken nicht hochheben

Körper in einer geraden Linie halten

5 ▷ Den Atem anhalten, das linke Bein nach hinten bringen und den linken Fuß neben den rechten stellen. Die Zehen weisen nach vorn. Der Körper sollte nun eine gerade Linie bilden, eine Stellung, die als *Liegestütz* bekannt ist.

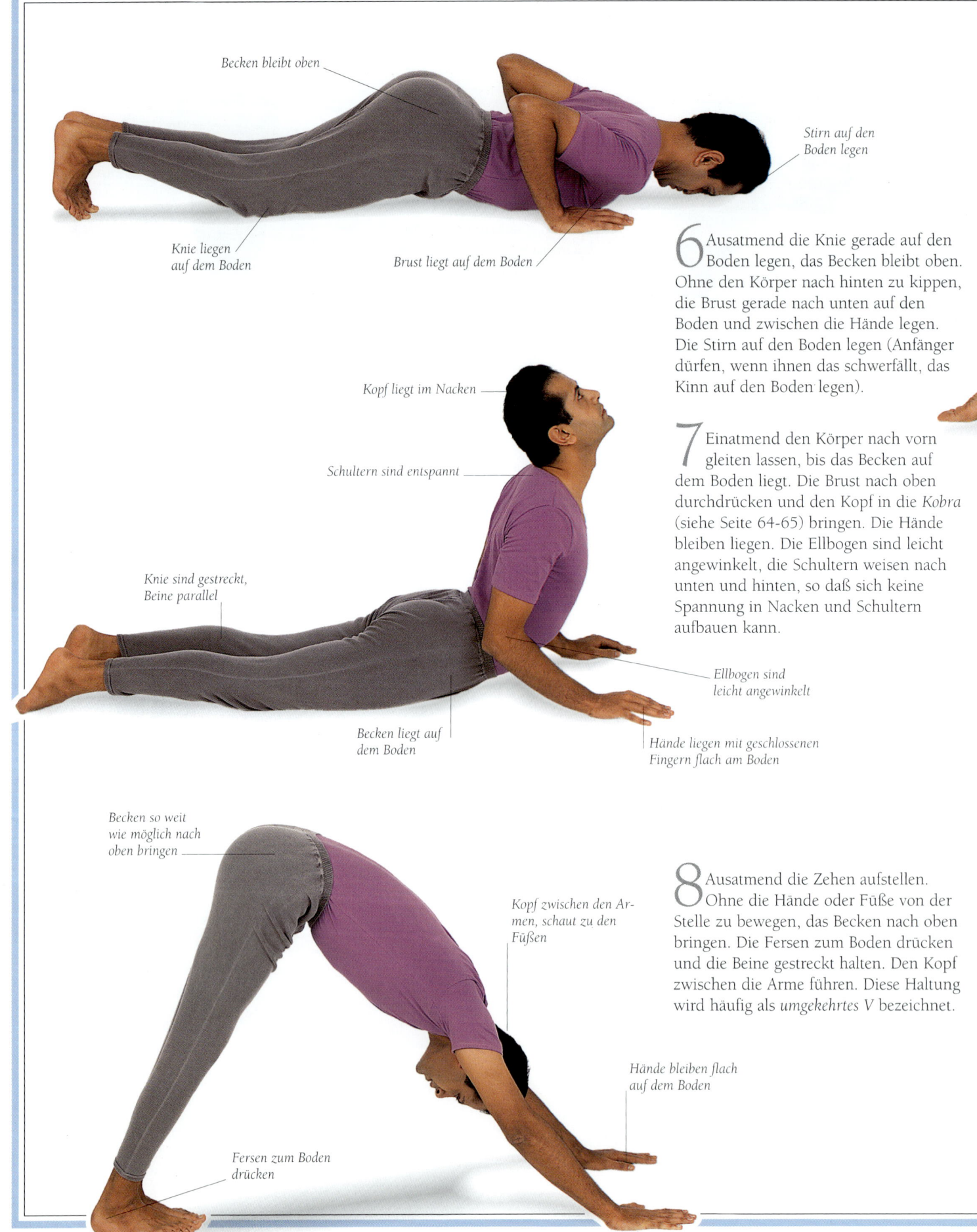

Becken bleibt oben

Stirn auf den
Boden legen

Knie liegen
auf dem Boden

Brust liegt auf dem Boden

6 Ausatmend die Knie gerade auf den
Boden legen, das Becken bleibt oben.
Ohne den Körper nach hinten zu kippen,
die Brust gerade nach unten auf den
Boden und zwischen die Hände legen.
Die Stirn auf den Boden legen (Anfänger
dürfen, wenn ihnen das schwerfällt, das
Kinn auf den Boden legen).

Kopf liegt im Nacken

Schultern sind entspannt

Knie sind gestreckt,
Beine parallel

7 Einatmend den Körper nach vorn
gleiten lassen, bis das Becken auf
dem Boden liegt. Die Brust nach oben
durchdrücken und den Kopf in die *Kobra*
(siehe Seite 64-65) bringen. Die Hände
bleiben liegen. Die Ellbogen sind leicht
angewinkelt, die Schultern weisen nach
unten und hinten, so daß sich keine
Spannung in Nacken und Schultern
aufbauen kann.

Ellbogen sind
leicht angewinkelt

Becken liegt auf
dem Boden

Hände liegen mit geschlossenen
Fingern flach am Boden

Becken so weit
wie möglich nach
oben bringen

Kopf zwischen den Ar-
men, schaut zu den
Füßen

8 Ausatmend die Zehen aufstellen.
Ohne die Hände oder Füße von der
Stelle zu bewegen, das Becken nach oben
bringen. Die Fersen zum Boden drücken
und die Beine gestreckt halten. Den Kopf
zwischen die Arme führen. Diese Haltung
wird häufig als *umgekehrtes V* bezeichnet.

Hände bleiben flach
auf dem Boden

Fersen zum Boden
drücken

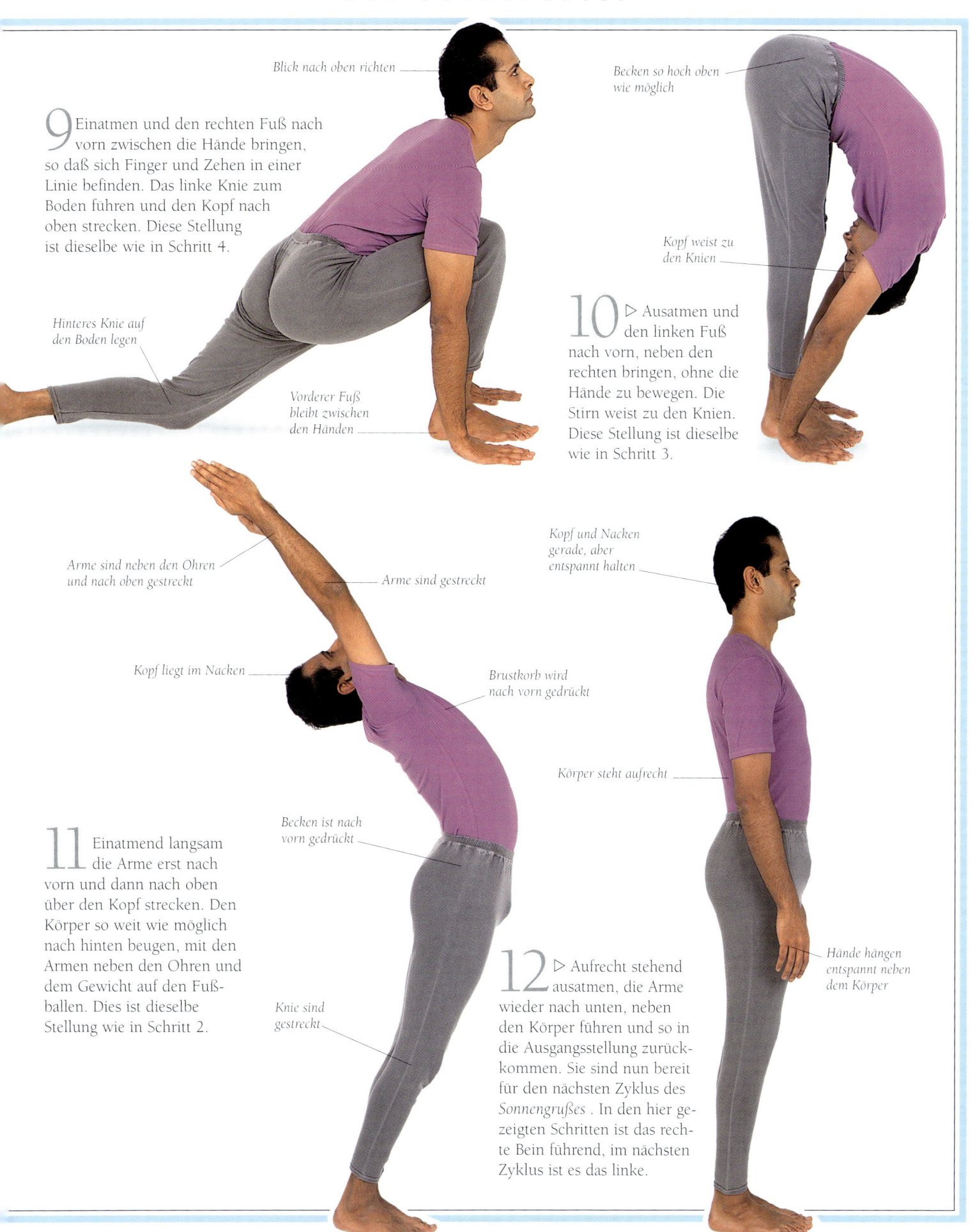

Blick nach oben richten

9 Einatmen und den rechten Fuß nach vorn zwischen die Hände bringen, so daß sich Finger und Zehen in einer Linie befinden. Das linke Knie zum Boden führen und den Kopf nach oben strecken. Diese Stellung ist dieselbe wie in Schritt 4.

Hinteres Knie auf den Boden legen

Vorderer Fuß bleibt zwischen den Händen

Becken so hoch oben wie möglich

Kopf weist zu den Knien

10 ▷ Ausatmen und den linken Fuß nach vorn, neben den rechten bringen, ohne die Hände zu bewegen. Die Stirn weist zu den Knien. Diese Stellung ist dieselbe wie in Schritt 3.

Arme sind neben den Ohren und nach oben gestreckt

Arme sind gestreckt

Kopf liegt im Nacken

Brustkorb wird nach vorn gedrückt

Kopf und Nacken gerade, aber entspannt halten

Körper steht aufrecht

11 Einatmend langsam die Arme erst nach vorn und dann nach oben über den Kopf strecken. Den Körper so weit wie möglich nach hinten beugen, mit den Armen neben den Ohren und dem Gewicht auf den Fußballen. Dies ist dieselbe Stellung wie in Schritt 2.

Becken ist nach vorn gedrückt

Knie sind gestreckt

12 ▷ Aufrecht stehend ausatmen, die Arme wieder nach unten, neben den Körper führen und so in die Ausgangsstellung zurückkommen. Sie sind nun bereit für den nächsten Zyklus des Sonnengrußes. In den hier gezeigten Schritten ist das rechte Bein führend, im nächsten Zyklus ist es das linke.

Hände hängen entspannt neben dem Körper

DER SONNENGRUSS

Die Atmung

Technisch gesehen ist *Surya Namaskar* keine
Asana, sondern eine Reihe sanfter, fließender
Bewegungen, die synchron mit dem Atem
abläuft. Wenn Sie erst einmal die Stellungen des *Sonnengrußes* beherrschen,
ist es wichtig, sie an Ihren Atem-
rhythmus anzupassen. Ver-
suchen Sie, täglich 6 bis
12 *Sonnengruß*-Zyklen
auszuführen.

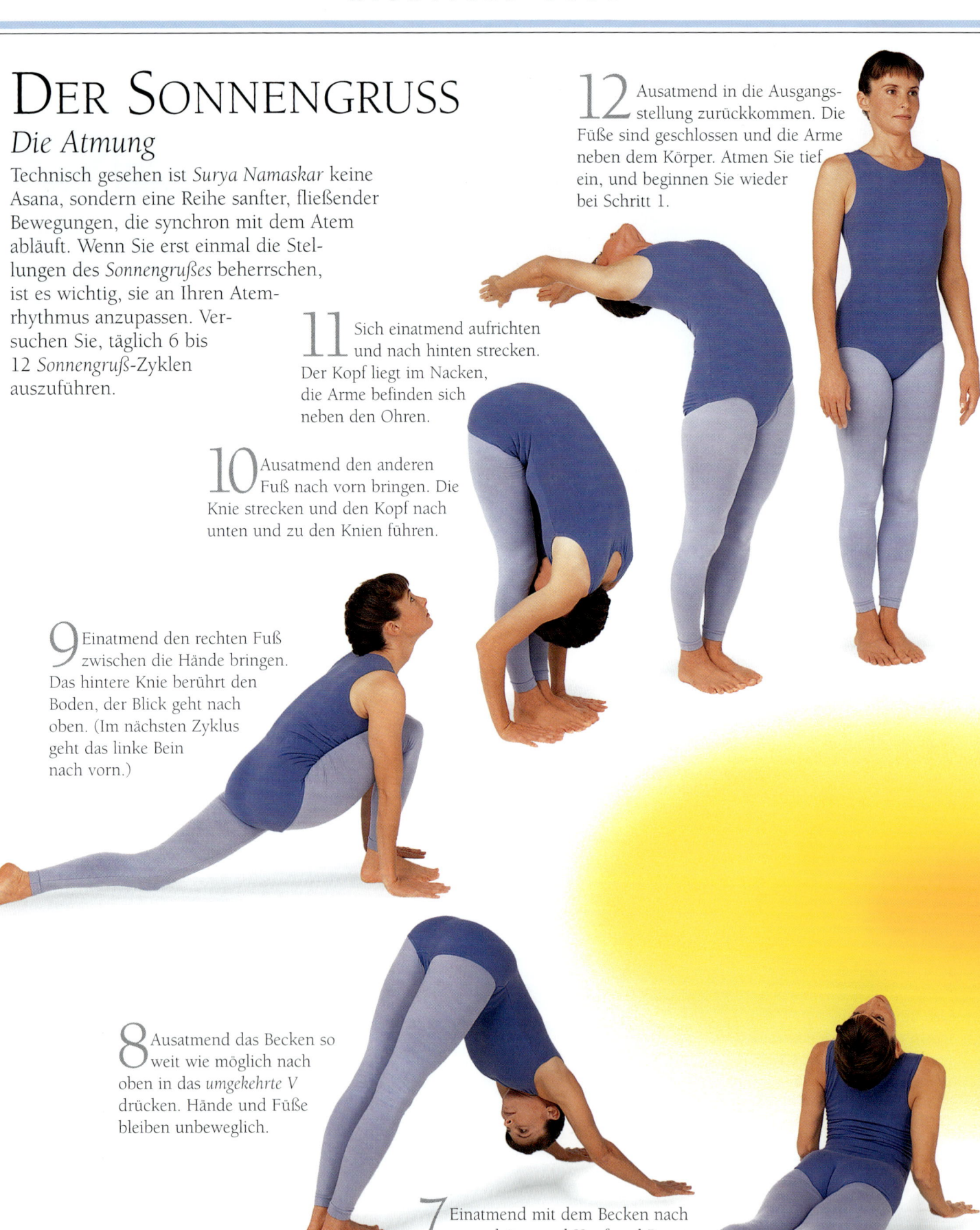

12 Ausatmend in die Ausgangsstellung zurückkommen. Die
Füße sind geschlossen und die Arme
neben dem Körper. Atmen Sie tief
ein, und beginnen Sie wieder
bei Schritt 1.

11 Sich einatmend aufrichten
und nach hinten strecken.
Der Kopf liegt im Nacken,
die Arme befinden sich
neben den Ohren.

10 Ausatmend den anderen
Fuß nach vorn bringen. Die
Knie strecken und den Kopf nach
unten und zu den Knien führen.

9 Einatmend den rechten Fuß
zwischen die Hände bringen.
Das hintere Knie berührt den
Boden, der Blick geht nach
oben. (Im nächsten Zyklus
geht das linke Bein
nach vorn.)

8 Ausatmend das Becken so
weit wie möglich nach
oben in das *umgekehrte V*
drücken. Hände und Füße
bleiben unbeweglich.

7 Einatmend mit dem Becken nach
vorn gleiten und Kopf und Brust
in die *Kobra* (Seite 64–65) drücken.

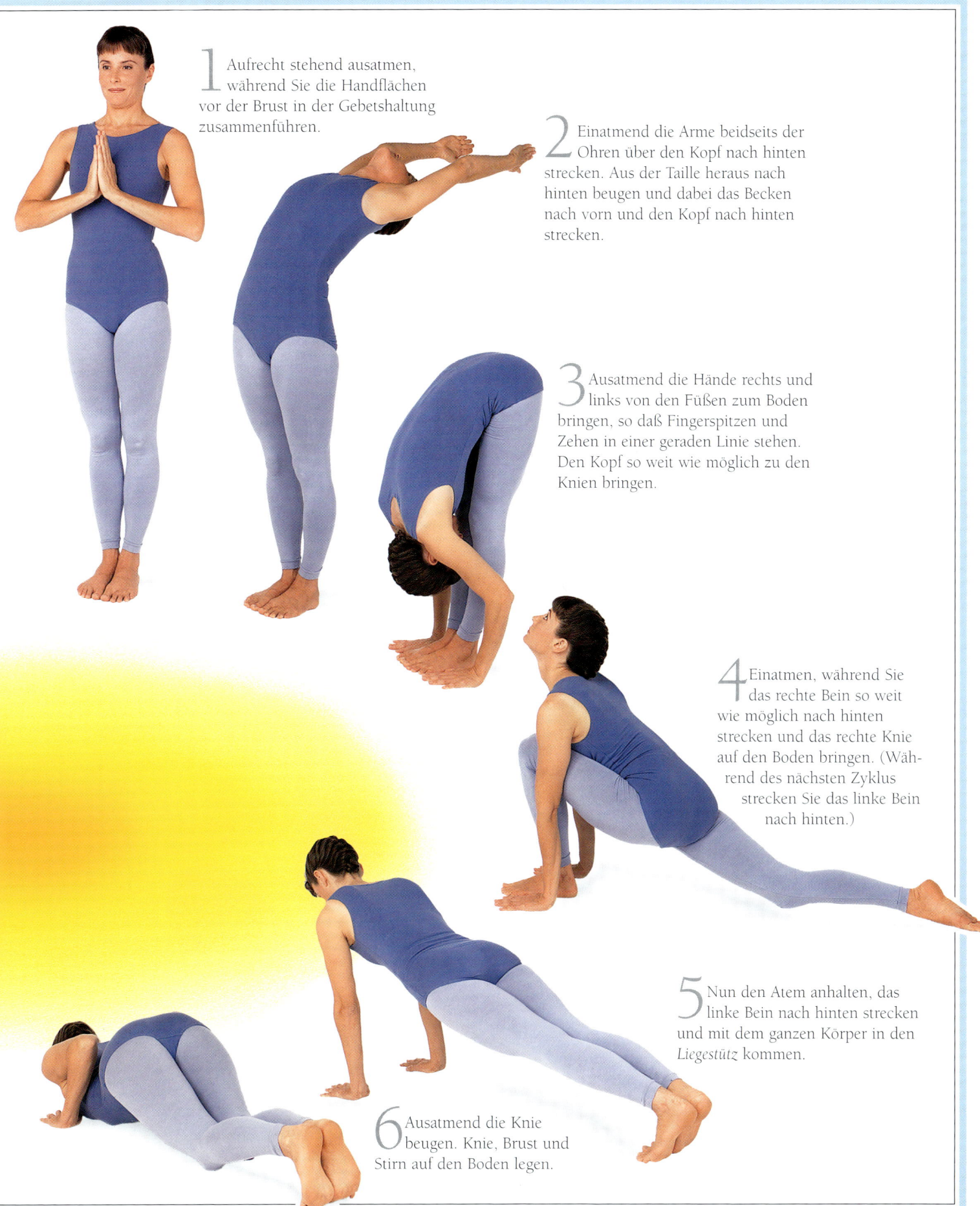

1 Aufrecht stehend ausatmen, während Sie die Handflächen vor der Brust in der Gebetshaltung zusammenführen.

2 Einatmend die Arme beidseits der Ohren über den Kopf nach hinten strecken. Aus der Taille heraus nach hinten beugen und dabei das Becken nach vorn und den Kopf nach hinten strecken.

3 Ausatmend die Hände rechts und links von den Füßen zum Boden bringen, so daß Fingerspitzen und Zehen in einer geraden Linie stehen. Den Kopf so weit wie möglich zu den Knien bringen.

4 Einatmen, während Sie das rechte Bein so weit wie möglich nach hinten strecken und das rechte Knie auf den Boden bringen. (Während des nächsten Zyklus strecken Sie das linke Bein nach hinten.)

5 Nun den Atem anhalten, das linke Bein nach hinten strecken und mit dem ganzen Körper in den *Liegestütz* kommen.

6 Ausatmend die Knie beugen. Knie, Brust und Stirn auf den Boden legen.

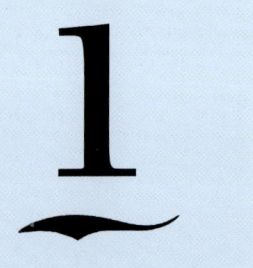

1

DER KOPFSTAND

Sirshasana

Der *Kopfstand*, eine der herausragendsten Stellungen, wird wegen seiner zahlreichen geistigen und körperlichen Wirkungen häufig »Königin der Asanas« genannt. Viele sehen ihn zurecht als Allheilmittel für sämtliche menschliche Leiden. Wenn Sie nur wenig Zeit zum Üben haben und den Effekt maximieren wollen, sollten Sie den *Kopfstand* ausführen. In dieser Umkehrstellung ruhen mindestens neunzig Prozent des Gewichts auf den Ellbogen. Auf Kopf und Nacken sollte kaum Druck ausgeübt werden.

🕉 KÖRPERLICHE WIRKUNGEN

▶ Gibt dem Herz eine wohlverdiente Ruhepause, da die Schwerkraft den Rückstrom des venösen Blutes ins Herz unterstützt.

▶ Regelmäßiges Üben stärkt das Atmungssystem und fördert die Durchblutung. Die Atemgeschwindigkeit sowie die Pulsfrequenz im Ruhezustand werden herabgesetzt.

▶ Tiefe Atmung wirkt sich positiv auf die Körperfunktionen aus. Gehirn, Rückgrat und gesamtes Nervensystem werden optimal durchblutet. Das erfrischt und verjüngt den Körper.

▶ Lindert durch Krampfadern verursachte Beschwerden.

🕉 MENTALE WIRKUNGEN

▶ Verbessert das Gedächtnis, die Konzentration und die geistige Leistungsfähigkeit.

▶ Steigert alle Sinneswahrnehmungen.

🕉 PRANISCHE WIRKUNGEN

▶ »Derjenige, der den Kopfstand drei Stunden täglich praktiziert, bezwingt die Zeit.« – *Yoga Tattva Upanishad*.

▶ Sublimiert den Sexualtrieb, indem die Samenenergie in Ojas-Shakti umgewandelt wird.

AUSGANGSPOSITION: DIE STELLUNG DES KINDES

Beginnen Sie, indem Sie sich auf die Fersen setzen und die Stirn auf den Boden legen. Die Hände liegen mit den Handflächen nach oben neben den Füßen. Ist Ihnen diese Haltung nicht möglich, ballen Sie die Fäuste, legen sie übereinander und die Stirn darauf. Lassen Sie den Körper sich entspannen und in diese Stellung versinken.

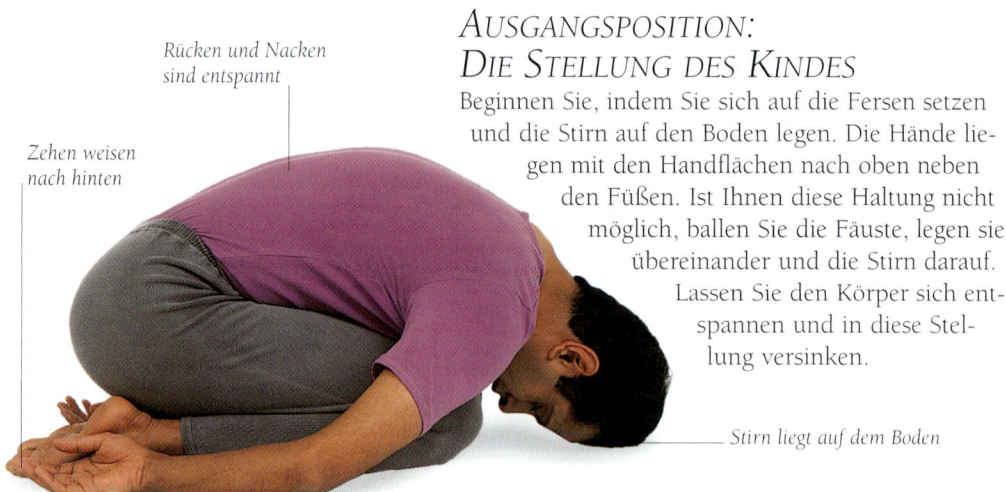

Rücken und Nacken sind entspannt

Zehen weisen nach hinten

Stirn liegt auf dem Boden

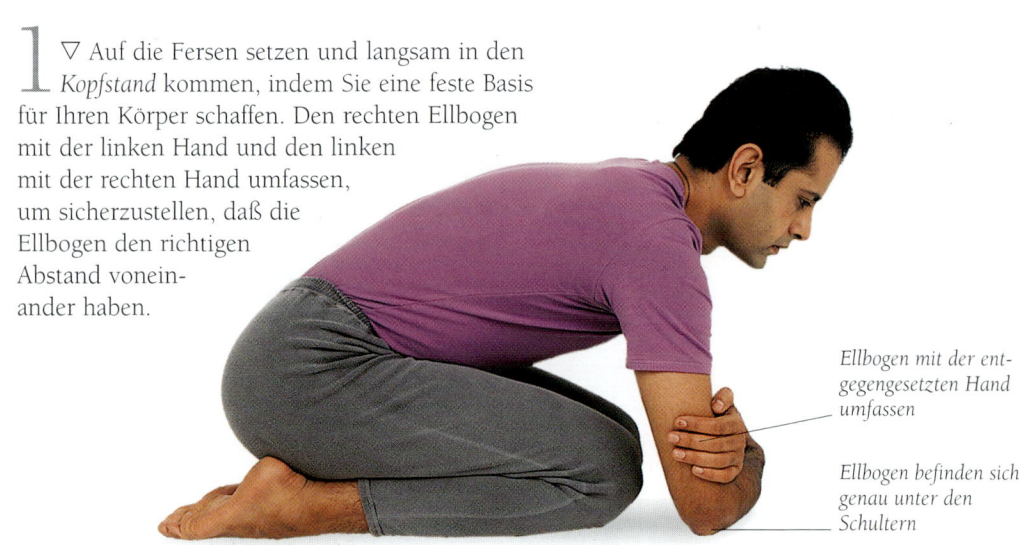

1 ▽ Auf die Fersen setzen und langsam in den *Kopfstand* kommen, indem Sie eine feste Basis für Ihren Körper schaffen. Den rechten Ellbogen mit der linken Hand und den linken mit der rechten Hand umfassen, um sicherzustellen, daß die Ellbogen den richtigen Abstand voneinander haben.

Ellbogen mit der entgegengesetzten Hand umfassen

Ellbogen befinden sich genau unter den Schultern

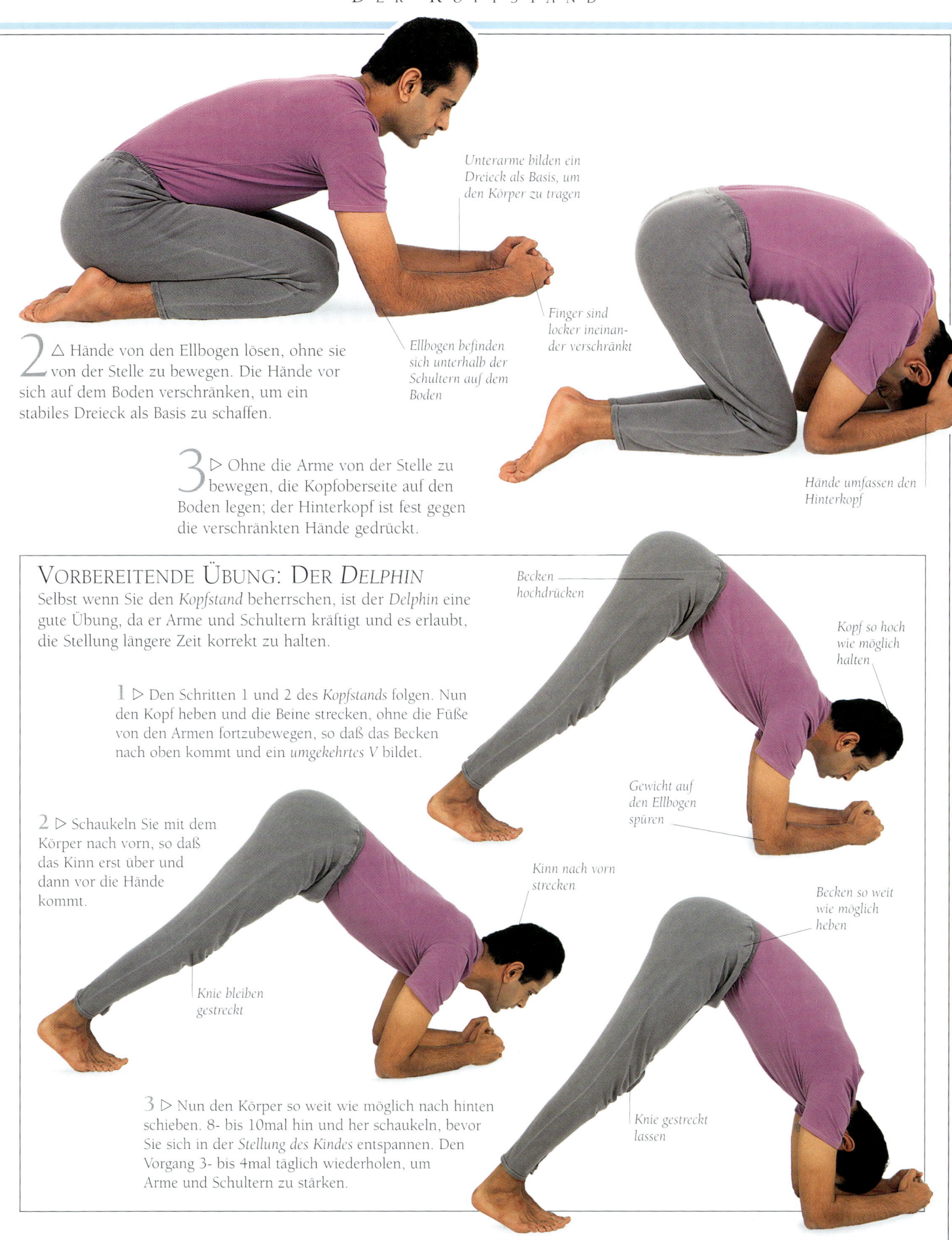

Unterarme bilden ein Dreieck als Basis, um den Körper zu tragen

Finger sind locker ineinander verschränkt

Ellbogen befinden sich unterhalb der Schultern auf dem Boden

2 △ Hände von den Ellbogen lösen, ohne sie von der Stelle zu bewegen. Die Hände vor sich auf dem Boden verschränken, um ein stabiles Dreieck als Basis zu schaffen.

Hände umfassen den Hinterkopf

3 ▷ Ohne die Arme von der Stelle zu bewegen, die Kopfoberseite auf den Boden legen; der Hinterkopf ist fest gegen die verschränkten Hände gedrückt.

VORBEREITENDE ÜBUNG: DER DELPHIN

Becken hochdrücken

Selbst wenn Sie den *Kopfstand* beherrschen, ist der *Delphin* eine gute Übung, da er Arme und Schultern kräftigt und es erlaubt, die Stellung längere Zeit korrekt zu halten.

Kopf so hoch wie möglich halten

1 ▷ Den Schritten 1 und 2 des *Kopfstands* folgen. Nun den Kopf heben und die Beine strecken, ohne die Füße von den Armen fortzubewegen, so daß das Becken nach oben kommt und ein *umgekehrtes V* bildet.

Gewicht auf den Ellbogen spüren

2 ▷ Schaukeln Sie mit dem Körper nach vorn, so daß das Kinn erst über und dann vor die Hände kommt.

Kinn nach vorn strecken

Becken so weit wie möglich heben

Knie bleiben gestreckt

3 ▷ Nun den Körper so weit wie möglich nach hinten schieben. 8- bis 10mal hin und her schaukeln, bevor Sie sich in der *Stellung des Kindes* entspannen. Den Vorgang 3- bis 4mal täglich wiederholen, um Arme und Schultern zu stärken.

Knie gestreckt lassen

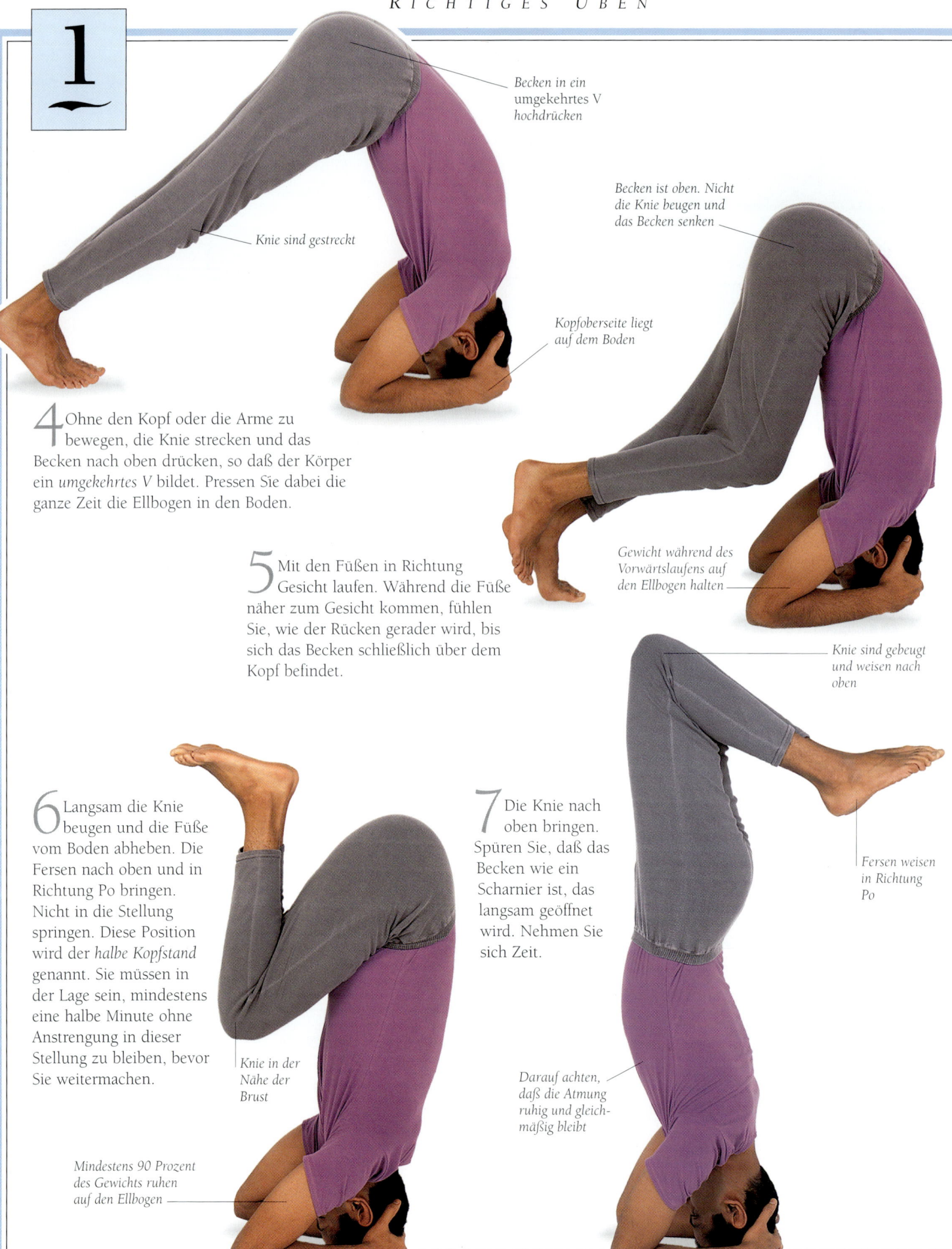

Becken in ein umgekehrtes V hochdrücken

Knie sind gestreckt

Becken ist oben. Nicht die Knie beugen und das Becken senken

Kopfoberseite liegt auf dem Boden

Gewicht während des Vorwärtslaufens auf den Ellbogen halten

Knie sind gebeugt und weisen nach oben

4 Ohne den Kopf oder die Arme zu bewegen, die Knie strecken und das Becken nach oben drücken, so daß der Körper ein *umgekehrtes V* bildet. Pressen Sie dabei die ganze Zeit die Ellbogen in den Boden.

5 Mit den Füßen in Richtung Gesicht laufen. Während die Füße näher zum Gesicht kommen, fühlen Sie, wie der Rücken gerader wird, bis sich das Becken schließlich über dem Kopf befindet.

6 Langsam die Knie beugen und die Füße vom Boden abheben. Die Fersen nach oben und in Richtung Po bringen. Nicht in die Stellung springen. Diese Position wird der *halbe Kopfstand* genannt. Sie müssen in der Lage sein, mindestens eine halbe Minute ohne Anstrengung in dieser Stellung zu bleiben, bevor Sie weitermachen.

Knie in der Nähe der Brust

Mindestens 90 Prozent des Gewichts ruhen auf den Ellbogen

7 Die Knie nach oben bringen. Spüren Sie, daß das Becken wie ein Scharnier ist, das langsam geöffnet wird. Nehmen Sie sich Zeit.

Fersen weisen in Richtung Po

Darauf achten, daß die Atmung ruhig und gleichmäßig bleibt

8 Langsam die Knie strecken, so daß die Fußsohlen zur Decke weisen. Versuchen, mindestens eine halbe Minute lang in der Stellung zu bleiben und sich langsam bis zu 3 Minuten steigern. Das Gewicht bleibt auf den Ellbogen. Kommen Sie aus der Stellung zurück, bevor Sie ermüden, indem Sie erst die Knie beugen und dann das Becken kippen. Dann die Füße zum Boden bringen und sich auf die Fersen setzen. Mindestens 1 Minute lang in der *Stellung des Kindes* (siehe Seite 26) entspannen, bevor Sie den Kopf wieder heben. Entspannen Sie sich dann in der *Totenstellung* (siehe Seite 16), bevor Sie weitermachen.

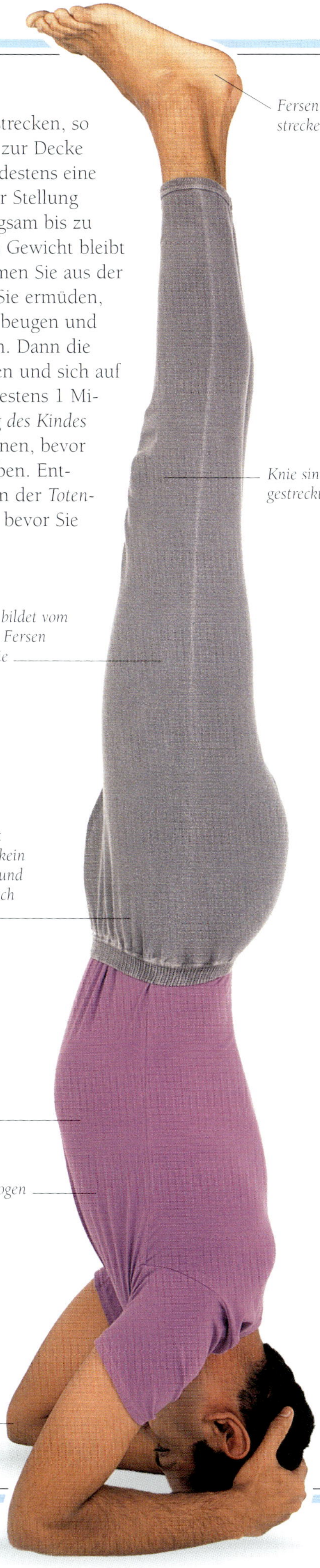

Fersen zur Decke strecken

Knie sind gestreckt

Ganzer Körper bildet vom Kopf bis zu den Fersen eine gerade Linie

Bauchmuskeln nicht anspannen, so daß kein Hohlkreuz entsteht und das Becken nicht nach hinten hängt

Atmung ist sehr langsam und entspannt

Brustkorb ist eingezogen

Gewicht ruht auf den Ellbogen, kaum Gewicht auf Kopf und Nacken

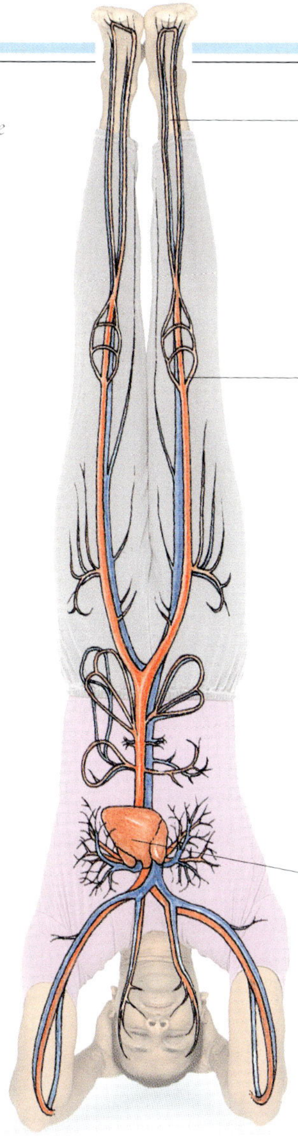

Blut wird zur entferntesten Stelle im Körper gepumpt

Arterien transportieren sauerstoffreiches Blut vom Herzen

HAUPTWIRKUNG
Der *Kopfstand* verschafft Herz und Kreislauf eine Pause, da das Blut aus den Beinvenen auf natürliche Weise zurück zum Herzen fließt und nicht zurückgepumpt werden muß.

Der Kopfstand entlastet das Herz

WEITVERBREITETE FEHLER
▶ Beine sind nach hinten gekippt und nicht geschlossen.
▶ Knie sind gebeugt.
▶ Gewicht wird vom Kopf getragen anstatt von den Ellbogen.
▶ Schultern sind hochgezogen.
▶ Rücken ist hohl.
▶ Ellbogen stehen zu weit auseinander.
▶ VORSICHT: Sie sollten nicht versuchen, den *Kopfstand* auszuführen, wenn Sie unter hohem Blutdruck leiden, mehr als vier Monate schwanger sind, grünen Star (Glaukom) oder ein ähnliches Augenproblem haben, vor nicht allzu langer Zeit eine Peitschenschlagverletzung oder ähnliches erlitten haben, oder wenn Ihnen von solchen Übungen abgeraten wurde.

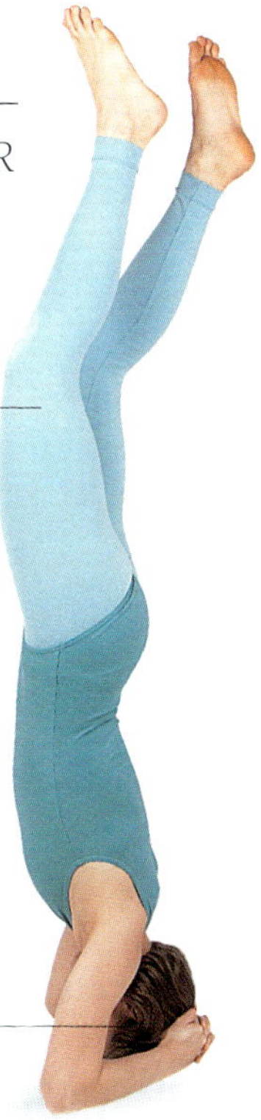

Beine sind angewinkelt und auseinander

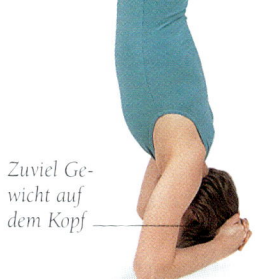

Zuviel Gewicht auf dem Kopf

KOPFSTAND – *Varianten*

Wenn Sie einmal die Grundstellung des *Kopfstands* beherrschen und in der Lage sind, ihn ohne Anstrengung mindestens drei Minuten lang zu halten, können Sie einige Varianten aus dieser Position heraus versuchen. Diese Übungen sollen die Beweglichkeit und Konzentrationsfähigkeit sowie das Gleichgewicht verbessern. Außerdem stärken sie die Muskeln von Rücken und Schultern und dehnen zusätzlich Beine und Oberschenkel. Die Ausgangsstellung für all diese Übungen ist der *Kopfstand*.

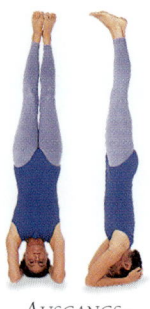

*AUSGANGS-
STELLUNG*

◁ EIN BEIN ZUM BODEN

Ein Bein in der Luft halten und ausatmend das andere Bein bis auf 5 cm in Richtung Boden bringen. Einatmend das Bein wieder heben. Die Übung 2- bis 3mal auf jeder Seite wiederholen.

BEIDE BEINEN ZUM BODEN ▽

Die Beine geschlossen halten und ausatmend bis auf 5 cm in Richtung Boden bringen. Es fühlt sich an, als müßten Sie das Becken nach hinten schieben, um das Gewicht der Beine auszubalancieren.

*Knie bleiben
gestreckt*

*Fuß bis zu 5 cm
über den Boden
bringen*

*Knie bleiben
gestreckt*

*Becken ist oben
und hinten*

*Ellbogen fest gegen
den Boden drücken*

*Füße bis auf 5 cm
in Richtung
Boden senken*

Knie sind gestreckt

BEINE NACH VORN UND HINTEN

Die Knie strecken und ein Bein nach vorn und das andere nach hinten bringen. Die Fersen nach außen und weit auseinanderstrecken. Die Stellung mehrmals umkehren, indem Sie die Beine wechseln. Um die Haltung zu beenden, die Beine wieder in die Ausgangsstellung zurückführen und den Körper strecken, bevor Sie mit anderen Asanas weitermachen.

Rücken bleibt gerade

*Körper ist entspannt,
Gewicht auf den Ellbogen*

30

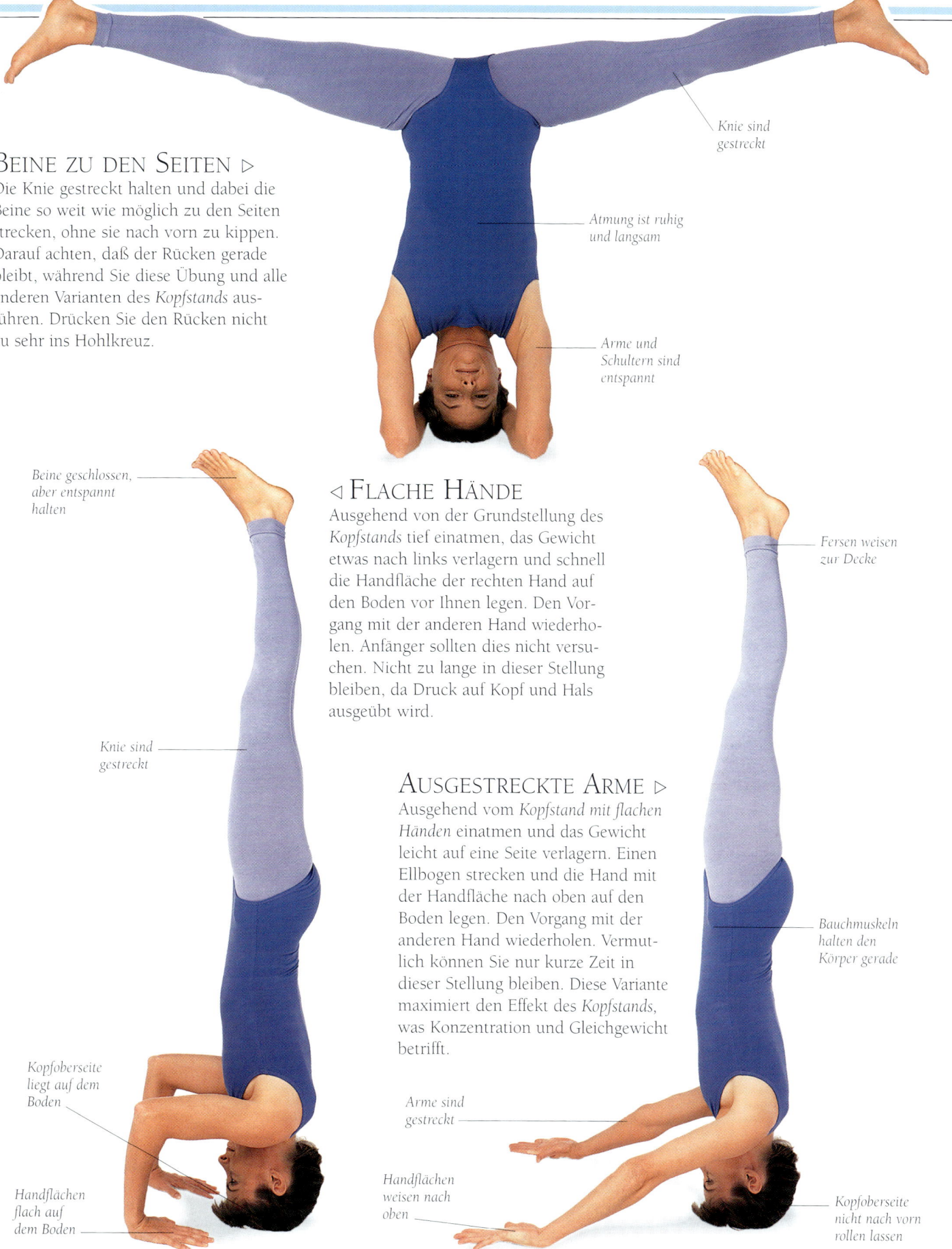

Knie sind gestreckt

Atmung ist ruhig und langsam

Arme und Schultern sind entspannt

BEINE ZU DEN SEITEN ▷

Die Knie gestreckt halten und dabei die Beine so weit wie möglich zu den Seiten strecken, ohne sie nach vorn zu kippen. Darauf achten, daß der Rücken gerade bleibt, während Sie diese Übung und alle anderen Varianten des *Kopfstands* ausführen. Drücken Sie den Rücken nicht zu sehr ins Hohlkreuz.

Beine geschlossen, aber entspannt halten

Knie sind gestreckt

Kopfoberseite liegt auf dem Boden

Handflächen flach auf dem Boden

◁ FLACHE HÄNDE

Ausgehend von der Grundstellung des *Kopfstands* tief einatmen, das Gewicht etwas nach links verlagern und schnell die Handfläche der rechten Hand auf den Boden vor Ihnen legen. Den Vorgang mit der anderen Hand wiederholen. Anfänger sollten dies nicht versuchen. Nicht zu lange in dieser Stellung bleiben, da Druck auf Kopf und Hals ausgeübt wird.

AUSGESTRECKTE ARME ▷

Ausgehend vom *Kopfstand mit flachen Händen* einatmen und das Gewicht leicht auf eine Seite verlagern. Einen Ellbogen strecken und die Hand mit der Handfläche nach oben auf den Boden legen. Den Vorgang mit der anderen Hand wiederholen. Vermutlich können Sie nur kurze Zeit in dieser Stellung bleiben. Diese Variante maximiert den Effekt des *Kopfstands*, was Konzentration und Gleichgewicht betrifft.

Fersen weisen zur Decke

Bauchmuskeln halten den Körper gerade

Arme sind gestreckt

Handflächen weisen nach oben

Kopfoberseite nicht nach vorn rollen lassen

DER SKORPION

Vrichikasana

Der *Skorpion*, eine fortgeschrittene Stellung, fördert das Gleichgewicht und bringt Körper und Geist in Einklang. Bevor Sie diese Haltung versuchen, sollten Sie sich im *Kopfstand* sicher fühlen und ihn mindestens drei Minuten lang halten können.

AUSGANGS-STELLUNG

2 Die verschränkten Finger langsam lösen und die Hände auseinanderschieben, so daß sie rechts und links vom Kopf flach auf dem Boden liegen. Bevor Sie weitermachen, müssen Sie sich in dieser Stellung sicher fühlen. In der Pause vor dem nächsten Schritt tief durchatmen.

1 Ausgehend vom *Kopfstand* (siehe Seite 26–29) die Knie beugen und beginnen, die Füße langsam in Richtung Kopf zu bewegen. Den ganzen Körper nach hinten beugen. Denken Sie daran, daß das Gewicht auf den Ellbogen bleibt.

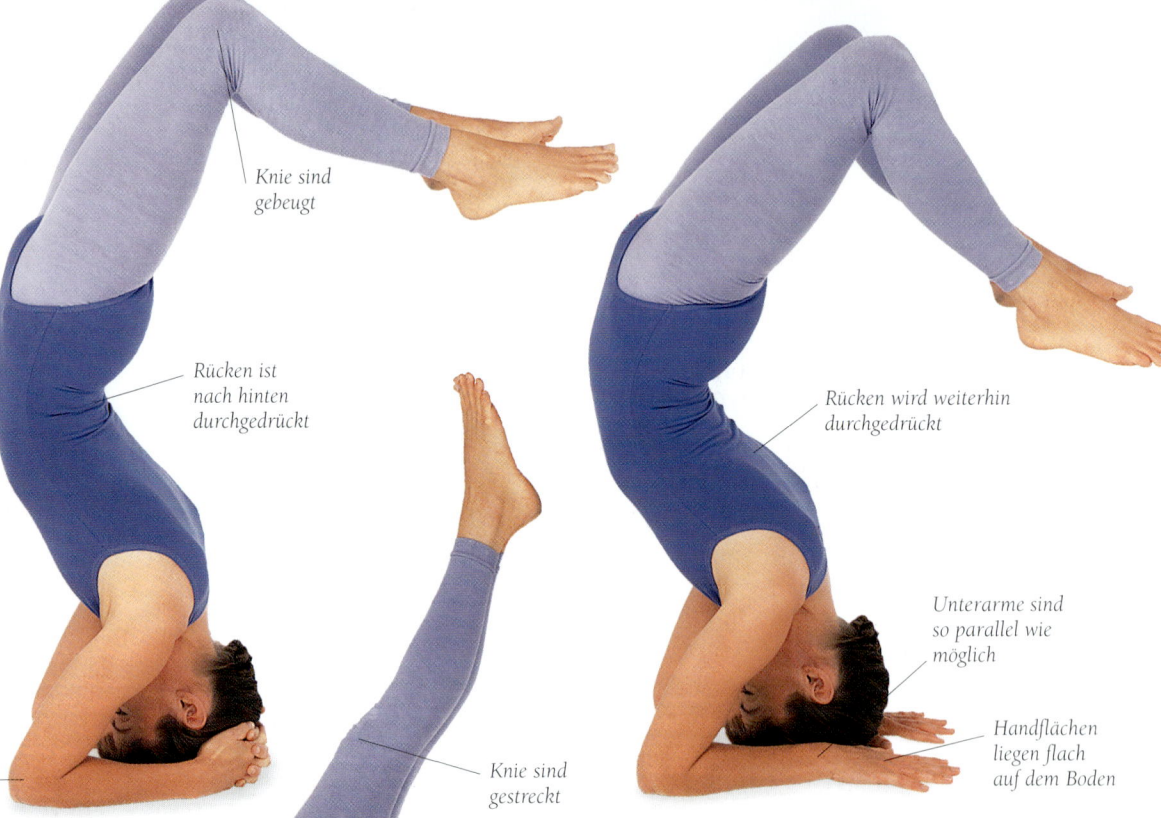

Knie sind gebeugt

Rücken ist nach hinten durchgedrückt

Gewicht ruht auf den Ellbogen

Knie sind gestreckt

Rücken wird weiterhin durchgedrückt

Unterarme sind so parallel wie möglich

Handflächen liegen flach auf dem Boden

Variante 1

Ausgehend vom *Skorpion* die Beine strecken. Das Gewicht bleibt auf den Ellbogen. Diese Haltung erfordert mehr Kraft, aber die obere Rückenpartie braucht nicht so beweglich zu sein.

Unterer Rücken ist stark durchgebogen

VARIANTE 2 ▷

Ausgehend vom *Skorpion* den Rücken weiter durchdrücken und die Füße zum Kopf bringen. Hierfür muß die gesamte Wirbelsäule sehr beweglich sein.

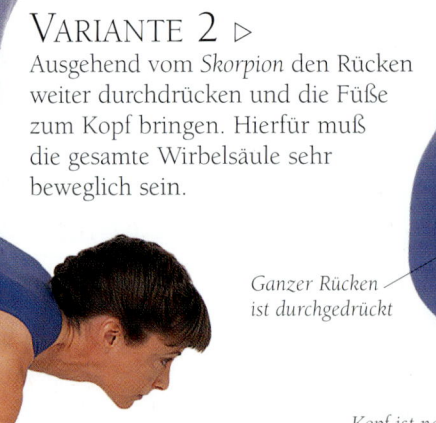

Ganzer Rücken ist durchgedrückt

Kopf ist nach oben gerichtet

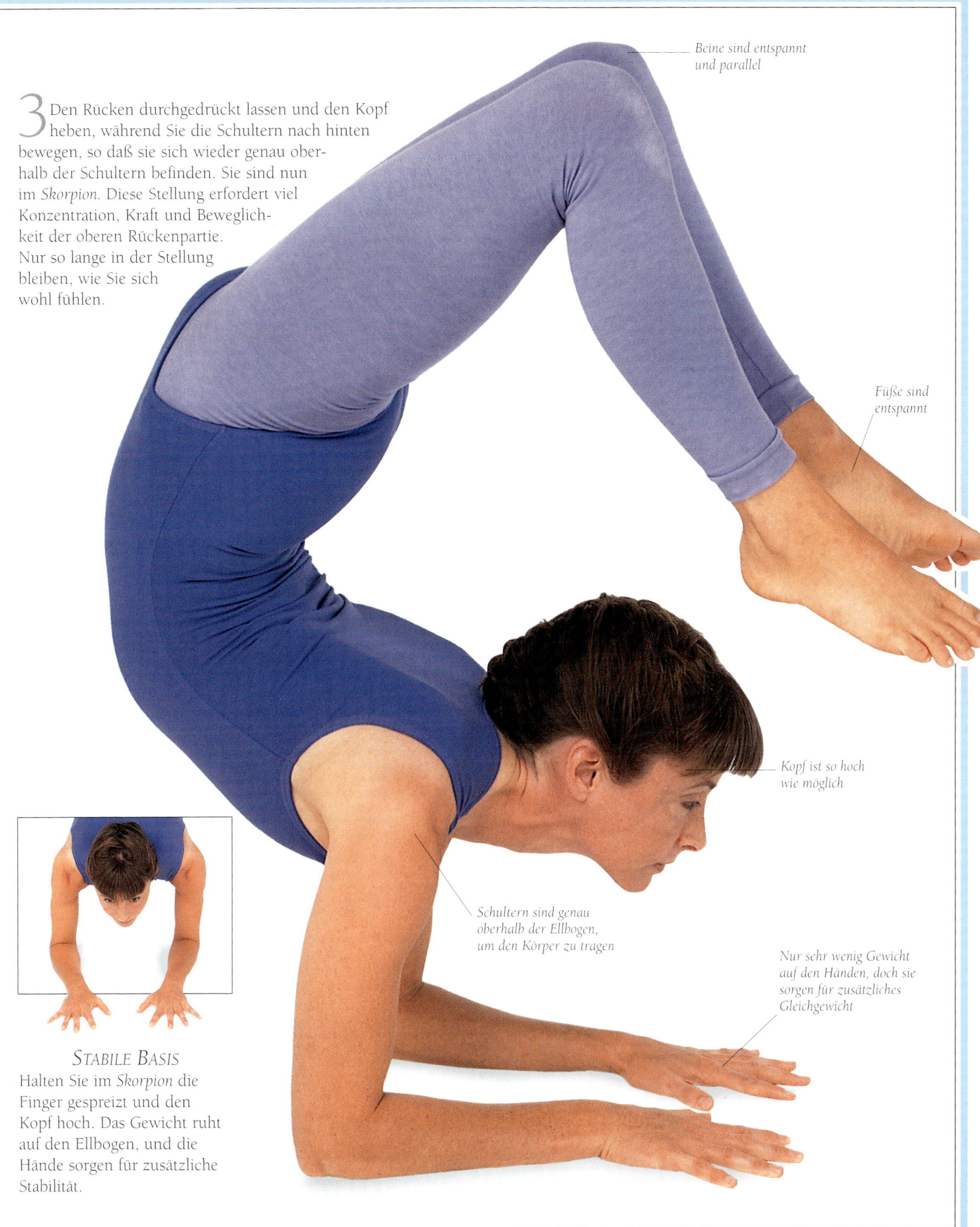

Beine sind entspannt
und parallel

3 Den Rücken durchgedrückt lassen und den Kopf
heben, während Sie die Schultern nach hinten
bewegen, so daß sie sich wieder genau oberhalb der Schultern befinden. Sie sind nun
im *Skorpion*. Diese Stellung erfordert viel
Konzentration, Kraft und Beweglichkeit der oberen Rückenpartie.
Nur so lange in der Stellung
bleiben, wie Sie sich
wohl fühlen.

Füße sind
entspannt

Kopf ist so hoch
wie möglich

Schultern sind genau
oberhalb der Ellbogen,
um den Körper zu tragen

Nur sehr wenig Gewicht
auf den Händen, doch sie
sorgen für zusätzliches
Gleichgewicht

STABILE BASIS
Halten Sie im *Skorpion* die
Finger gespreizt und den
Kopf hoch. Das Gewicht ruht
auf den Ellbogen, und die
Hände sorgen für zusätzliche
Stabilität.

33

2

DER SCHULTERSTAND

Sarvangasana

Vom *Schulterstand* wird gesagt, daß er wohltuende Wirkungen auf den ganzen Körper ausübt; sein Sanskrit-Name kommt von »sarva«, was »alle Teile« heißt. Wenn Sie den *Schulterstand* ausführen, könnten Sie den Eindruck haben, daß der Körper nach hinten gebeugt ist, aber in Wirklichkeit ist er eine Beugung nach vorn. Die Hauptdehnung findet im Schulter- und Nackenbereich sowie der oberen Rückenpartie statt. Für den *Schulterstand* und die Asanas, die folgen, brauchen Sie mindestens 30 Zentimeter Platz zwischen Fingerspitzen und Wand, wenn Ihre Arme ganz ausgestreckt sind.

🕉 KÖRPERLICHE WIRKUNGEN

▶ Kinn wird auf die Kehle gepreßt, das fördert die Durchblutung.
▶ Schilddrüse wird massiert und ihre Aktivität reguliert.
▶ Steigert die Blutzufuhr im Rückgrat und streckt die Wirbelsäule, so daß sie stark und elastisch bleibt.
▶ Durch die Umkehrstellung wird verhindert, daß sich venöses Blut in den unteren Gliedmaßen staut. Außerdem regt der *Schulterstand* die Durchblutung an und lindert durch Krampfadern verursachte Beschwerden.
▶ Stimuliert tiefe Bauchatmung und massiert den Herz- und Lungenbereich.

🕉 MENTALE WIRKUNGEN

▶ Hilft gegen Lethargie und geistige Trägheit.
▶ Hilft gegen Schlaflosigkeit und Depressionen.

🕉 PRANISCHE WIRKUNGEN

▶ Schwerpunkt liegt auf dem psychischen Energiezentrum, Vishuddha-Chakra, in der Halsgegend.
▶ Stimuliert den Prana-Fluß in den Meridianen von Magen, Dünndarm, Harn- und Gallenblase, Herzbeutel und Nieren.

VORBEREITENDE ÜBUNGEN

Alle diese Übungen werden auf dem Rücken liegend ausgeführt. Sie dienen dazu, die Bauchmuskeln und den unteren Rücken nach und nach zu stärken, um sie auf den *Schulterstand* und andere Asanas vorzubereiten.

AUSGANGSSTELLUNG

Flach auf dem Rücken liegend die Beine zusammenbringen und die Hände flach auf den Boden neben den Körper legen. Der Rücken bleibt flach auf dem Boden. Das Kinn anziehen, so daß der Nacken gestreckt ist.

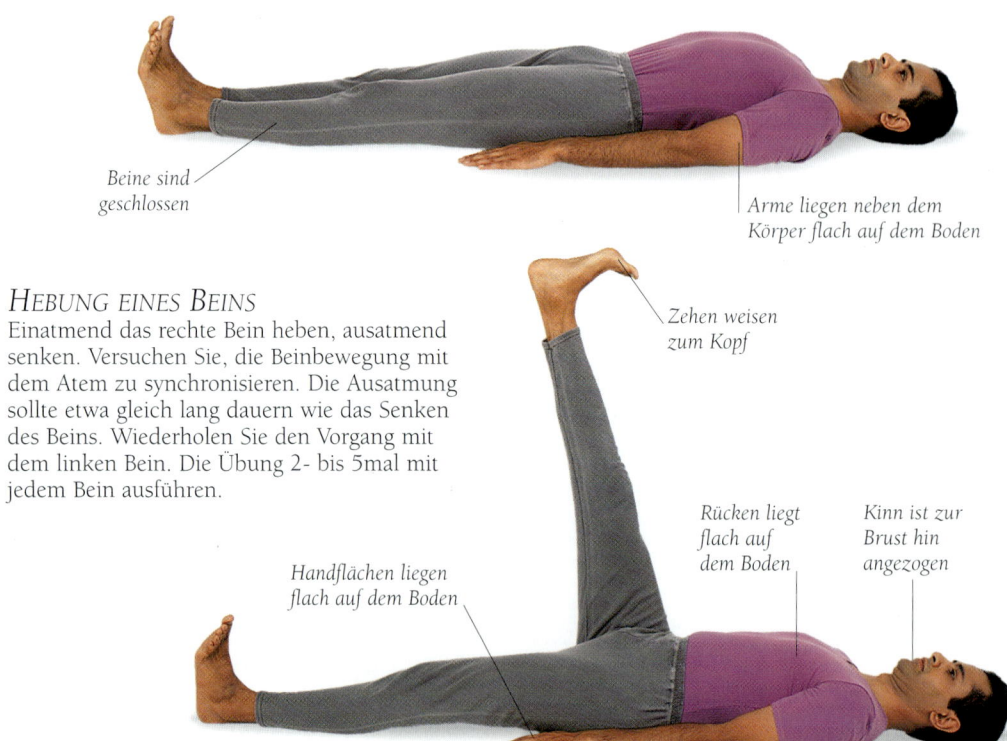

Beine sind geschlossen

Arme liegen neben dem Körper flach auf dem Boden

HEBUNG EINES BEINS

Einatmend das rechte Bein heben, ausatmend senken. Versuchen Sie, die Beinbewegung mit dem Atem zu synchronisieren. Die Ausatmung sollte etwa gleich lang dauern wie das Senken des Beins. Wiederholen Sie den Vorgang mit dem linken Bein. Die Übung 2- bis 5mal mit jedem Bein ausführen.

Zehen weisen zum Kopf

Handflächen liegen flach auf dem Boden

Rücken liegt flach auf dem Boden

Kinn ist zur Brust hin angezogen

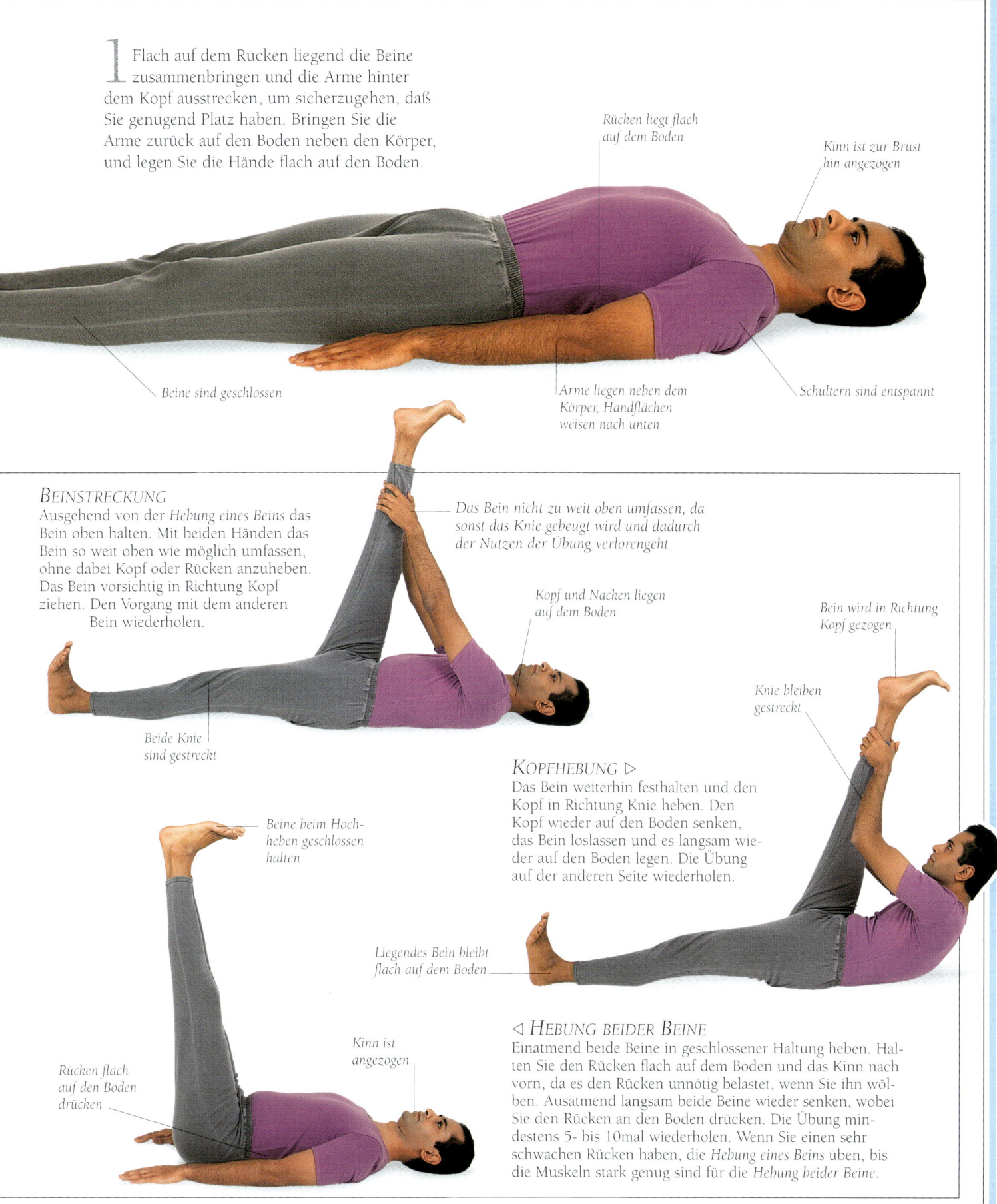

1 Flach auf dem Rücken liegend die Beine zusammenbringen und die Arme hinter dem Kopf ausstrecken, um sicherzugehen, daß Sie genügend Platz haben. Bringen Sie die Arme zurück auf den Boden neben den Körper, und legen Sie die Hände flach auf den Boden.

Rücken liegt flach auf dem Boden

Kinn ist zur Brust hin angezogen

Beine sind geschlossen

Arme liegen neben dem Körper, Handflächen weisen nach unten

Schultern sind entspannt

BEINSTRECKUNG

Ausgehend von der *Hebung eines Beins* das Bein oben halten. Mit beiden Händen das Bein so weit oben wie möglich umfassen, ohne dabei Kopf oder Rücken anzuheben. Das Bein vorsichtig in Richtung Kopf ziehen. Den Vorgang mit dem anderen Bein wiederholen.

Das Bein nicht zu weit oben umfassen, da sonst das Knie gebeugt wird und dadurch der Nutzen der Übung verlorengeht

Kopf und Nacken liegen auf dem Boden

Bein wird in Richtung Kopf gezogen

Knie bleiben gestreckt

Beide Knie sind gestreckt

KOPFHEBUNG ▷

Das Bein weiterhin festhalten und den Kopf in Richtung Knie heben. Den Kopf wieder auf den Boden senken, das Bein loslassen und es langsam wieder auf den Boden legen. Die Übung auf der anderen Seite wiederholen.

Beine beim Hoch-heben geschlossen halten

Liegendes Bein bleibt flach auf dem Boden

◁ HEBUNG BEIDER BEINE

Einatmend beide Beine in geschlossener Haltung heben. Halten Sie den Rücken flach auf dem Boden und das Kinn nach vorn, da es den Rücken unnötig belastet, wenn Sie ihn wölben. Ausatmend langsam beide Beine wieder senken, wobei Sie den Rücken an den Boden drücken. Die Übung mindestens 5- bis 10mal wiederholen. Wenn Sie einen sehr schwachen Rücken haben, die *Hebung eines Beins* üben, bis die Muskeln stark genug sind für die *Hebung beider Beine*.

Rücken flach auf den Boden drücken

Kinn ist angezogen

2

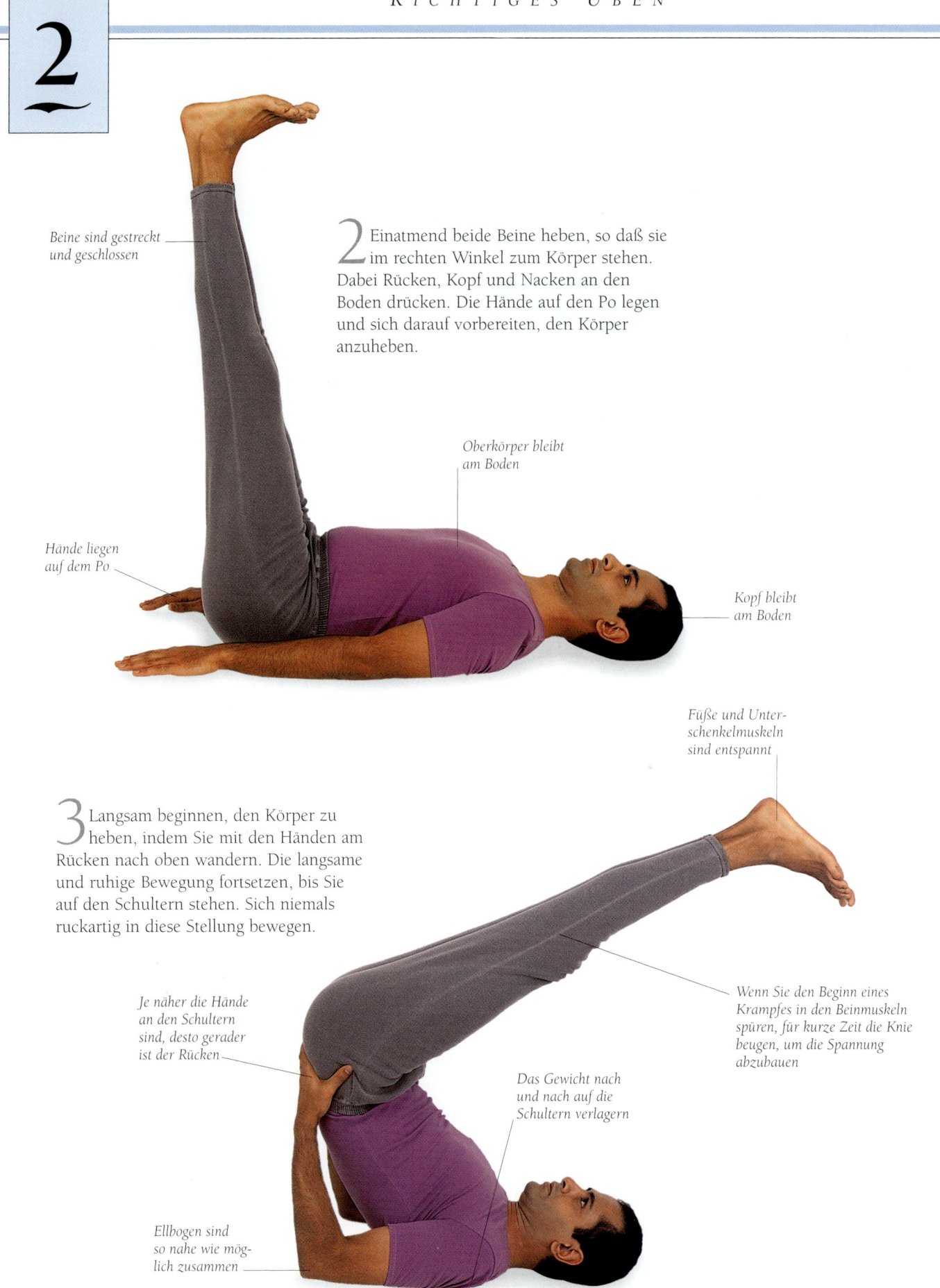

Beine sind gestreckt
und geschlossen

2 Einatmend beide Beine heben, so daß sie im rechten Winkel zum Körper stehen. Dabei Rücken, Kopf und Nacken an den Boden drücken. Die Hände auf den Po legen und sich darauf vorbereiten, den Körper anzuheben.

Oberkörper bleibt
am Boden

Hände liegen
auf dem Po

Kopf bleibt
am Boden

Füße und Unter-
schenkelmuskeln
sind entspannt

3 Langsam beginnen, den Körper zu heben, indem Sie mit den Händen am Rücken nach oben wandern. Die langsame und ruhige Bewegung fortsetzen, bis Sie auf den Schultern stehen. Sich niemals ruckartig in diese Stellung bewegen.

Je näher die Hände
an den Schultern
sind, desto gerader
ist der Rücken

Wenn Sie den Beginn eines
Krampfes in den Beinmuskeln
spüren, für kurze Zeit die Knie
beugen, um die Spannung
abzubauen

Das Gewicht nach
und nach auf die
Schultern verlagern

Ellbogen sind
so nahe wie mög-
lich zusammen

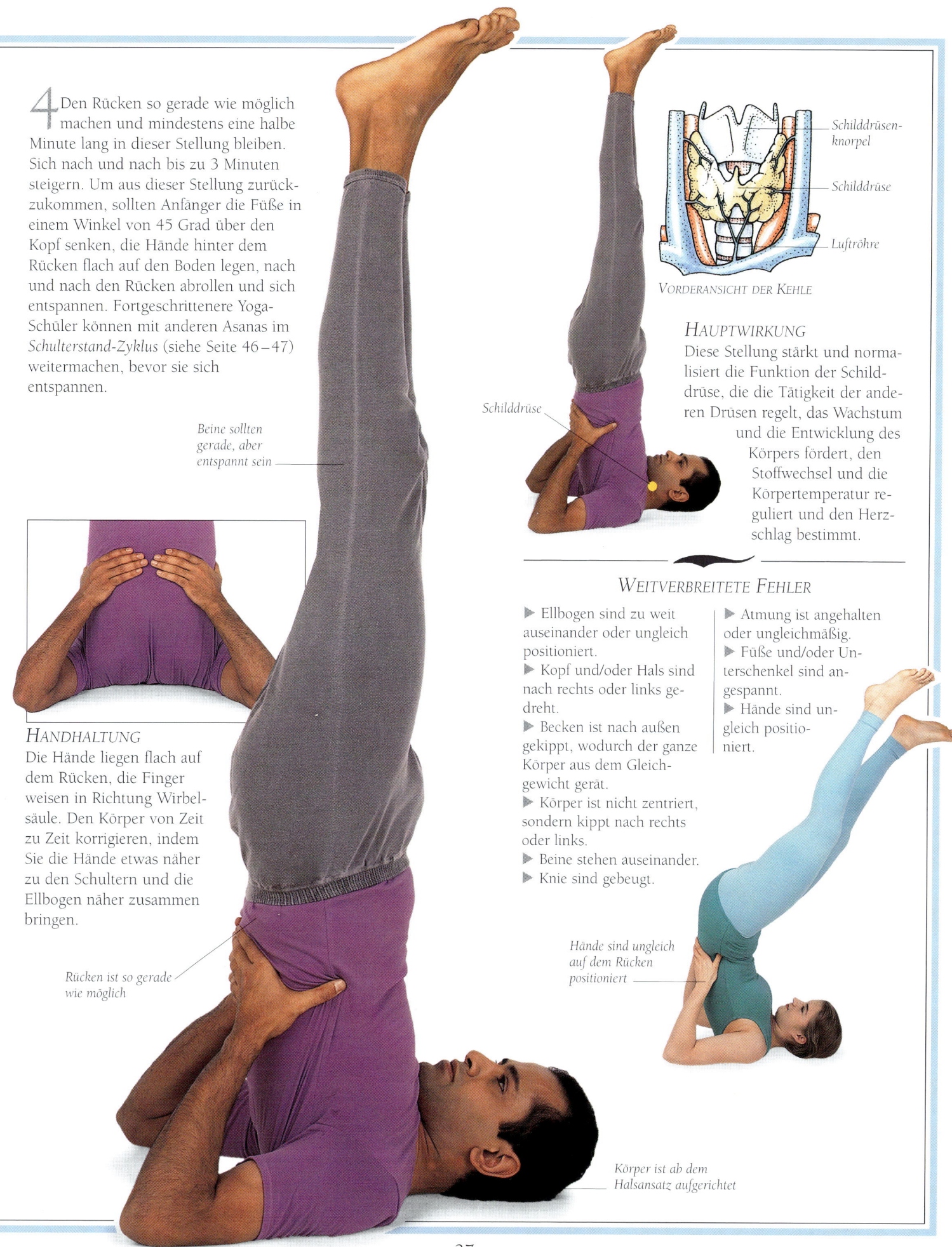

4 Den Rücken so gerade wie möglich machen und mindestens eine halbe Minute lang in dieser Stellung bleiben. Sich nach und nach bis zu 3 Minuten steigern. Um aus dieser Stellung zurückzukommen, sollten Anfänger die Füße in einem Winkel von 45 Grad über den Kopf senken, die Hände hinter dem Rücken flach auf den Boden legen, nach und nach den Rücken abrollen und sich entspannen. Fortgeschrittenere Yoga-Schüler können mit anderen Asanas im *Schulterstand-Zyklus* (siehe Seite 46–47) weitermachen, bevor sie sich entspannen.

Beine sollten gerade, aber entspannt sein

HANDHALTUNG

Die Hände liegen flach auf dem Rücken, die Finger weisen in Richtung Wirbelsäule. Den Körper von Zeit zu Zeit korrigieren, indem Sie die Hände etwas näher zu den Schultern und die Ellbogen näher zusammen bringen.

Rücken ist so gerade wie möglich

Schilddrüsenknorpel

Schilddrüse

Luftröhre

VORDERANSICHT DER KEHLE

Schilddrüse

HAUPTWIRKUNG

Diese Stellung stärkt und normalisiert die Funktion der Schilddrüse, die die Tätigkeit der anderen Drüsen regelt, das Wachstum und die Entwicklung des Körpers fördert, den Stoffwechsel und die Körpertemperatur reguliert und den Herzschlag bestimmt.

WEITVERBREITETE FEHLER

▶ Ellbogen sind zu weit auseinander oder ungleich positioniert.
▶ Kopf und/oder Hals sind nach rechts oder links gedreht.
▶ Becken ist nach außen gekippt, wodurch der ganze Körper aus dem Gleichgewicht gerät.
▶ Körper ist nicht zentriert, sondern kippt nach rechts oder links.
▶ Beine stehen auseinander.
▶ Knie sind gebeugt.

▶ Atmung ist angehalten oder ungleichmäßig.
▶ Füße und/oder Unterschenkel sind angespannt.
▶ Hände sind ungleich positioniert.

Hände sind ungleich auf dem Rücken positioniert

Körper ist ab dem Halsansatz aufgerichtet

3

DER PFLUG

Halasana

Die Flexibilität der Wirbelsäule zu erhalten ist der Schlüssel zu einem jugendlichen Körper. Der *Pflug,* eine extreme Beugung nach vorn, fördert sowohl die Kraft als auch die Geschmeidigkeit aller Bereiche von Rücken und Hals.

Beine und Füße sind geschlossen, aber entspannt

1 Nachdem Sie sich – je nach Übung – zwischen einer halben Minute und 3 Minuten im *Schulterstand* gehalten haben, sind Sie nun bereit, den *Pflug* auszuführen. Wenn Sie Anfänger sind, können Sie sich in der *Totenstellung* (siehe Seite 16) entspannen, bevor Sie weitermachen.

Hände liegen mit der Handfläche nach unten flach auf dem Boden. Finger sind geschlossen

Rücken ist so gerade wie möglich

Kinn wird auf die Kehle gepreßt

Arme sind parallel zueinander

Hände sind so nah an den Schultern wie möglich

Hände im Rücken liegenlassen

Knie sind gestreckt

Beine langsam und kontrolliert senken

2 Ausgehend vom *Schulterstand* ausatmend die geschlossenen Beine langsam hinter dem Kopf auf den Boden bringen. Wenn die Zehen den Boden nicht berühren, sie so tief wie möglich nach unten bringen.

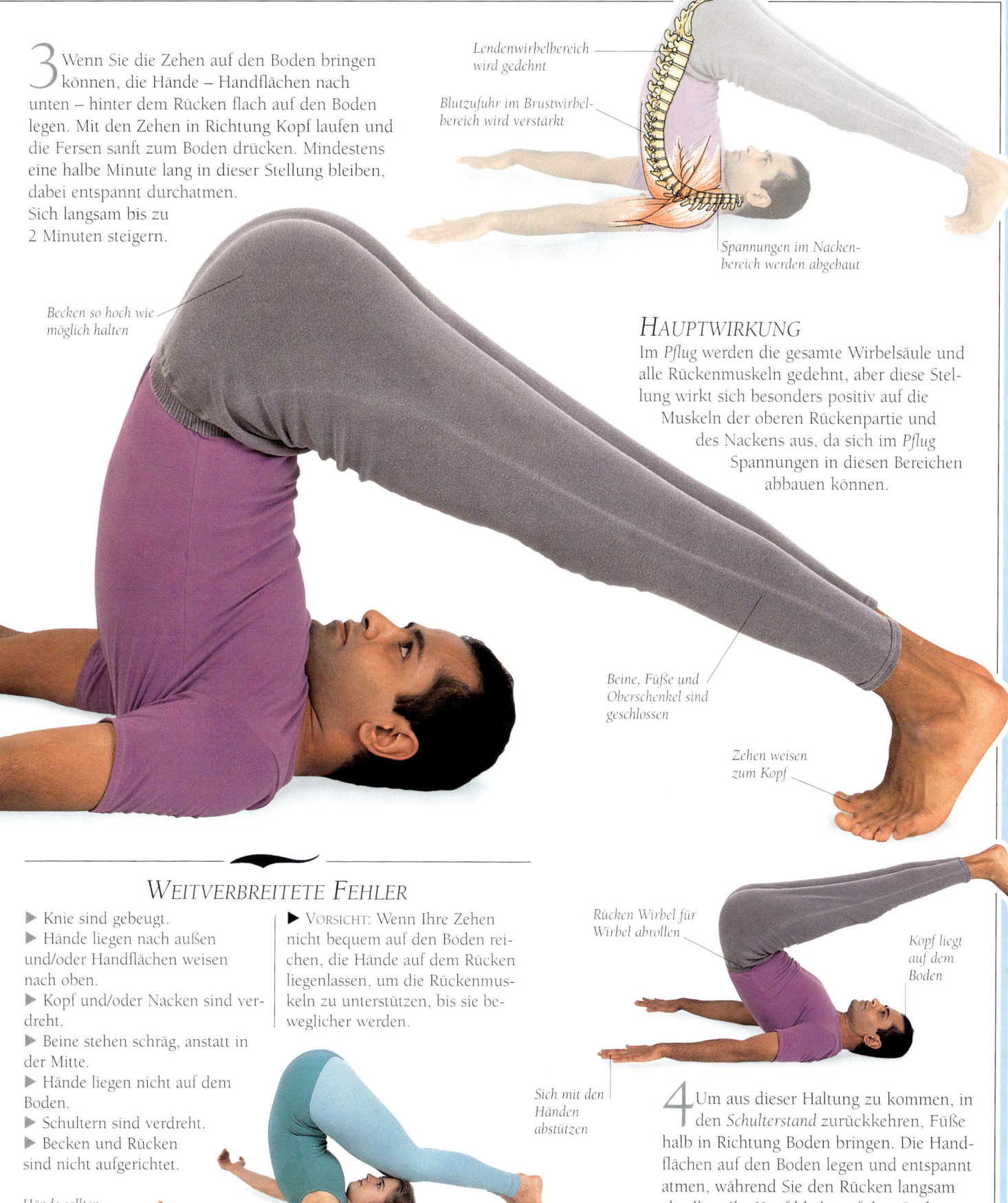

3 Wenn Sie die Zehen auf den Boden bringen können, die Hände – Handflächen nach unten – hinter dem Rücken flach auf den Boden legen. Mit den Zehen in Richtung Kopf laufen und die Fersen sanft zum Boden drücken. Mindestens eine halbe Minute lang in dieser Stellung bleiben, dabei entspannt durchatmen. Sich langsam bis zu 2 Minuten steigern.

Lendenwirbelbereich wird gedehnt

Blutzufuhr im Brustwirbelbereich wird verstärkt

Spannungen im Nackenbereich werden abgebaut

Becken so hoch wie möglich halten

HAUPTWIRKUNG

Im *Pflug* werden die gesamte Wirbelsäule und alle Rückenmuskeln gedehnt, aber diese Stellung wirkt sich besonders positiv auf die Muskeln der oberen Rückenpartie und des Nackens aus, da sich im *Pflug* Spannungen in diesen Bereichen abbauen können.

Beine, Füße und Oberschenkel sind geschlossen

Zehen weisen zum Kopf

WEITVERBREITETE FEHLER

▶ Knie sind gebeugt.
▶ Hände liegen nach außen und/oder Handflächen weisen nach oben.
▶ Kopf und/oder Nacken sind verdreht.
▶ Beine stehen schräg, anstatt in der Mitte.
▶ Hände liegen nicht auf dem Boden.
▶ Schultern sind verdreht.
▶ Becken und Rücken sind nicht aufgerichtet.

Hände sollten am Boden liegen

▶ VORSICHT: Wenn Ihre Zehen nicht bequem auf den Böden reichen, die Hände auf dem Rücken liegenlassen, um die Rückenmuskeln zu unterstützen, bis sie beweglicher werden.

Rücken Wirbel für Wirbel abrollen

Kopf liegt auf dem Boden

Sich mit den Händen abstützen

4 Um aus dieser Haltung zu kommen, in den *Schulterstand* zurückkehren, Füße halb in Richtung Boden bringen. Die Handflächen auf den Boden legen und entspannt atmen, während Sie den Rücken langsam abrollen. Ihr Kopf bleibt auf dem Boden. (Varianten des *Pflugs* siehe Seite 44–45)

DIE BRÜCKE

Wenn sie gleich nach dem *Pflug* ausgeführt wird, hat die *Brücke* die Wirkung einer sanften Gegenstellung, die den Nutzen von *Schulterstand* und *Pflug* ergänzt und verstärkt. Sie hilft dem Körper, Spannungen zu lösen, die sich eventuell im Brust- oder Lendenwirbelbereich während der beiden vorhergehenden Asanas aufgebaut haben. *Sethu Bandhasana*, wie die *Brücke* in Sanskrit heißt, wird im allgemeinen während jeder Übungsstunde praktiziert. Hier zeigen wir Ihnen zwei Methoden, in die *Brücke* zu kommen – eine für fortgeschrittene Schüler und eine, unten im Kasten, für Anfänger.

Unterschenkelmuskeln und Füße sind entspannt

AUSGANGSSTELLUNG ▷

Der *Schulterstand* ist für fortgeschrittene Schüler die Ausgangsstellung, um in die *Brücke* zu kommen. Man sollte ihn 1 bis 3 Minuten halten, bevor man mit der *Brücke* weitermacht.

Arme stützen den Körper ab

AUFBAU FÜR ANFÄNGER

Sie sollten in der Lage sein, die *Brücke* mindestens eine halbe Minute ohne Anstrengung zu halten, bevor Sie sich an eine *Variante der Brücke* wagen (siehe Seite 42–43).

1 Beginnen Sie flach auf dem Rücken liegend, mit den Armen neben dem Körper. Die Knie beugen und die Füße nahe am Po flach auf den Boden stellen.

Füße und Beine stehen auseinander, aber parallel

Arme liegen neben dem Körper auf dem Boden

2 Das Becken heben und die Hände auf den Rücken legen – und zwar so, wie beim *Schulterstand* (siehe Seite 37) gezeigt.

Becken und Brust werden so stark wie möglich angehoben

Kopf, Nacken und Schultern liegen flach auf dem Boden

Füße stehen flach auf dem Boden; nicht auf die Zehen stellen

Finger weisen nach innen in Richtung Wirbelsäule; Daumen zeigen nach oben

Knie nicht nach außen kippen lassen

Beine und Füße sind parallel

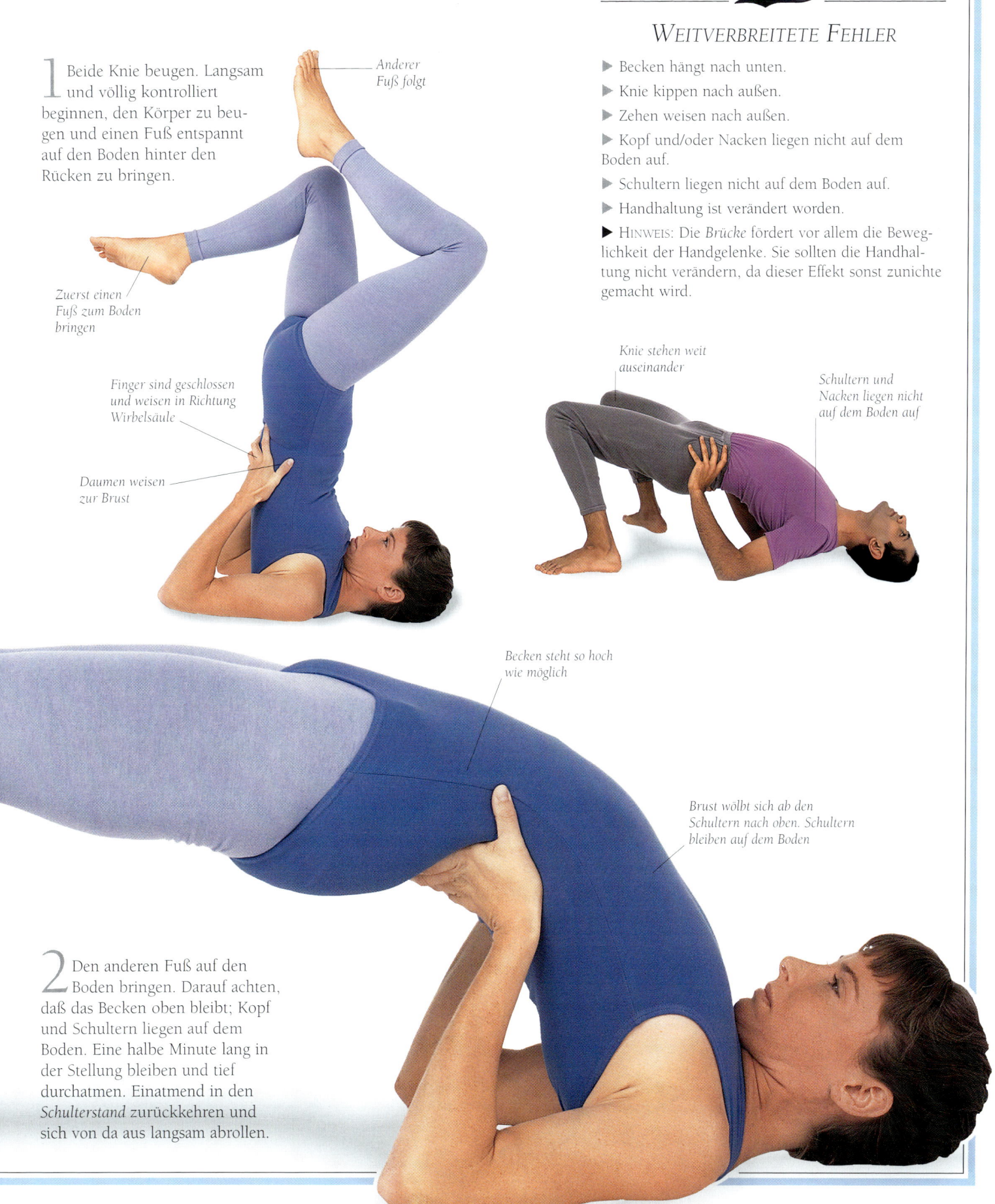

1 Beide Knie beugen. Langsam und völlig kontrolliert beginnen, den Körper zu beugen und einen Fuß entspannt auf den Boden hinter den Rücken zu bringen.

Anderer Fuß folgt

Zuerst einen Fuß zum Boden bringen

Finger sind geschlossen und weisen in Richtung Wirbelsäule

Daumen weisen zur Brust

WEITVERBREITETE FEHLER

▶ Becken hängt nach unten.

▶ Knie kippen nach außen.

▶ Zehen weisen nach außen.

▶ Kopf und/oder Nacken liegen nicht auf dem Boden auf.

▶ Schultern liegen nicht auf dem Boden auf.

▶ Handhaltung ist verändert worden.

▶ HINWEIS: Die *Brücke* fördert vor allem die Beweglichkeit der Handgelenke. Sie sollten die Handhaltung nicht verändern, da dieser Effekt sonst zunichte gemacht wird.

Knie stehen weit auseinander

Schultern und Nacken liegen nicht auf dem Boden auf

Becken steht so hoch wie möglich

Brust wölbt sich ab den Schultern nach oben. Schultern bleiben auf dem Boden

2 Den anderen Fuß auf den Boden bringen. Darauf achten, daß das Becken oben bleibt; Kopf und Schultern liegen auf dem Boden. Eine halbe Minute lang in der Stellung bleiben und tief durchatmen. Einatmend in den *Schulterstand* zurückkehren und sich von da aus langsam abrollen.

BRÜCKE – *Varianten*

Die *Brücke* selbst ist eine einfache, aber sehr wirkungsvolle Haltung. Wenn Sie sie einmal beherrschen, gibt es viele Varianten, die Sie versuchen können. Manche der hier gezeigten, wie die *Brücke mit erhobenem Bein*, sind relativ einfach und können ohne weiteres von Anfängern ausgeführt werden. Diese Haltung gehört zum *Schulterstand-Zyklus* (siehe Seite 46–47).

AUSGANGSSTELLUNG

EIN BEIN HEBEN

Ausgehend von der Grundstellung der *Brücke* ein Bein hochheben und die Fußsohle zur Decke strecken. Dies ist eine einfache Variante, aber achten Sie beim Üben darauf, daß Sie das Becken nicht durchhängen lassen. Mindestens 10 Sekunden lang in der Stellung bleiben und sich nach und nach bis zu einer halben Minute steigern. Den Fuß wieder auf den Boden stellen und die Übung auf der anderen Seite wiederholen.

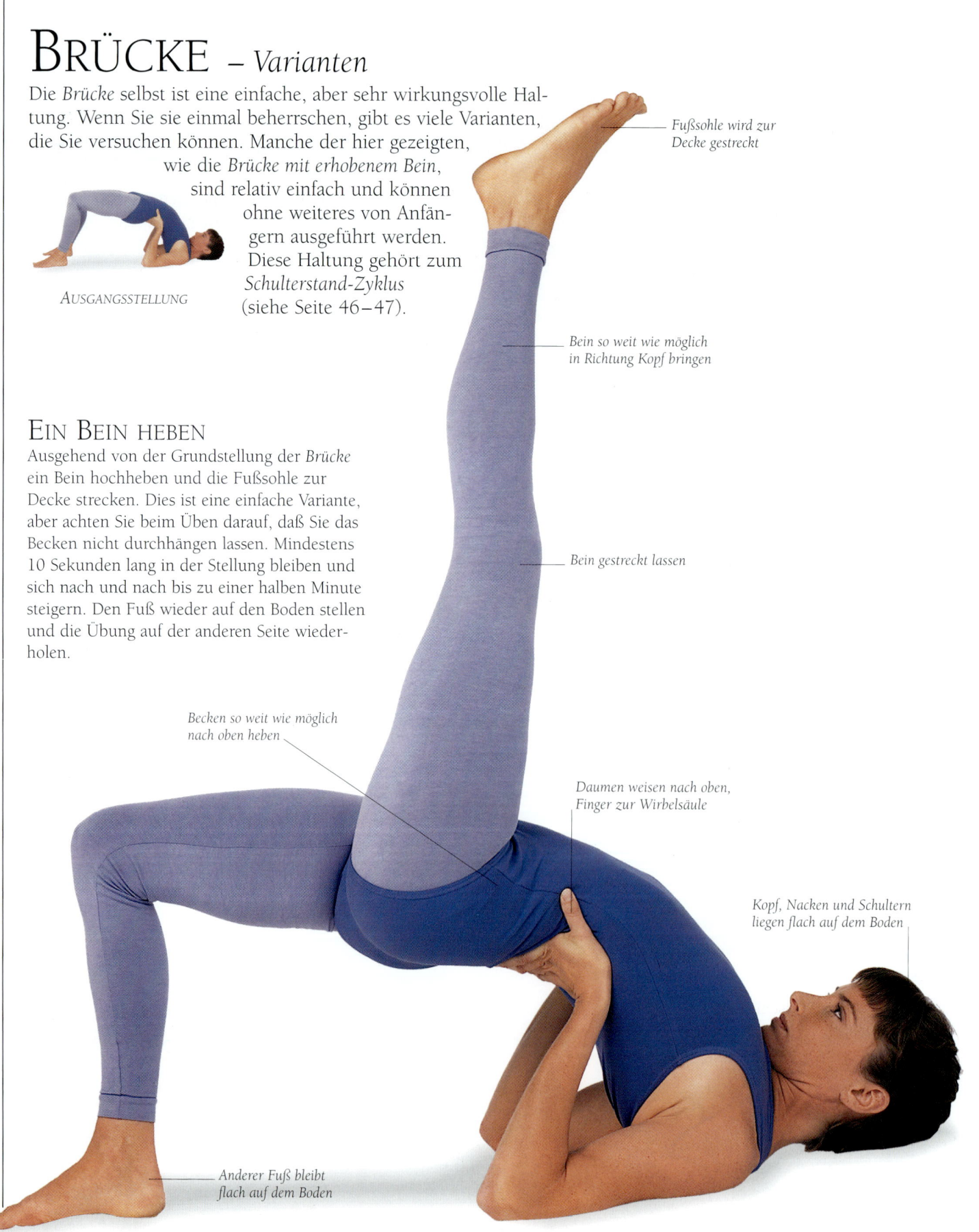

Fußsohle wird zur Decke gestreckt

Bein so weit wie möglich in Richtung Kopf bringen

Bein gestreckt lassen

Becken so weit wie möglich nach oben heben

Daumen weisen nach oben, Finger zur Wirbelsäule

Kopf, Nacken und Schultern liegen flach auf dem Boden

Anderer Fuß bleibt flach auf dem Boden

BRÜCKE – *Fortgeschrittene Varianten*

Beeilen Sie sich nicht, zu den fortgeschrittenen Varianten zu kommen. Die einfachen Varianten der *Brücke* sind die wichtigsten, und diese sind es, die regelmäßig praktiziert werden sollten. Schon die Grundstellung wird Ihren Körper stärken und geschmeidiger machen und Ihnen helfen, Ihre Aufmerksamkeit besser auszurichten. Aber da der Geist häufig nach Abwechslung verlangt, bieten wir Ihnen hier noch einige fortgeschrittenere Varianten.

BRÜCKE IM HALBEN LOTUS

Weder diese noch die *Brücke mit gestreckten Beinen* sollten versucht werden, bevor Handgelenke und Becken elastisch genug sind. Die Ausgangsstellung für die *Brücke im halben Lotus* ist der *Schulterstand* (siehe Seite 34–37).

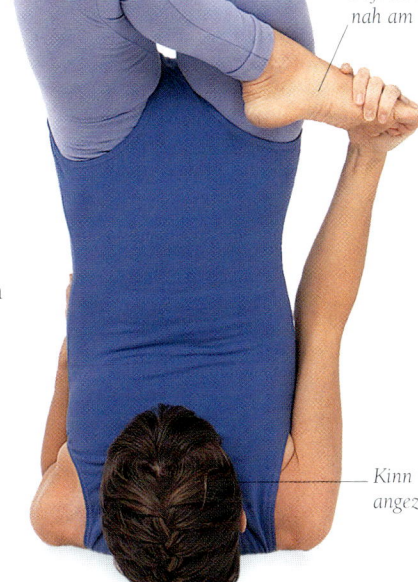

Fußsohle weist nach oben, aber Fuß ist entspannt

1 Im *Schulterstand* das linke Knie beugen und den linken Fuß in der *halben Lotusstellung* auf den rechten Oberschenkel legen. Wenn nötig, die Hand benutzen, um den Fuß so hoch wie möglich auf den Oberschenkel zu legen.

Fuß ist möglichst nah am Körper

Kinn ist angezogen

2 ▽ Beide Hände liegen in der Handhaltung wie beim *Schulterstand* auf dem Rücken. Nun das rechte Knie beugen und ruhig und entspannt den rechten Fuß zum Boden bringen. So lange in der Stellung bleiben, wie Sie sich wohl fühlen. Im *halben Lotus* bleiben, tief einatmen und wieder in den *Schulterstand* zurückkommen. Das Bein strecken und die Übung auf der anderen Seite wiederholen.

Versuchen Sie, das angewinkelte Bein parallel zum Boden zu bringen, damit sich das Becken nicht dreht

Becken so hoch wie möglich heben

Stellung langsam und kontrolliert einnehmen

GESTRECKTE BEINE ▷

Ausgehend von der Grundstellung der *Brücke* können fortgeschrittene Yoga-Schüler beginnen, Beine und Füße zusammenzubringen. Achten Sie darauf, daß die Knie nicht nach außen kippen. Wenn Sie diese Stellung beherrschen, strecken Sie nach und nach die Knie, indem Sie mit den Füßen vom Körper weglaufen, ohne das Becken zu senken.

Knie sind immer in einer Linie mit den Füßen

Becken nicht durchhängen lassen

Finger weisen zur Wirbelsäule; Handhaltung nicht verändern

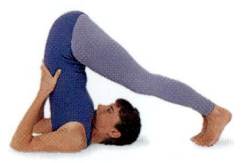

AUSGANGSSTELLUNG

PFLUG – *Varianten*

Varianten des *Pflugs* machen die Nackenpartie der Wirbelsäule sehr viel beweglicher. Auch wird die oberflächliche und die tieferliegende Muskulatur des Rückens, der Schultern und der Arme gedehnt und gestärkt. Der *Pflug* (siehe Seite 38–39) ist die Ausgangsstellung für diese Reihe von Varianten. Sie sollten mit der Ausführung dieser Übungen aber so lange warten, bis Sie sich im *Pflug* wohl fühlen und Ihre Zehen mühelos den Boden erreichen.

OHR-KNIE-VARIANTE 1

Diese Asana, *Karna Peedasana* genannt, dehnt sanft, aber bestimmt beide Seiten der Wirbelsäule.

1 Die Hände im Rücken liegen-lassen und mit beiden Füßen auf dem Boden nach rechts laufen. Darauf achten, daß die gegen-überliegende (linke) Schulter und der linke Ellbogen fest auf dem Boden bleiben.

2 Beide Knie zur rechten Schul-ter beugen. 10 Sekunden lang in der Stellung bleiben und sich langsam bis zu 1 Minute steigern. Die Beine wieder strecken, mit den Füßen nach links laufen und die Knie zur linken Schulter beugen. Wieder in die Mitte zurückkommen.

Knie sind gebeugt und möglichst nah am Boden

Zehen liegen auf dem Boden

Kopf bleibt gerade, und beide Schultern liegen fest auf dem Boden

▽ OHR-KNIE-VARIANTE 2

Ausgehend vom Pflug die Knie beugen und sie beidseits des Kopfs auf den Boden legen. Die Hände hinter den Knien ver-schränken und mindestens 10 Sekunden lang in der Stellung bleiben. Sich langsam bis zu 1 Minute steigern.

Fußspanne liegen flach auf dem Boden

▽ OHR-KNIE-VARIANTE 3

Versuchen Sie diese Stellung nur, wenn Sie die vorhergehende *Variante* mit den Knien ganz auf dem Boden aus-führen können. Aus dieser Stel-lung heraus die Hände lösen und die Arme mit den Hand-flächen flach auf dem Boden hinter dem Rücken aus-strecken.

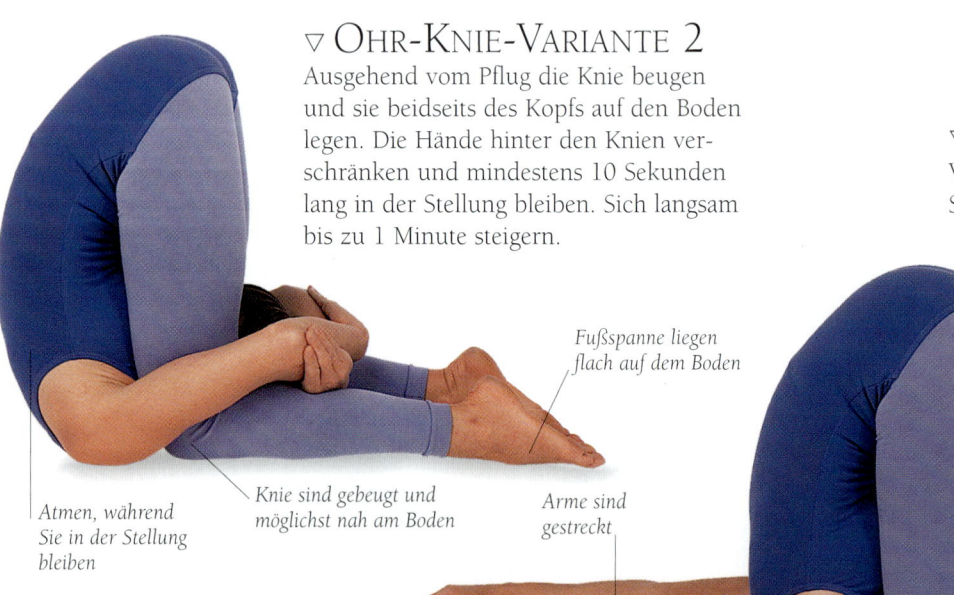

Atmen, während Sie in der Stellung bleiben

Knie sind gebeugt und möglichst nah am Boden

Arme sind gestreckt

Knie sind in Richtung Schultern angezogen

Handflächen liegen hinter dem Rücken flach auf dem Boden

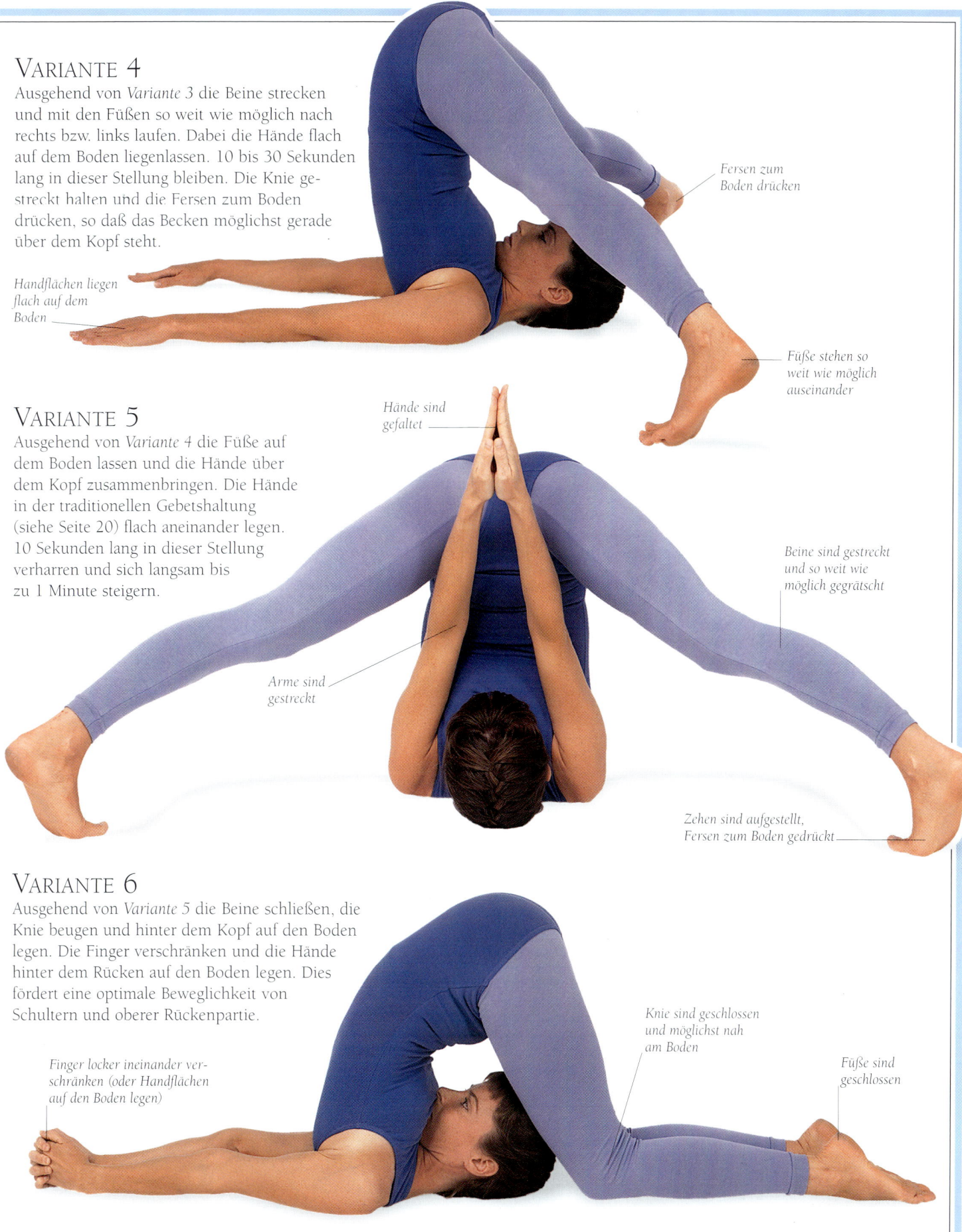

VARIANTE 4

Ausgehend von *Variante 3* die Beine strecken
und mit den Füßen so weit wie möglich nach
rechts bzw. links laufen. Dabei die Hände flach
auf dem Boden liegenlassen. 10 bis 30 Sekunden
lang in dieser Stellung bleiben. Die Knie gestreckt halten und die Fersen zum Boden
drücken, so daß das Becken möglichst gerade
über dem Kopf steht.

*Handflächen liegen
flach auf dem
Boden*

*Fersen zum
Boden drücken*

*Füße stehen so
weit wie möglich
auseinander*

VARIANTE 5

Ausgehend von *Variante 4* die Füße auf
dem Boden lassen und die Hände über
dem Kopf zusammenbringen. Die Hände
in der traditionellen Gebetshaltung
(siehe Seite 20) flach aneinander legen.
10 Sekunden lang in dieser Stellung
verharren und sich langsam bis
zu 1 Minute steigern.

*Hände sind
gefaltet*

*Arme sind
gestreckt*

*Beine sind gestreckt
und so weit wie
möglich gegrätscht*

*Zehen sind aufgestellt,
Fersen zum Boden gedrückt*

VARIANTE 6

Ausgehend von *Variante 5* die Beine schließen, die
Knie beugen und hinter dem Kopf auf den Boden
legen. Die Finger verschränken und die Hände
hinter dem Rücken auf den Boden legen. Dies
fördert eine optimale Beweglichkeit von
Schultern und oberer Rückenpartie.

*Finger locker ineinander ver-
schränken (oder Handflächen
auf den Boden legen)*

*Knie sind geschlossen
und möglichst nah
am Boden*

*Füße sind
geschlossen*

DER SCHULTERSTAND-ZYKLUS

Schulterstand, Pflug und *Brücke* bilden eine Gruppe von Asanas, die immer zusammen als Zyklus ausgeführt werden sollten, im allgemeinen ohne sich zwischen den verschiedenen Stellungen zu entspannen. Wenn Sie möchten, können Sie Varianten von jeder Grund-Asana in die Folge einfügen. Sollten Sie zwischendurch ermüden, nehmen Sie die *Totenstellung* ein (siehe Seite 16), und entspannen Sie sich ein paar Minuten.

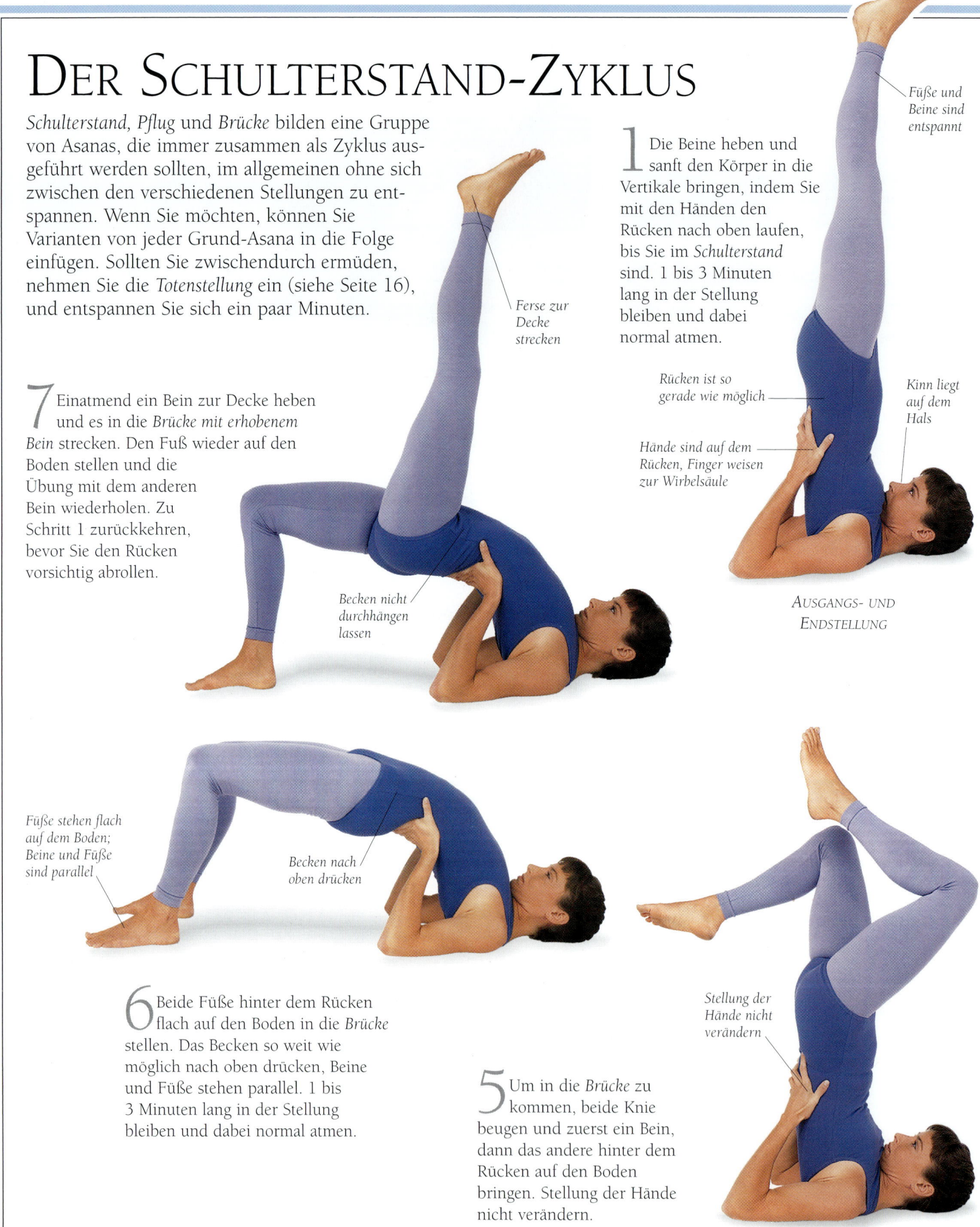

1 Die Beine heben und sanft den Körper in die Vertikale bringen, indem Sie mit den Händen den Rücken nach oben laufen, bis Sie im *Schulterstand* sind. 1 bis 3 Minuten lang in der Stellung bleiben und dabei normal atmen.

Füße und Beine sind entspannt

Ferse zur Decke strecken

Rücken ist so gerade wie möglich

Kinn liegt auf dem Hals

Hände sind auf dem Rücken, Finger weisen zur Wirbelsäule

AUSGANGS- UND ENDSTELLUNG

7 Einatmend ein Bein zur Decke heben und es in die *Brücke mit erhobenem Bein* strecken. Den Fuß wieder auf den Boden stellen und die Übung mit dem anderen Bein wiederholen. Zu Schritt 1 zurückkehren, bevor Sie den Rücken vorsichtig abrollen.

Becken nicht durchhängen lassen

Füße stehen flach auf dem Boden; Beine und Füße sind parallel

Becken nach oben drücken

6 Beide Füße hinter dem Rücken flach auf den Boden in die *Brücke* stellen. Das Becken so weit wie möglich nach oben drücken, Beine und Füße stehen parallel. 1 bis 3 Minuten lang in der Stellung bleiben und dabei normal atmen.

5 Um in die *Brücke* zu kommen, beide Knie beugen und zuerst ein Bein, dann das andere hinter dem Rücken auf den Boden bringen. Stellung der Hände nicht verändern.

Stellung der Hände nicht verändern

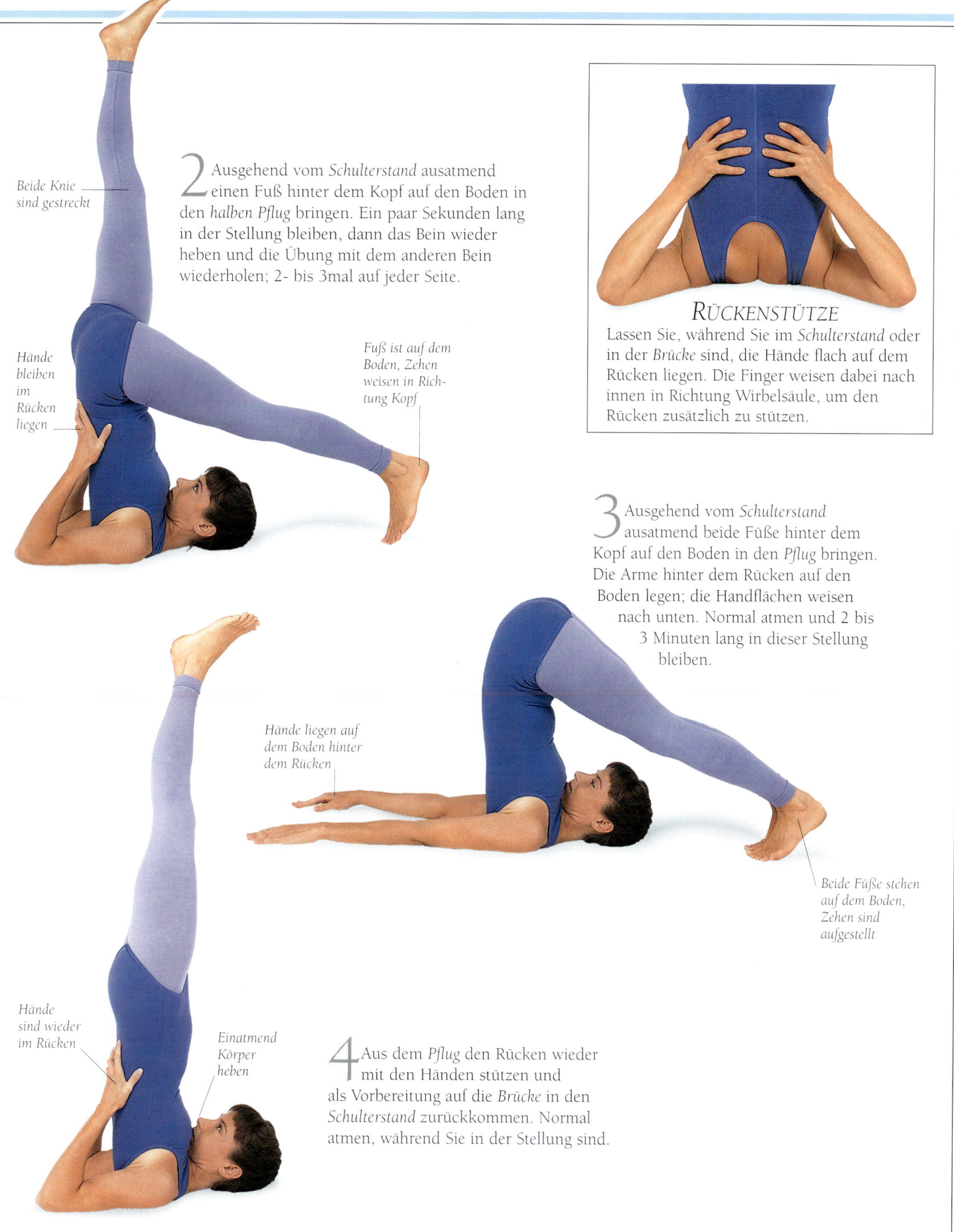

Beide Knie
sind gestreckt

2 Ausgehend vom *Schulterstand* ausatmend
einen Fuß hinter dem Kopf auf den Boden in
den *halben Pflug* bringen. Ein paar Sekunden lang
in der Stellung bleiben, dann das Bein wieder
heben und die Übung mit dem anderen Bein
wiederholen; 2- bis 3mal auf jeder Seite.

Hände
bleiben
im
Rücken
liegen

Fuß ist auf dem
Boden, Zehen
weisen in Rich-
tung Kopf

RÜCKENSTÜTZE
Lassen Sie, während Sie im *Schulterstand* oder
in der *Brücke* sind, die Hände flach auf dem
Rücken liegen. Die Finger weisen dabei nach
innen in Richtung Wirbelsäule, um den
Rücken zusätzlich zu stützen.

3 Ausgehend vom *Schulterstand*
ausatmend beide Füße hinter dem
Kopf auf den Boden in den *Pflug* bringen.
Die Arme hinter dem Rücken auf den
Boden legen; die Handflächen weisen
nach unten. Normal atmen und 2 bis
3 Minuten lang in dieser Stellung
bleiben.

Hände liegen auf
dem Boden hinter
dem Rücken

Beide Füße stehen
auf dem Boden,
Zehen sind
aufgestellt

Hände
sind wieder
im Rücken

Einatmend
Körper
heben

4 Aus dem *Pflug* den Rücken wieder
mit den Händen stützen und
als Vorbereitung auf die *Brücke* in den
Schulterstand zurückkommen. Normal
atmen, während Sie in der Stellung sind.

4

KÖRPERLICHE WIRKUNGEN

▶ Macht den Hals-, Brust- und Lendenwirbelbereich beweglicher. Regt die Nerven in dieser Zone an und fördert die Durchblutung.
▶ Verhilft den Schultern und dem Nacken zu einer natürlichen Massage.
▶ Korrigiert Schulterfehlhaltungen.
▶ Vergrößert die Lungenkapazität.
▶ Erweitert verengte Atemwege.
▶ Lindert Asthma und andere Atembeschwerden.
▶ Aktiviert die Nebenschilddrüsen.
▶ Stimuliert die Hirnanhangs- und die Zirbeldrüse.

MENTALE WIRKUNGEN

▶ Gleicht Stimmungs- und Gefühlsschwankungen aus.
▶ Baut Streß und geistige Unruhe ab.

PRANISCHE WIRKUNGEN

▶ Führt dem Nacken- und Schulterbereich vermehrt Prana zu.
▶ Baut Prana-Blockaden in den Lungen-, Magen- und Milzmeridianen ab.

DER FISCH

Matsyasana

Als Gegenstellung zum *Schulterstand* (siehe Seite 34–37) dehnt *Matsyasana* die Wirbelsäule in der Nacken-, Brust- und Lendenwirbelregion nach hinten und weitet den Brustbereich. Sie heißt der *Fisch*, weil sich in dieser Stellung die Lungen gut mit Luft füllen lassen und man dadurch leichter im Wasser treiben kann.

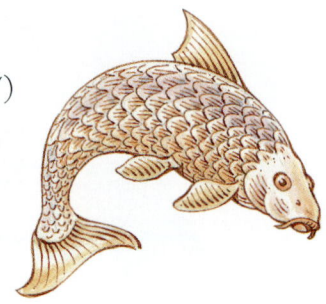

1 Flach auf dem Rücken liegend Füße und Beine schließen. Die Knie bleiben gestreckt. Die Hände liegen mit den Handflächen zum Boden unter den Oberschenkeln, so daß Sie darauf liegen.

Knie sind gestreckt

Beine sind geschlossen

Hände liegen flach nebeneinander auf dem Boden

Ellbogen sind so weit wie möglich unter dem Körper

Kopf liegt auf dem Boden

2 Die Ellbogen anwinkeln und in den Boden stemmen. Sich auf den Ellbogen abstützen und diese als Hebel benutzen, um die Brust in die halbe Sitzstellung zu bringen. Beine und Po nicht anheben.

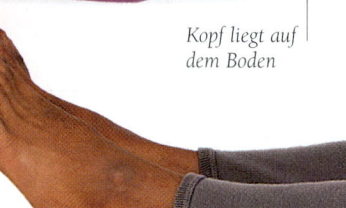

Brust wird angehoben

Füße sind geschlossen, aber entspannt

Knie bleiben gestreckt

Po liegt auf den Händen

Gewicht liegt auf den Ellbogen

48

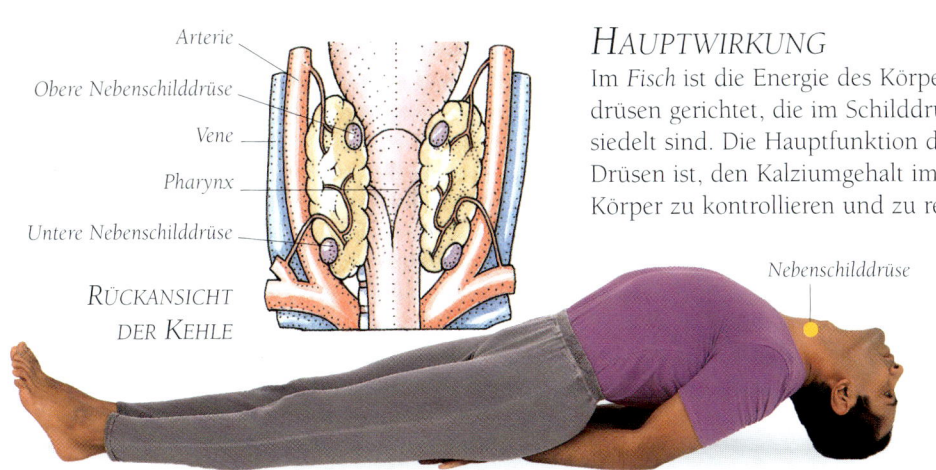

Arterie
Obere Nebenschilddrüse
Vene
Pharynx
Untere Nebenschilddrüse

RÜCKANSICHT
DER KEHLE

Nebenschilddrüse

HAUPTWIRKUNG

Im *Fisch* ist die Energie des Körpers primär auf die Nebenschilddrüsen gerichtet, die im Schilddrüsengewebe in der Kehle angesiedelt sind. Die Hauptfunktion dieser vier kleinen endokrinen Drüsen ist, den Kalziumgehalt im Blut und seine Absorption im Körper zu kontrollieren und zu regulieren. Kalzium ist wichtig für die Kontraktion sämtlicher Muskeln, einschließlich des Herzens, für die Blutgerinnung, die Knochenstärke und -form sowie für kräftige Zähne, und es dient der Vorbeugung gegen Zahnfäule.

3 Den Kopf in den Nacken legen, so daß die Kopfoberseite auf dem Boden liegt und die Brust gedehnt wird. Das Gewicht bleibt auf den Ellbogen. Anfänger halten die Stellung mindestens 15 Sekunden und steigern sich langsam bis zu etwa anderthalb Minuten. Atmen Sie so tief Sie können, ohne zu forcieren, und dehnen Sie dabei sowohl den Brustkorb als auch den Bauch. Um aus der Haltung zu kommen, den Kopf etwas anheben, den Rücken auf den Boden gleiten lassen und sich in der *Totenstellung* (siehe Seite 16) entspannen. Die Schultern ausschütteln, um alle Spannung zu lösen.

Brust so weit wie möglich nach oben durchdrücken

Atmung ist tief und gleichmäßig

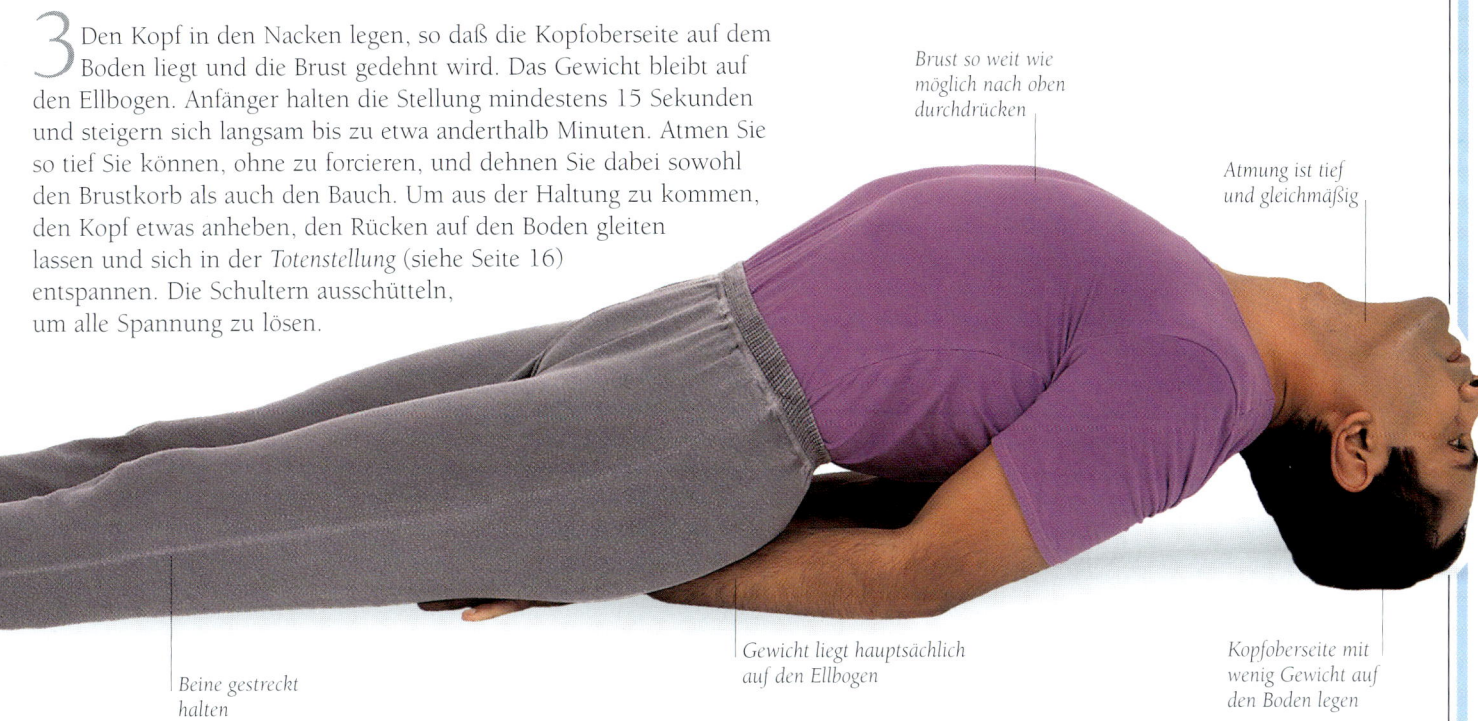

Beine gestreckt halten

Gewicht liegt hauptsächlich auf den Ellbogen

Kopfoberseite mit wenig Gewicht auf den Boden legen

WEITVERBREITETE FEHLER

▶ Füße sind nicht geschlossen, sondern kippen nach außen.

▶ Körper ist nicht gerade.

▶ Eines oder beide Knie sind gebeugt.

▶ Statt der Kopfoberseite liegt der Hinterkopf auf dem Boden.

▶ Po wird angehoben.

▶ Ellbogen sind angewinkelt.

▶ Gewicht wird von Kopf und/oder Nacken getragen anstatt von den Ellbogen.

▶ Atmung ist ungleichmäßig und/oder unnatürlich.

Füße sind nach außen gekippt

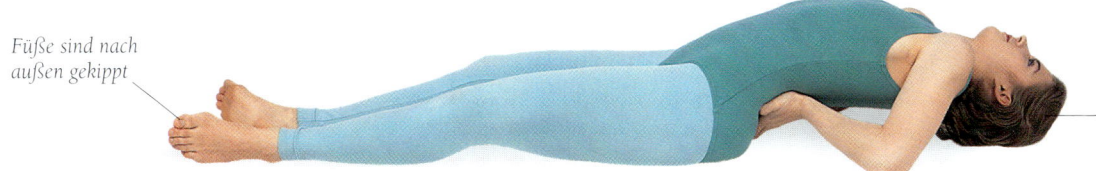

Kopfoberseite berührt nicht den Boden

FISCH – *Varianten*

Sie können diese fortgeschrittenen Varianten des *Fisches* versuchen, wenn Sie den *Fisch* beherrschen und die Grundstellung mindestens zwei Minuten lang halten können.

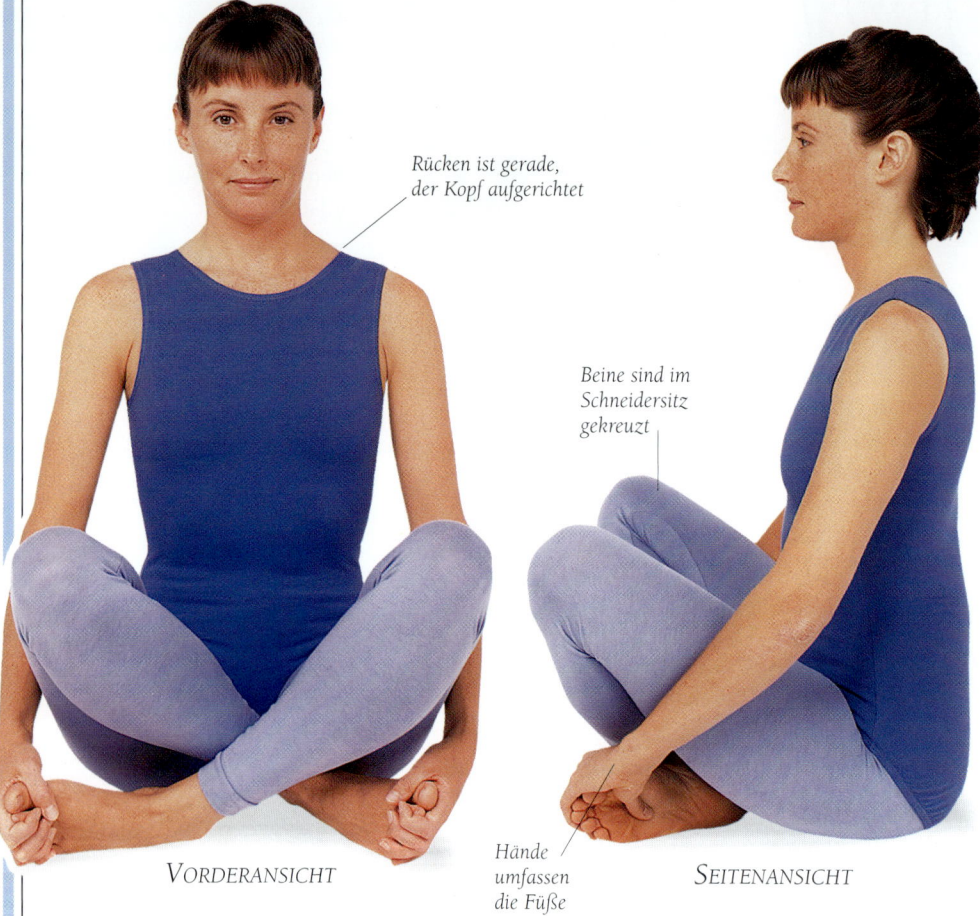

Rücken ist gerade, der Kopf aufgerichtet

Beine sind im Schneidersitz gekreuzt

Hände umfassen die Füße

VORDERANSICHT

SEITENANSICHT

Knie bleiben auf dem Boden

GEKREUZTE BEINE

Wenn man den *Fisch mit gekreuzten Beinen* oder den *Fisch im Lotussitz* (unten links) ausführt, kann man dem Verlust von pranischer Energie durch die unteren Gliedmaßen vorbeugen.

1 ◁ Beginnen Sie in der *leichten Sitzstellung* (siehe Seite 17). Sie sollten sich in der Haltung wohl fühlen, bevor Sie versuchen, diese fortgeschrittene *Variante des Fisches* auszuführen. Nun die Knie etwas anheben und die Arme außen um die Beine legen. Die Füße umfassen.

DER FISCH IM LOTUSSITZ

Dies ist eine fortgeschrittene Variante. Versuchen Sie sie erst dann, wenn Sie ohne Anstrengung den »festen« *Lotussitz* (siehe Seite 63) – mit den Füßen jeweils auf den gegenüberliegenden Oberschenkeln und den Knien nah beieinander – ausführen können.

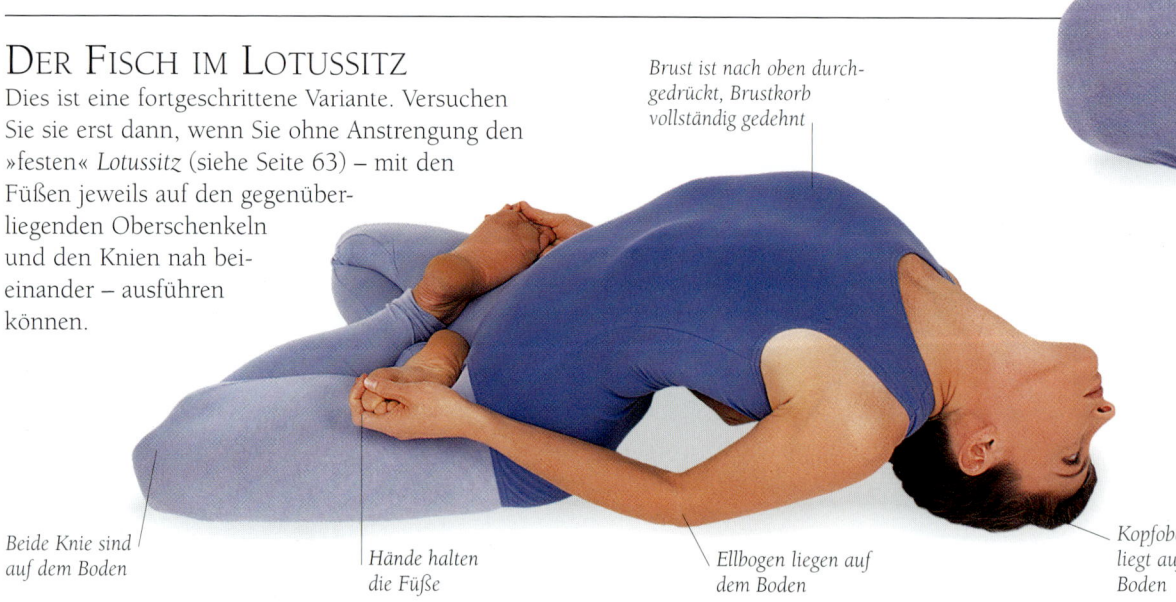

Brust ist nach oben durchgedrückt, Brustkorb vollständig gedehnt

Beide Knie sind auf dem Boden

Hände halten die Füße

Ellbogen liegen auf dem Boden

Kopfoberseite liegt auf dem Boden

Knie sind gebeugt

2 ▽ Sich langsam nach hinten lehnen, während Sie die Füße festhalten, bis der ganze Rücken und der Kopf auf dem Boden liegen. Daran denken, die Knie gebeugt zu halten und die Füße nicht loszulassen.

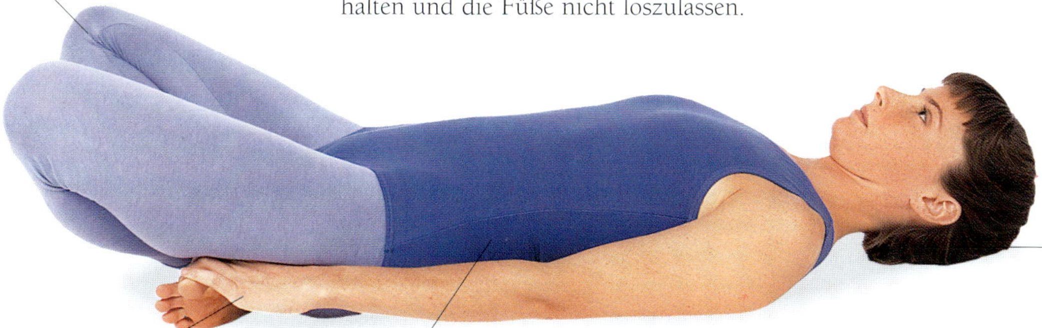

Kopf liegt auf dem Boden

Hände halten die Füße

Rücken liegt flach auf dem Boden

Brust ist nach oben durchgedrückt

3 ▽ Mit den Ellbogen nach unten drücken, den Rücken nach oben wölben und die Kopfoberseite auf den Boden legen. Wenn nötig, den Po auf die Fersen schieben. Darauf achten, daß das Gewicht zum Großteil von den Ellbogen getragen wird und nicht von Kopf oder Nacken.

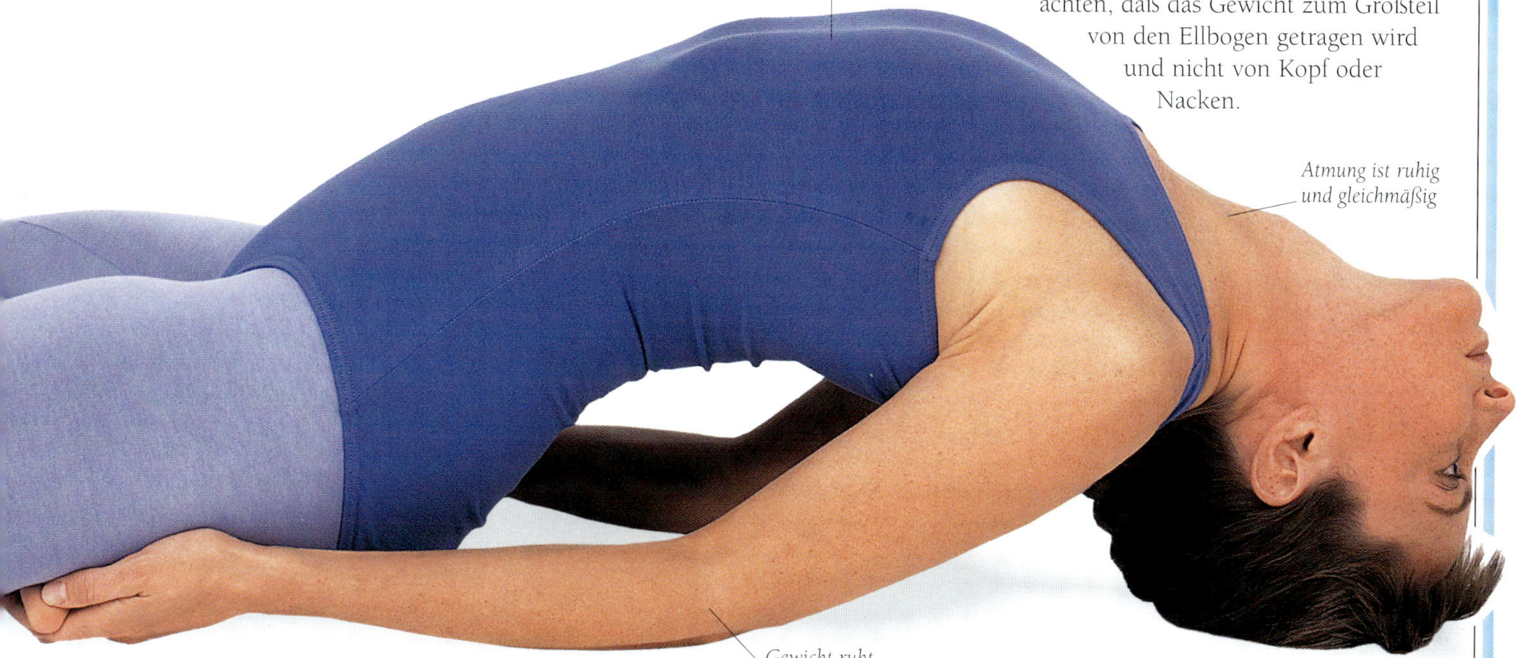

Atmung ist ruhig und gleichmäßig

Gewicht ruht auf den Ellbogen

WEITVERBREITETE FEHLER

▶ Eines oder beide Knie liegen nicht auf dem Boden.
▶ Körper ist nach rechts oder links verdreht.
▶ Kopf berührt nicht den Boden.
▶ Hals ist nach rechts oder links verdreht.
▶ Gewicht liegt auf Hals oder Kopf, anstatt auf den Ellbogen.

▶ Brust ist nicht nach oben durchgedrückt.
▶ Atmung ist ungleichmäßig oder schnell, oder der Atem wird angehalten.
▶ Hinterkopf liegt anstelle der Kopfoberseite auf dem Boden.

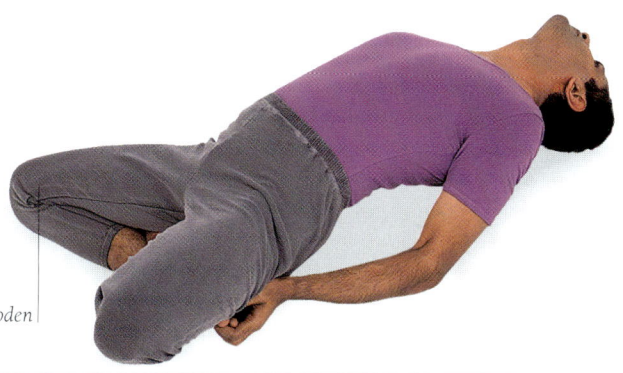

Knie hebt sich vom Boden

5

DIE VORWÄRTSBEUGE

Paschimothanasana

In dieser Asana beugt sich der Körper so weit nach vorn, daß sich die ganze Rückseite des Körpers, vom Kopf bis zu den Fersen, umfassend dehnt. Es ist eine sehr einfache und dabei äußerst wirkungsvolle Stellung. Mit den Worten der *Hatha Yoga Pradipika*: »Diese wichtigste aller Asanas läßt den Atem durch Sushumna fließen, regt das gastrische Feuer an, macht die Lenden geschmeidig und vertreibt alle Krankheiten.«
(Für Varianten der *Vorwärtsbeuge,* siehe Seite 56–59.)

ॐ KÖRPERLICHE WIRKUNGEN

▶ Massiert alle Organe der Bauchhöhle.
▶ Regt die Verdauung an, steigert die Peristaltik, lindert Verstopfung und andere Verdauungsbeschwerden.
▶ Baut Fett ab und wirkt der Vergrößerung von Milz und Leber entgegen.
▶ Regelt die Funktion der Bauchspeicheldrüse und hilft denen, die unter Diabetes oder Hypoglykämie leiden.
▶ Macht die Gelenke flexibler und steigert die Elastizität des Lendenwirbelbereichs.
▶ Stärkt und dehnt die Kniegelenksehnen.

ॐ MENTALE WIRKUNGEN

▶ Steigert Konzentration und geistige Ausdauer.
▶ Belebt den Geist, stärkt das Nervensystem und lindert dadurch Nervenleiden.

ॐ PRANISCHE WIRKUNGEN

▶ Bringt das Prana ins Gleichgewicht; Meditation wird erst dann möglich, wenn die Lebensenergie zentriert ist.
▶ Führt zu ewiger »Jugend«.

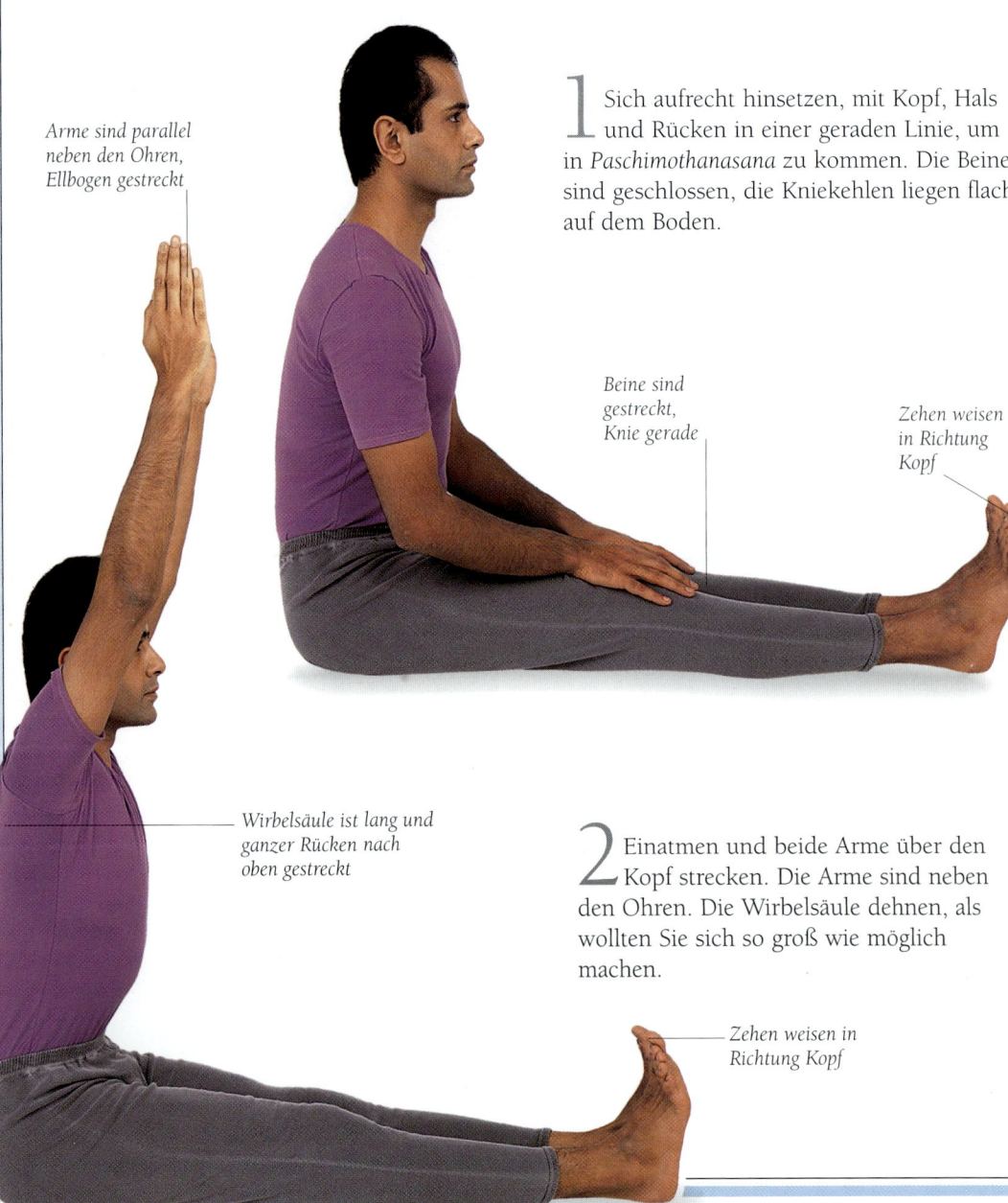

Arme sind parallel neben den Ohren, Ellbogen gestreckt

Beine sind gestreckt, Knie gerade

Zehen weisen in Richtung Kopf

Wirbelsäule ist lang und ganzer Rücken nach oben gestreckt

Zehen weisen in Richtung Kopf

1 Sich aufrecht hinsetzen, mit Kopf, Hals und Rücken in einer geraden Linie, um in *Paschimothanasana* zu kommen. Die Beine sind geschlossen, die Kniekehlen liegen flach auf dem Boden.

2 Einatmen und beide Arme über den Kopf strecken. Die Arme sind neben den Ohren. Die Wirbelsäule dehnen, als wollten Sie sich so groß wie möglich machen.

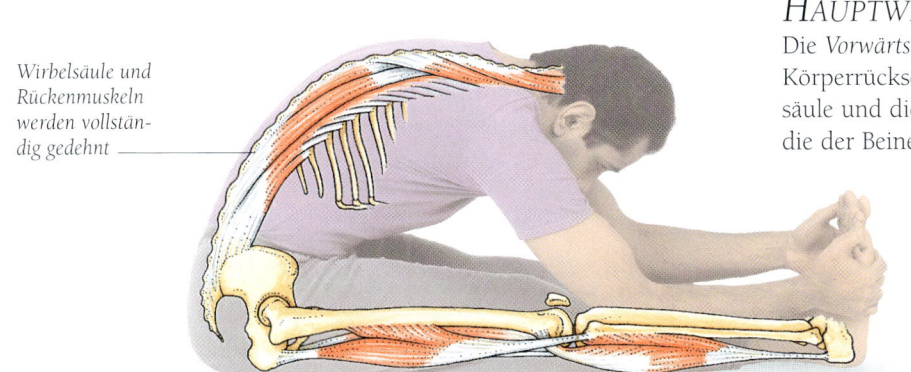

Wirbelsäule und
Rückenmuskeln
werden vollstän-
dig gedehnt

HAUPTWIRKUNG

Die *Vorwärtsbeuge* dehnt die gesamte
Körperrückseite – das Becken, die Wirbelsäule und die Muskeln des Rückens sowie
die der Beine. Und der Name *Paschimothanasana* kommt auch vom
Sanskritwort für »Westen«,
einer häufig verwendeten
Metapher für die Rückseite
des Körpers.

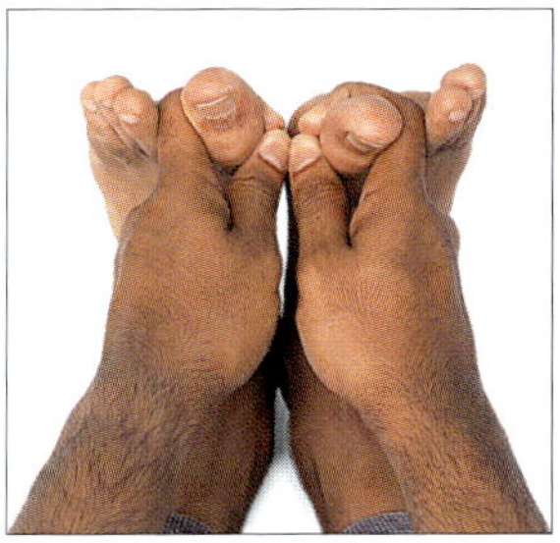

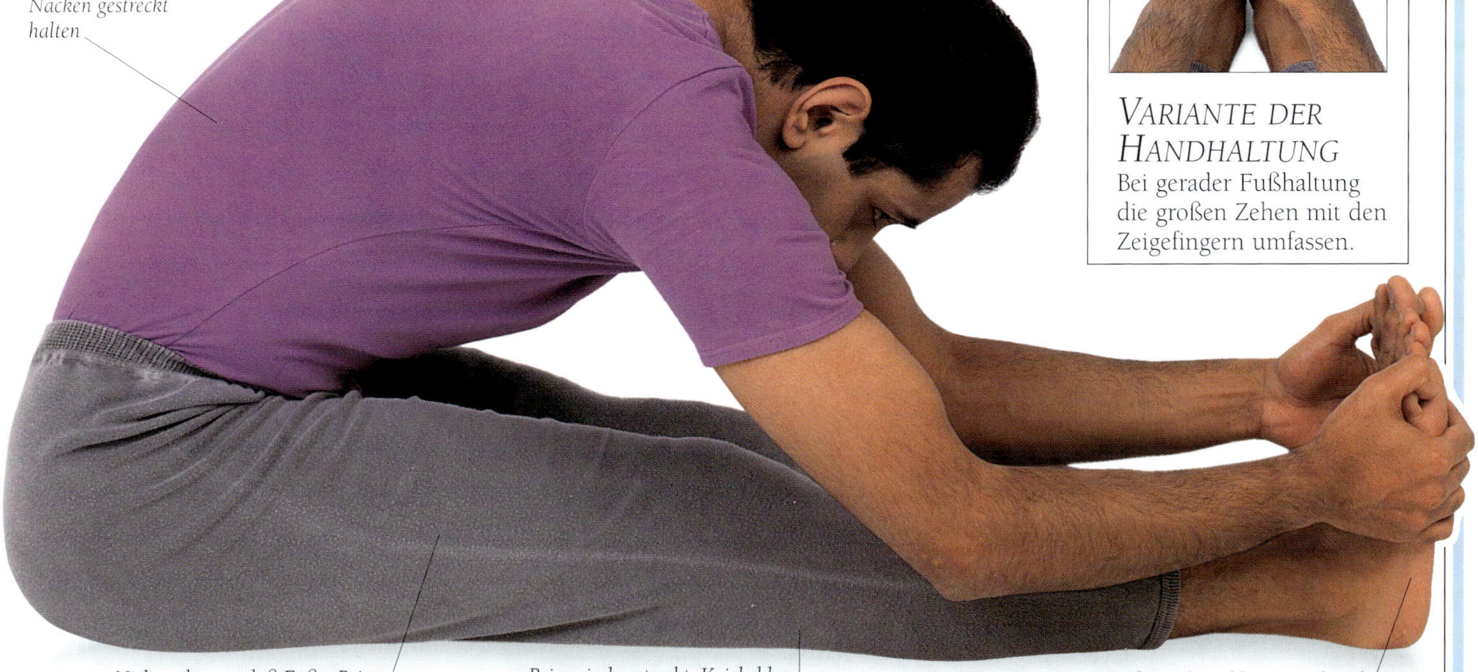

Während der Beugung
Rücken, Kopf und
Nacken gestreckt
halten

Entspannung ermöglicht
eine weiter nach unten
reichende Dehnung

Im Geist den Körper durchchecken,
wo er angespannt ist; sich vorstellen,
wie Sie in diesen Bereich atmen, und
den Atem benutzen, um die ent-
sprechende Stelle zu entspannen

Visualisieren,
wie sich die
Kopfoberseite
zu den Füßen
streckt

VARIANTE DER HANDHALTUNG

Bei gerader Fußhaltung
die großen Zehen mit den
Zeigefingern umfassen.

Nicht zulassen, daß Füße, Beine
und Becken sich nach außen drehen

Beine sind gestreckt, Kniekehlen
liegen auf dem Boden

Füße sind geschlossen und sind
aufgerichtet, Zehen weisen zum Kopf

3 △ Ausatmen und aus dem Becken
nach vorn beugen. Die Füße umfassen und die Brust in Richtung Oberschenkel beugen. Knöchel oder Schienbein umfassen, falls die Zehen schwer zu erreichen
sind. Mindestens 10 Sekunden halten und
sich bis zu 3 Minuten steigern. 3- bis 5mal
wiederholen. Einatmen, die Arme strecken
und den Oberkörper aufrichten (Schritt 2),
um aus der Haltung zu kommen.

WEITVERBREITETE FEHLER

▶ Knie sind gebeugt.

▶ Rücken ist rund, statt der Brust
wird der Kopf zu den Knien
gebracht.

▶ Füße sind leicht gegrätscht,
die Zehen zeigen nach außen.

▶ Zehen weisen nicht zum
Körper.

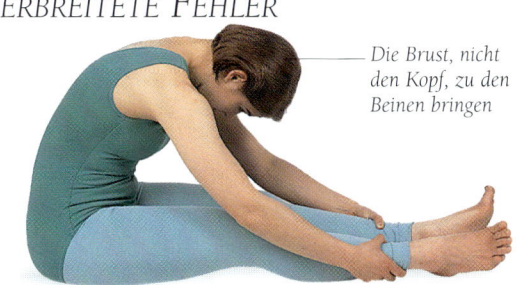

Die Brust, nicht
den Kopf, zu den
Beinen bringen

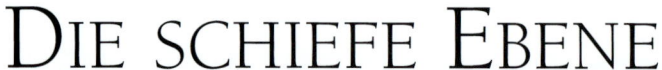

DIE SCHIEFE EBENE

Als Gegenstellung ergänzt die *schiefe Ebene* die völlige Dehnung der Rückseite des Körpers in der *Vorwärtsbeuge*. Wenn sie regelmäßig praktiziert wird, kräftigt die *schiefe Ebene* Schultern, Arme und Becken und macht sie elastischer. Außerdem verstärkt diese Stellung das Gefühl für Gleichgewicht und Muskelkoordination.

1 Um in die *schiefe Ebene* zu kommen, sitzen Sie aufrecht und mit gestreckten Beinen. Die Hände befinden sich hinter dem Rücken flach auf dem Boden; die Finger weisen nach hinten. Der Kopf liegt im Nacken, das Gewicht wird auf die Hände verlagert.

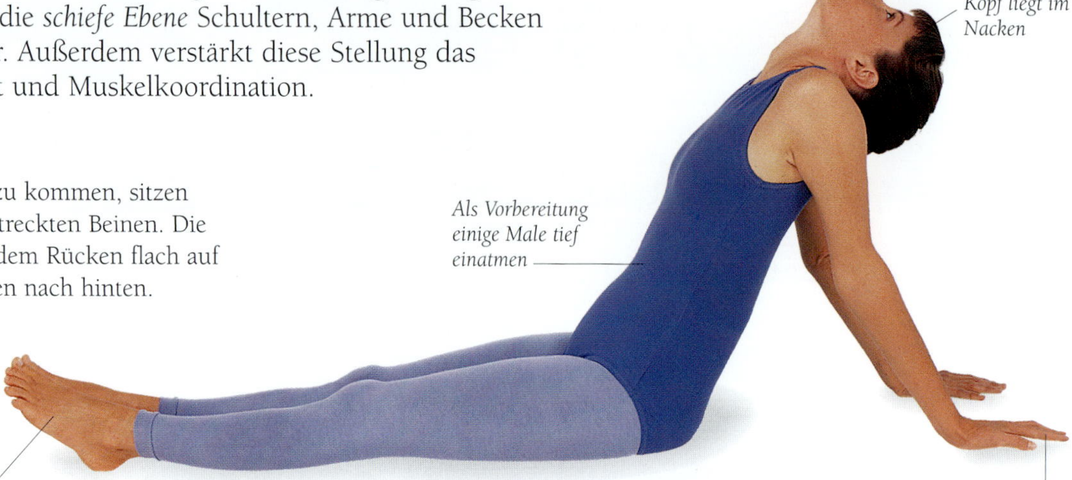

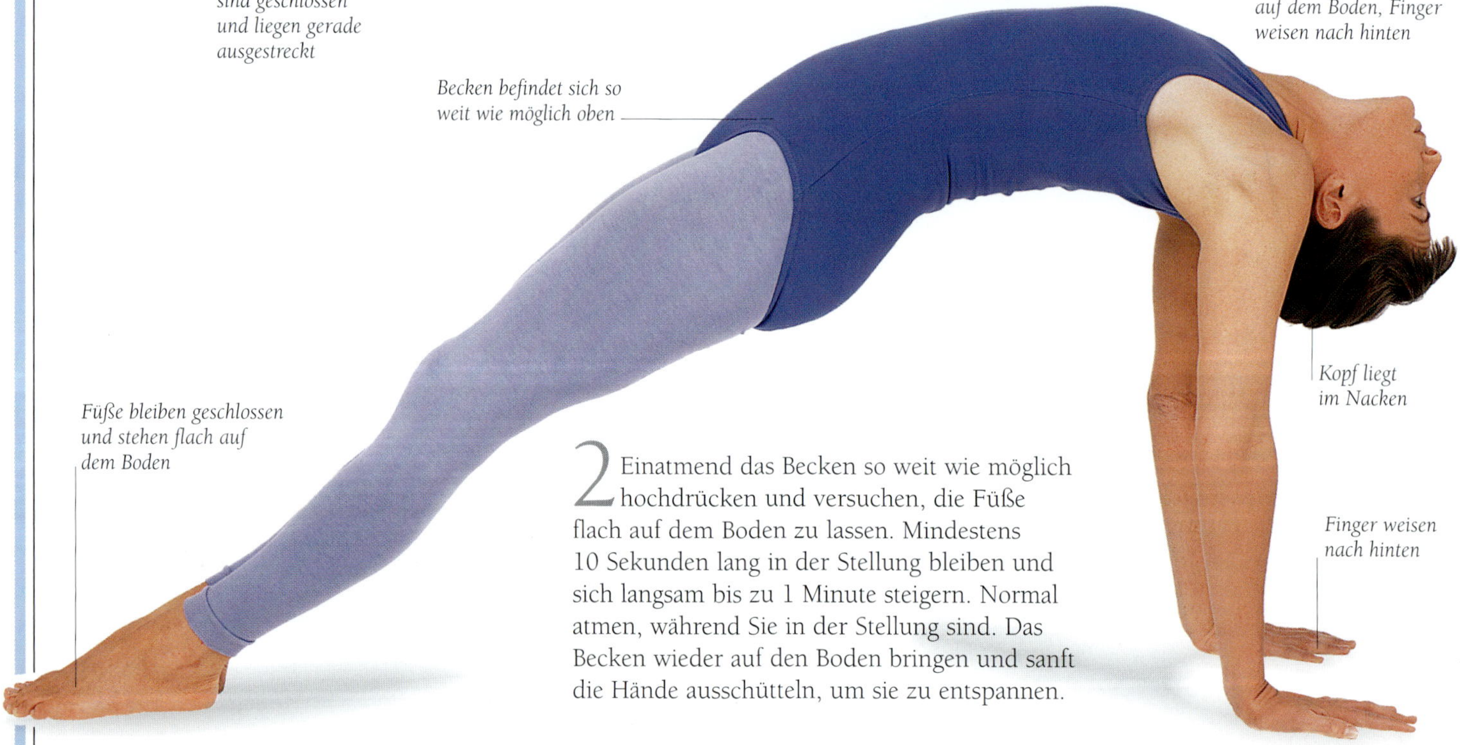

Kopf liegt im Nacken

Als Vorbereitung einige Male tief einatmen

Hände liegen flach auf dem Boden, Finger weisen nach hinten

Füße und Beine sind geschlossen und liegen gerade ausgestreckt

Becken befindet sich so weit wie möglich oben

Füße bleiben geschlossen und stehen flach auf dem Boden

Kopf liegt im Nacken

Finger weisen nach hinten

2 Einatmend das Becken so weit wie möglich hochdrücken und versuchen, die Füße flach auf dem Boden zu lassen. Mindestens 10 Sekunden lang in der Stellung bleiben und sich langsam bis zu 1 Minute steigern. Normal atmen, während Sie in der Stellung sind. Das Becken wieder auf den Boden bringen und sanft die Hände ausschütteln, um sie zu entspannen.

WEITVERBREITETE FEHLER

▶ Kopf weist nach vorn, anstatt nach hinten zu hängen.

▶ Schultern und Nacken sind angespannt.

▶ Becken ist nach außen gedreht und/oder nicht nach oben gedrückt.

▶ Eines oder beide Knie sind gebeugt.

▶ Hände weisen nach außen.

▶ Füße stehen nicht flach auf dem Boden.

▶ Füße stehen nicht gerade, sondern weisen auswärts.

▶ Beine sind nicht geschlossen.

Körper bildet keine gerade Linie

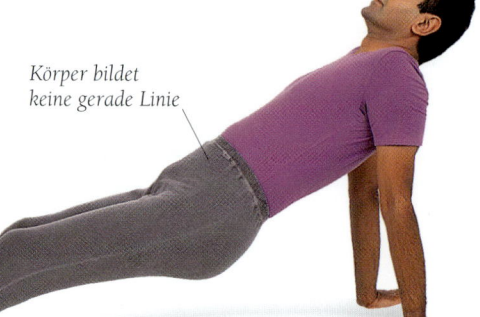

DIE SCHIEFE EBENE – *Varianten*

Versuchen Sie diese Varianten, wenn Sie mindestens eine
halbe Minute ohne Anstrengung in der *schiefen Ebene* bleiben
können. Diese Stellungen erfordern viel Kraft und Konzentration.

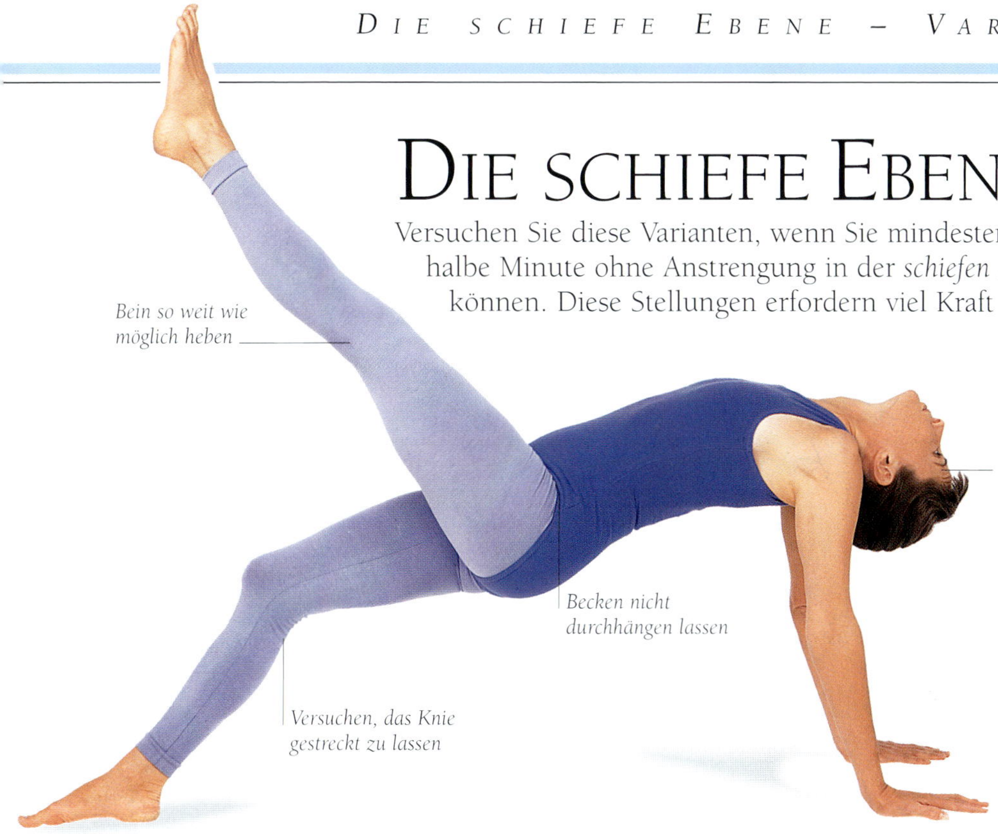

Bein so weit wie
möglich heben

Kopf bleibt im
Nacken

Arm ist gerade nach
oben gestreckt, Finger
weisen zur Decke

Becken nicht
durchhängen lassen

Becken oben
halten

Versuchen, das Knie
gestreckt zu lassen

EIN BEIN HEBEN △

Ausgehend von der *schiefen Ebene* den Kopf
im Nacken lassen und einatmend ein Bein
zur Decke strecken. Das Bein ein paar
Sekunden lang oben halten, es dann
wieder zurückführen und die Übung mit
dem anderen Bein wiederholen.

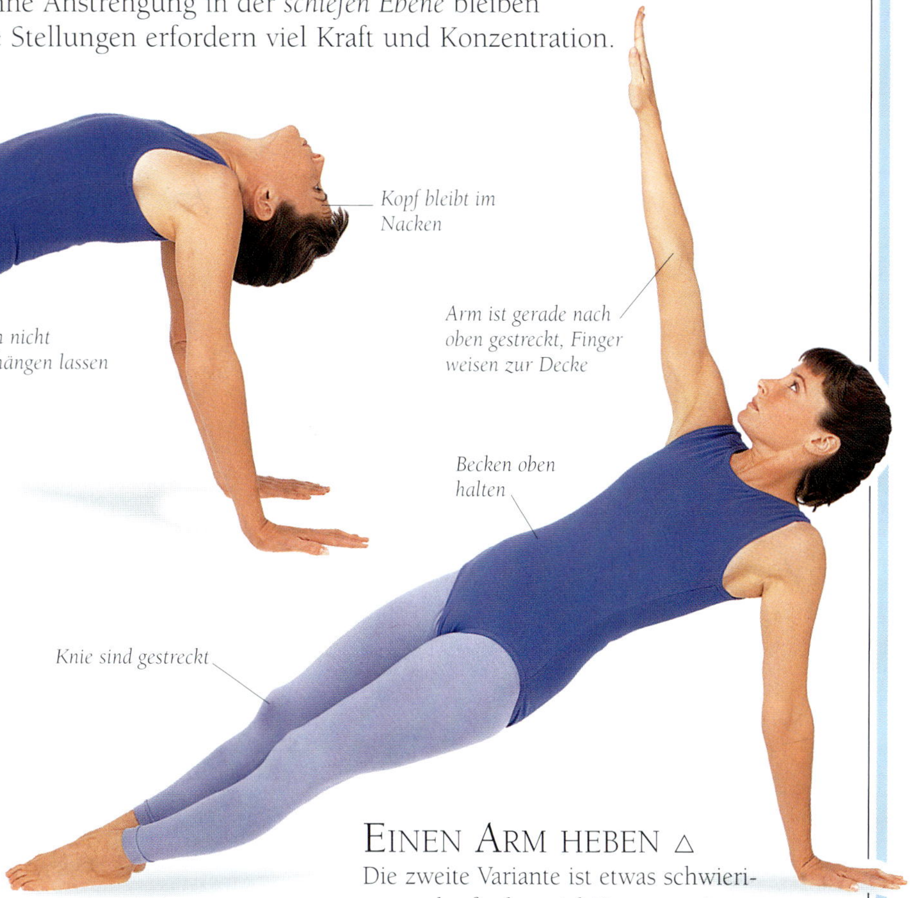

Knie sind gestreckt

EINEN ARM HEBEN △

Die zweite Variante ist etwas schwieri-
ger und erfordert viel Konzentration.
Beide Beine sind gestreckt, die Schultern
bleiben möglichst parallel zum Boden.
Einatmen und einen Arm zur Decke
strecken. Den Arm ein paar Sekunden lang
gestreckt halten, ihn dann wieder zurückführen und die Übung mit dem anderen
Arm wiederholen.

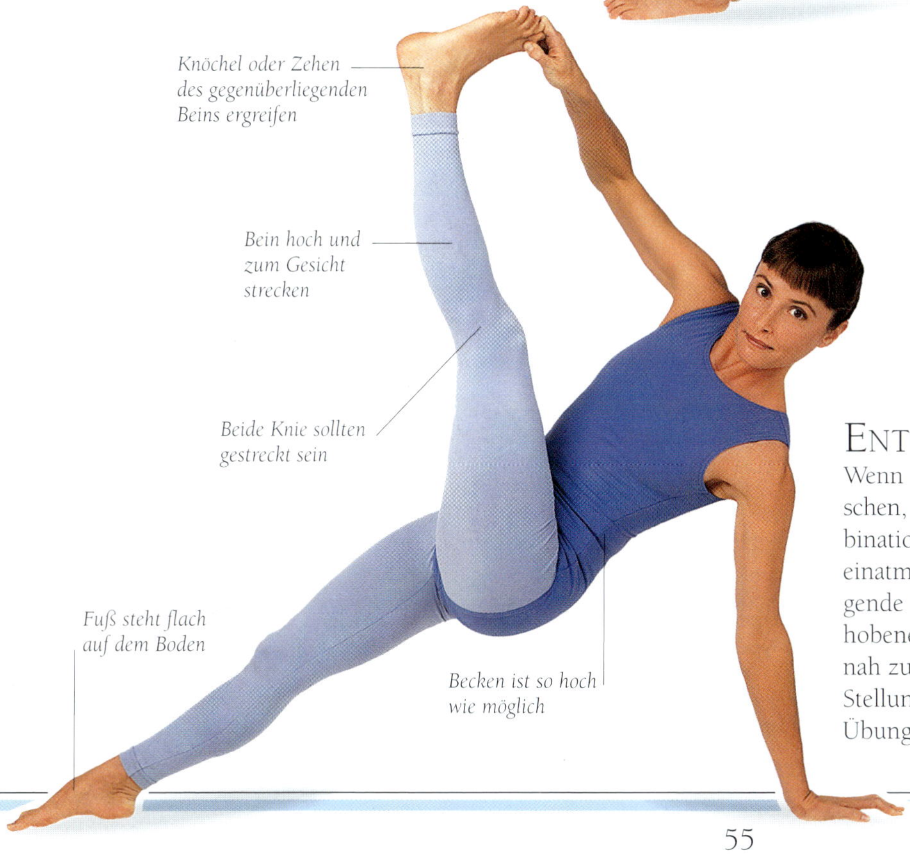

Knöchel oder Zehen
des gegenüberliegenden
Beins ergreifen

Bein hoch und
zum Gesicht
strecken

Beide Knie sollten
gestreckt sein

ENTGEGENGESETZTE SEITE

Wenn Sie die beiden vorhergehenden Varianten beherrschen, können Sie diese Übung versuchen, die eine Kombination aus beiden ist. Mit hochgedrücktem Becken
einatmen und dabei einen Arm und das gegenüberlie-
gende Bein nach oben strecken. Mit der Hand den erhobenen Fuß oder Knöchel ergreifen und ihn möglichst
nah zum Gesicht ziehen. Ein paar Sekunden lang in der
Stellung bleiben, Arm und Bein wieder senken und die
Übung mit dem anderen Arm und Bein wiederholen.

Fuß steht flach
auf dem Boden

Becken ist so hoch
wie möglich

DIE VORWÄRTSBEUGE

Varianten mit gebeugten Knien

Viele leiden an Schmerzen im unteren Rücken, weil sie zuviel Zeit in gekrümmter Haltung am Computer, am Schreibtisch oder hinter dem Lenkrad verbringen. Diese Gewohnheiten führen zu einem verspannten und sehr geschwächten Rücken. *Janu Sirasana*, eine *Variante der Vorwärtsbeuge*, dehnt und stärkt sowohl den Lenden- als auch den Brustwirbelbereich.

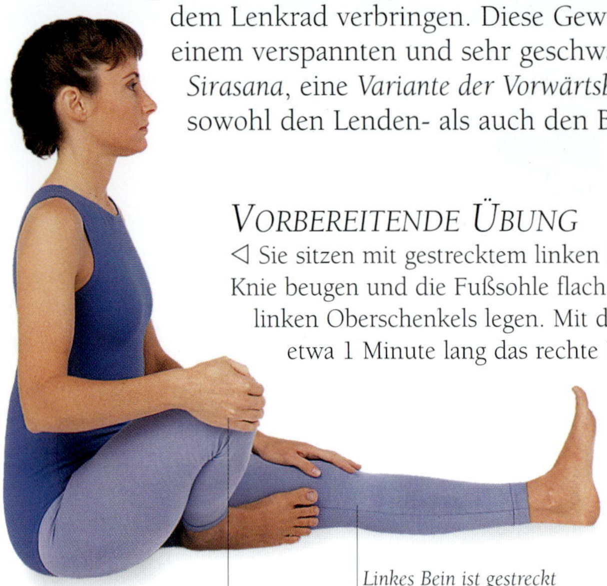

VORBEREITENDE ÜBUNG

◁ Sie sitzen mit gestrecktem linken Bein am Boden. Das rechte Knie beugen und die Fußsohle flach gegen die Innenseite des linken Oberschenkels legen. Mit der rechten Hand sanft etwa 1 Minute lang das rechte Knie zum Boden federn.

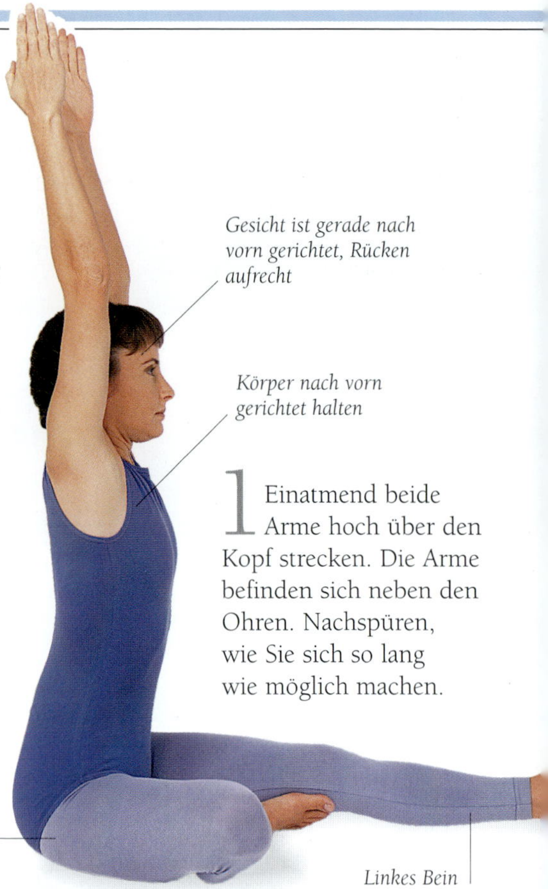

Sanft rechtes Knie mit rechter Hand federn

Linkes Bein ist gestreckt

Gesicht ist gerade nach vorn gerichtet, Rücken aufrecht

Körper nach vorn gerichtet halten

1 Einatmend beide Arme hoch über den Kopf strecken. Die Arme befinden sich neben den Ohren. Nachspüren, wie Sie sich so lang wie möglich machen.

Gewicht gleichmäßig auf beide Pohälften verteilen

Linkes Bein ist ausgestreckt

2 Ausatmend aus dem Becken heraus nach vorn beugen und den linken Fuß umfassen. Körper ist gerade. 10 Sekunden in der Stellung bleiben, bis zu 1 Minute steigern. Sich einatmend aufrichten; die Übung auf der anderen Seite wiederholen.

Kopf nach vorn strecken

Rechten Fuß mit beiden Händen umfassen, Zehen weisen zum Kopf

Brust so nah wie möglich zum Oberschenkel bringen

Ellbogen befinden sich gleich weit von den Beinen entfernt

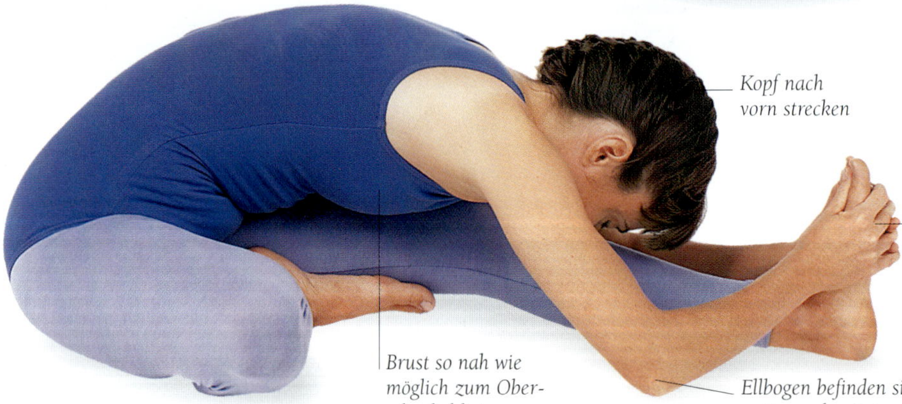

DIE VORWÄRTSBEUGE IM HALBEN LOTUS

Wenn Sie sehr beweglich sind, versuchen Sie, die vorhergehende Asana im »gebundenen« *halben Lotus* auszuführen. Linken Fuß weit nach oben auf den rechten Oberschenkel legen. Linken Arm hinter dem Rücken nach rechts bringen und mit der linken Hand den linken Fuß umfassen. Nach vorn beugen und mit der rechten Hand den rechten Fuß halten. So lange Sie können in der Stellung bleiben. Den Fuß loslassen, sich einatmend wieder aufrichten. Auf der anderen Seite wiederholen.

Beide Schultern sind gleich weit vom Boden entfernt

Kopf ist nach vorn gerichtet, Rücken gerade

Atem einsetzen, um in dieser Haltung zu entspannen

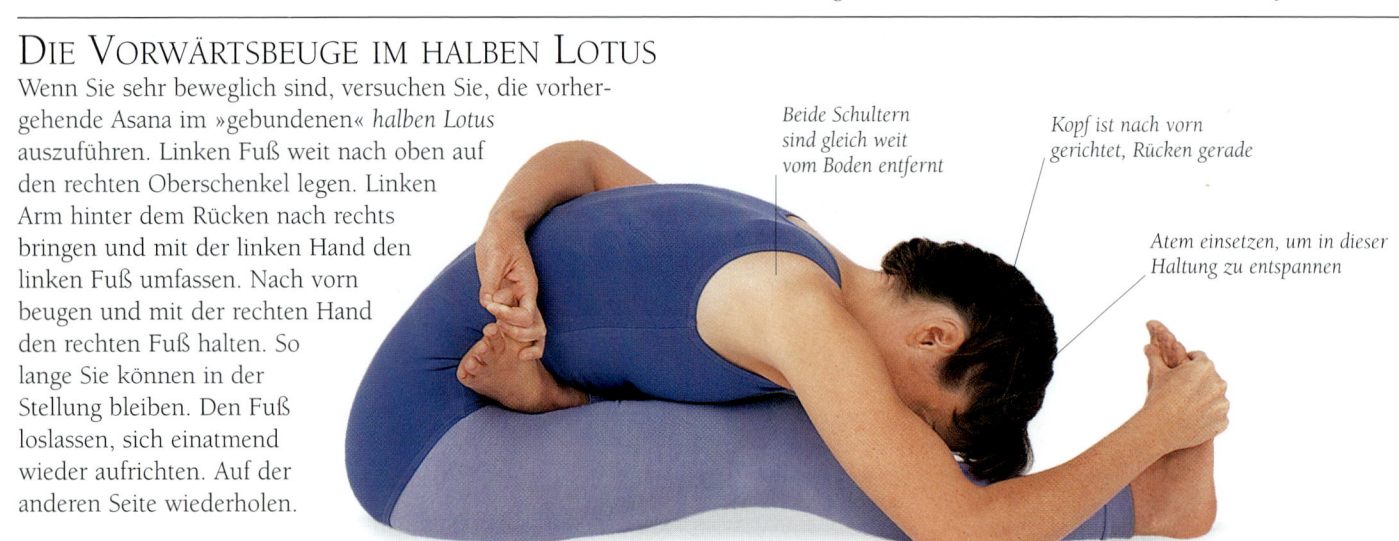

DER SCHMETTERLING

Aus der Sitzhaltung heraus winkeln Sie beide Beine an und legen die Fußsohlen aneinander. Die Füße mit beiden Händen ergreifen und so nah wie möglich an den Körper heranziehen. Dabei den Rücken gerade halten. Nun vorsichtig mit den Knien auf und ab federn, um Spannungen im Lendenwirbel- und Beckenbereich zu lösen. Sie sollten immer dann, wenn die Knie auf den Boden kommen, ein sanftes Aufklatschen hören. Diese federnde Bewegung 1 bis 3 Minuten lang fortsetzen, bevor Sie die unten gezeigten Varianten ausführen.

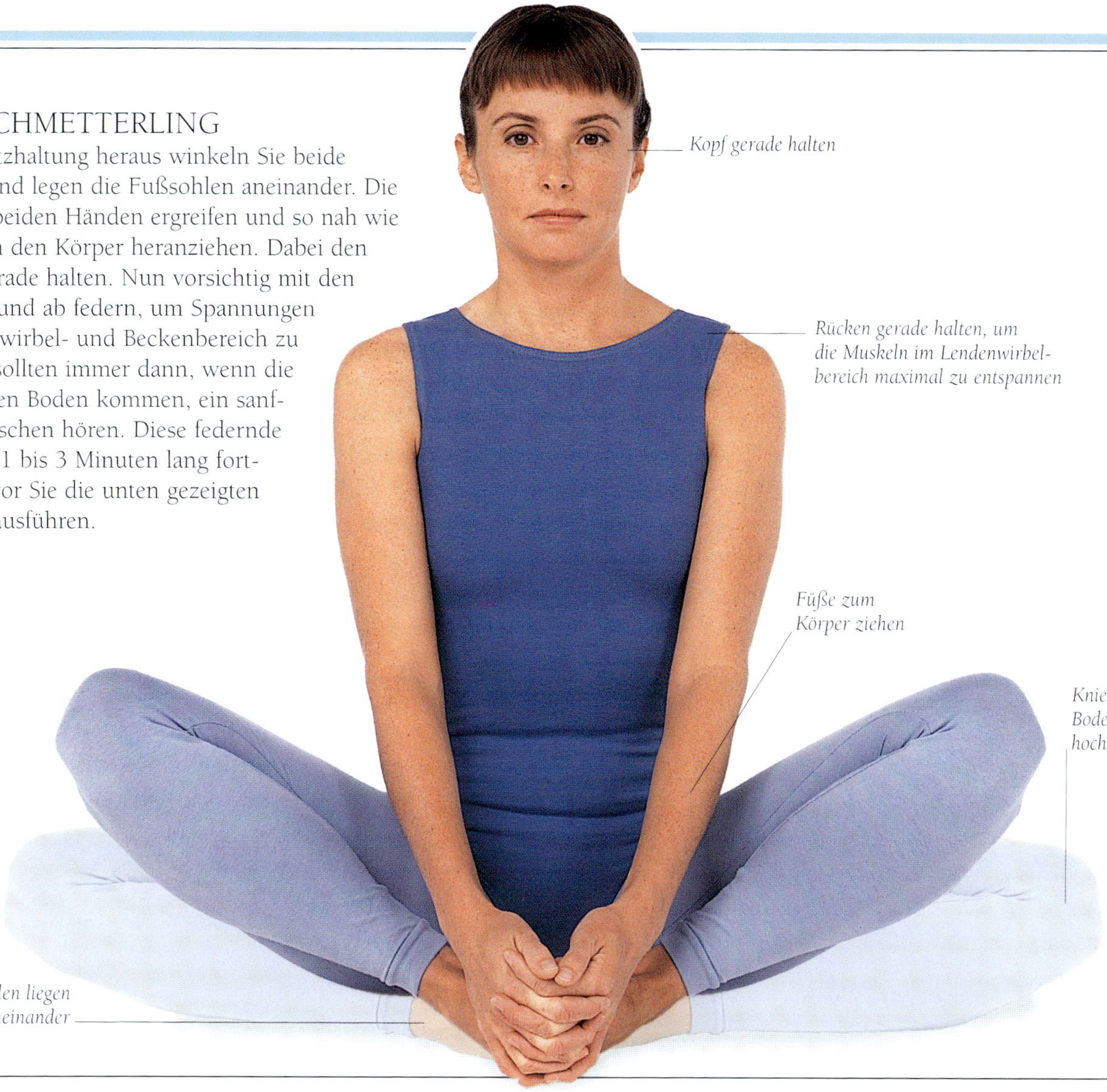

Kopf gerade halten

Rücken gerade halten, um die Muskeln im Lendenwirbelbereich maximal zu entspannen

Füße zum Körper ziehen

Knie sanft zum Boden und wieder hoch federn

Fußsohlen liegen flach aneinander

BHADRASANA

Die Knie so weit wie möglich grätschen (siehe oben), die Ellbogen benutzen, um Knie und Oberschenkel sanft zum Boden zu drücken. Ausatmend die Brust in Richtung Füße bringen. Am Anfang etwa 10 Sekunden lang so verharren. Wenn es Ihnen jedoch gelingt, sich in dieser Stellung zu entspannen, versuchen Sie sich bis zu 1 Minute zu steigern.

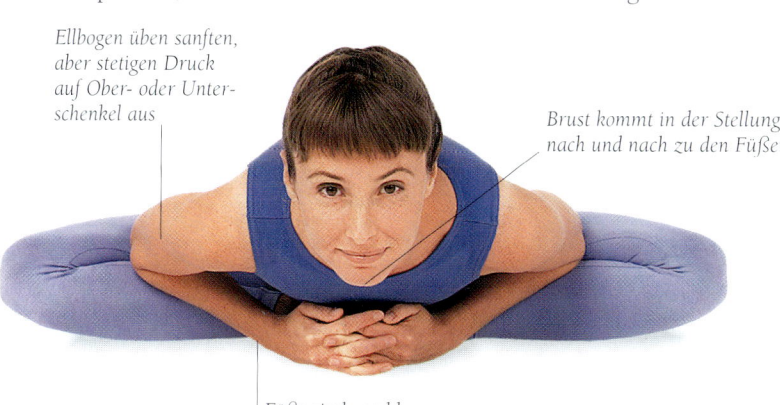

Ellbogen üben sanften, aber stetigen Druck auf Ober- oder Unterschenkel aus

Brust kommt in der Stellung nach und nach zu den Füßen

Füße sind geschlossen, Fußsohlen flach aneinander

BRUST ZU DEN FÜSSEN

Diese Variante hat einen stark dehnenden Effekt auf die Oberschenkelinnenseiten und den Beckenbereich. Die Füße drehen, bis die Fußsohlen zum Oberkörper weisen, dann die Brust nach unten zu den Füßen bringen.

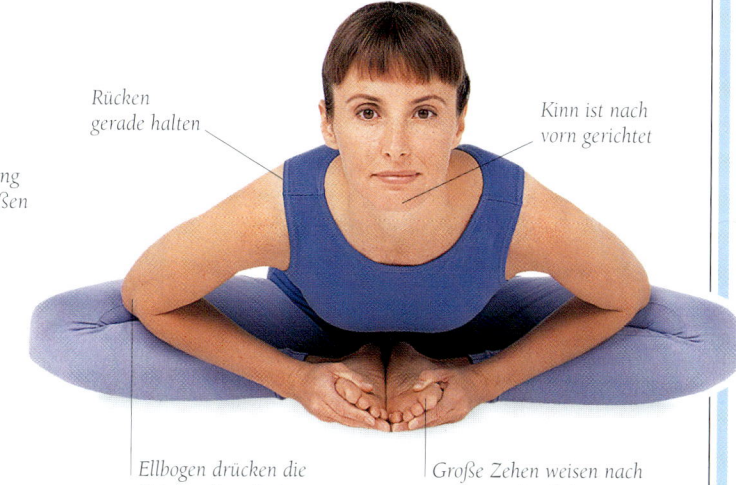

Rücken gerade halten

Kinn ist nach vorn gerichtet

Ellbogen drücken die Knie sanft zu Boden

Große Zehen weisen nach außen zu den Seiten

DIE VORWÄRTS-BEUGE

Varianten mit gespreizten Beinen

Dies ist eine Reihe von Übungen mit steigendem Schwierigkeitsgrad. Sie ist darauf ausgerichtet, die Wirbelsäule geschmeidiger zu machen, den Lendenwirbelbereich beweglich zu halten, die Nackenmuskulatur zu stärken, die Schild-drüse zu massieren und das Brustvolumen zu steigern. Außerdem regen diese Varianten die Verdauung an.

AUSGANGSSTELLUNG

Dies ist die Ausgangsstellung für alle anderen Haltungen auf dieser Doppelseite. Die Beine so weit wie möglich spreizen und tief einatmend beide Arme über den Kopf strecken. Nun können Sie die folgenden Asanas ausführen. Denken Sie aber daran, zwischen den Übungen in diese Ausgangsstellung zurückzukommen.

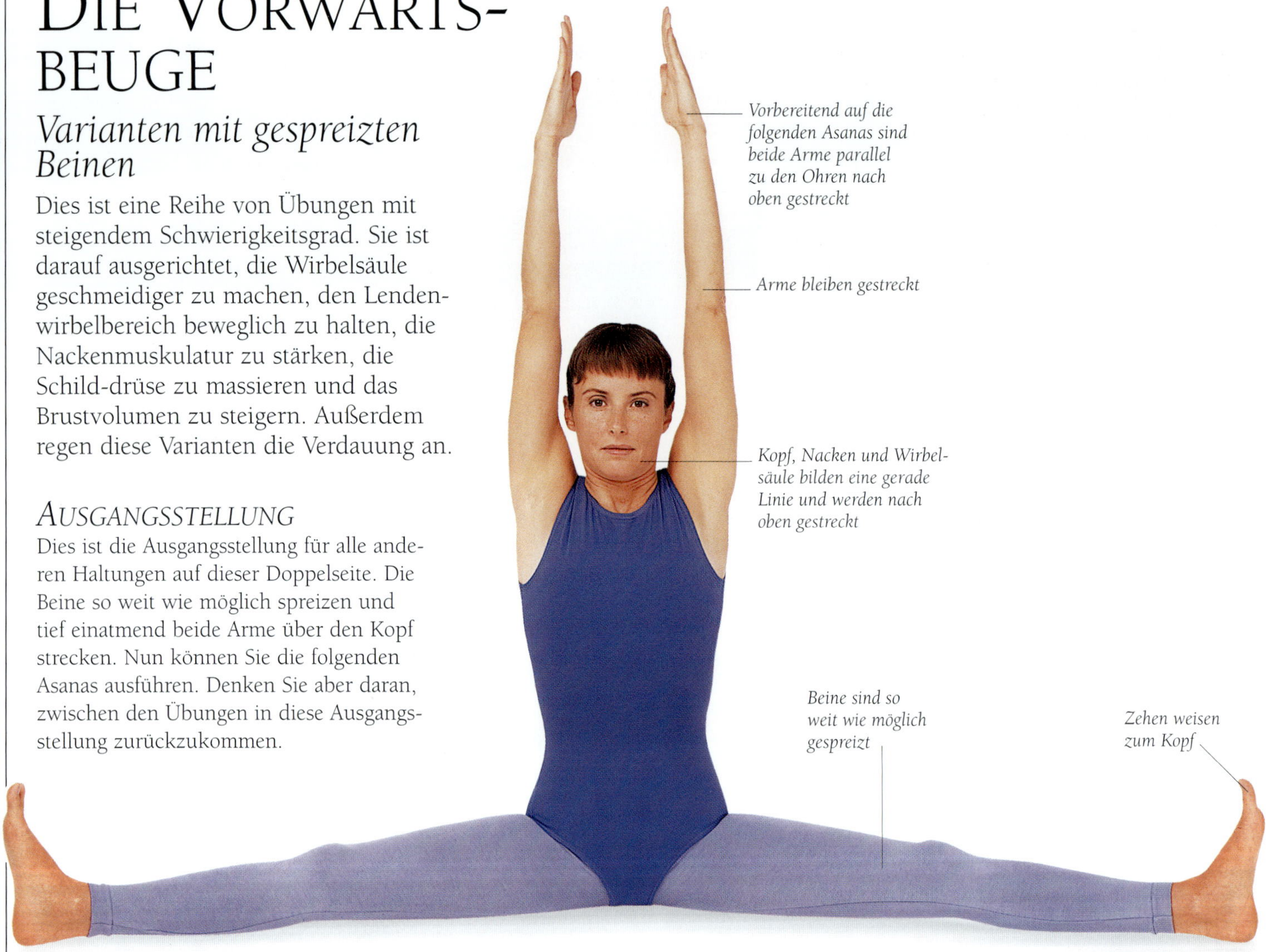

Vorbereitend auf die folgenden Asanas sind beide Arme parallel zu den Ohren nach oben gestreckt

Arme bleiben gestreckt

Kopf, Nacken und Wirbelsäule bilden eine gerade Linie und werden nach oben gestreckt

Beine sind so weit wie möglich gespreizt

Zehen weisen zum Kopf

VARIANTE 1 ▽

Drehen Sie sich nach links, und beugen Sie sich ausatmend mit geradem Rücken über Ihr linkes Bein. Die rechte Pohälfte bleibt auf dem Boden. Wenn der Körper falsch ausgerichtet ist, werden Sie nicht den maximalen Nutzen aus der Übung ziehen. 10 bis 30 Sekunden lang in der Stellung bleiben und tief atmen. Sich einatmend aufrichten und die Übung auf der rechten Seite wiederholen.

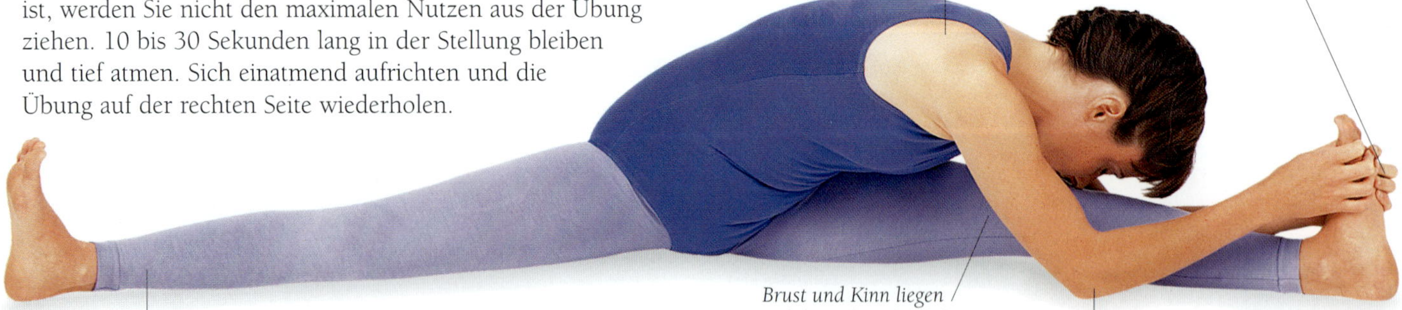

Schultern sollten parallel zueinander und zum Boden sein

Beide Hände greifen nach vorn, umfassen den linken Fuß und ziehen ihn in Richtung Kopf

Das Bein liegt flach auf dem Boden

Brust und Kinn liegen auf dem Oberschenkel

Versuchen, die Ellbogen beidseits der Beine zum Boden zu bringen

VARIANTE 2 ▽

In der Ausgangsstellung sitzend den Oberkörper nach rechts drehen. Sich ausatmend über das linke Bein beugen. Beide Hände umfassen den linken Fuß. Der linke Ellbogen ruht auf dem Boden auf der Innenseite des linken Knies. Den Blick nach oben richten und 10 bis 30 Sekunden lang in der Stellung bleiben. Sich einatmend aufrichten und die Übung auf der anderen Seite wiederholen.

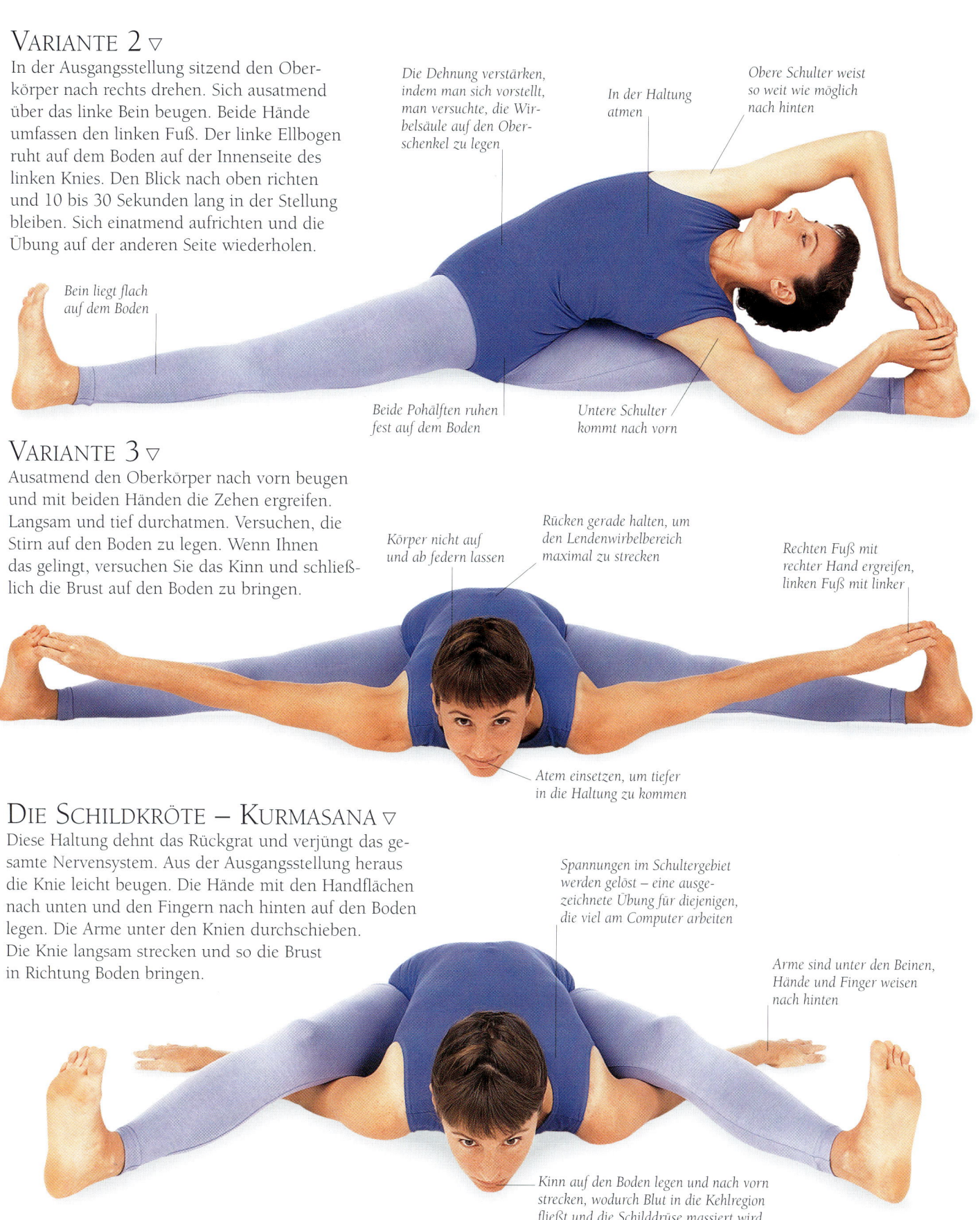

Bein liegt flach auf dem Boden

Die Dehnung verstärken, indem man sich vorstellt, man versuchte, die Wirbelsäule auf den Oberschenkel zu legen

In der Haltung atmen

Obere Schulter weist so weit wie möglich nach hinten

Beide Pohälften ruhen fest auf dem Boden

Untere Schulter kommt nach vorn

VARIANTE 3 ▽

Ausatmend den Oberkörper nach vorn beugen und mit beiden Händen die Zehen ergreifen. Langsam und tief durchatmen. Versuchen, die Stirn auf den Boden zu legen. Wenn Ihnen das gelingt, versuchen Sie das Kinn und schließlich die Brust auf den Boden zu bringen.

Körper nicht auf und ab federn lassen

Rücken gerade halten, um den Lendenwirbelbereich maximal zu strecken

Rechten Fuß mit rechter Hand ergreifen, linken Fuß mit linker

Atem einsetzen, um tiefer in die Haltung zu kommen

DIE SCHILDKRÖTE – KURMASANA ▽

Diese Haltung dehnt das Rückgrat und verjüngt das gesamte Nervensystem. Aus der Ausgangsstellung heraus die Knie leicht beugen. Die Hände mit den Handflächen nach unten und den Fingern nach hinten auf den Boden legen. Die Arme unter den Knien durchschieben. Die Knie langsam strecken und so die Brust in Richtung Boden bringen.

Spannungen im Schultergebiet werden gelöst – eine ausgezeichnete Übung für diejenigen, die viel am Computer arbeiten

Arme sind unter den Beinen, Hände und Finger weisen nach hinten

Kinn auf den Boden legen und nach vorn strecken, wodurch Blut in die Kehlregion fließt und die Schilddrüse massiert wird

DER PFEIL UND BOGEN

Akarna Dhanurasana oder der *Pfeil und Bogen* dehnt die Beine, das Becken und den Lendenwirbelbereich, kräftigt Hände und Füße und regt die Nerven in dieser Region an. Das regelmäßige Üben dieser Asana hilft bei Gelenk-rheumatismus und lindert sogar Ischiasbeschwerden.

AUSGANGSSTELLUNG

Sie sitzen aufrecht, die Beine sind ge-streckt. Nach vorn fassen und die Zehen beider Füße ergreifen. Dies ist die Aus-gangsstellung für die folgenden Asanas. Denken Sie daran, nach jeder Hal-tung in diese Ausgangsstellung zurückzukehren, bevor Sie mit der nächsten Stellung weiter-machen.

Rücken ist gerade

Aufrecht sitzen; Kopf und Brust sind so gerade wie möglich

Rechte Hand hält rechten Fuß, linke Hand den linken

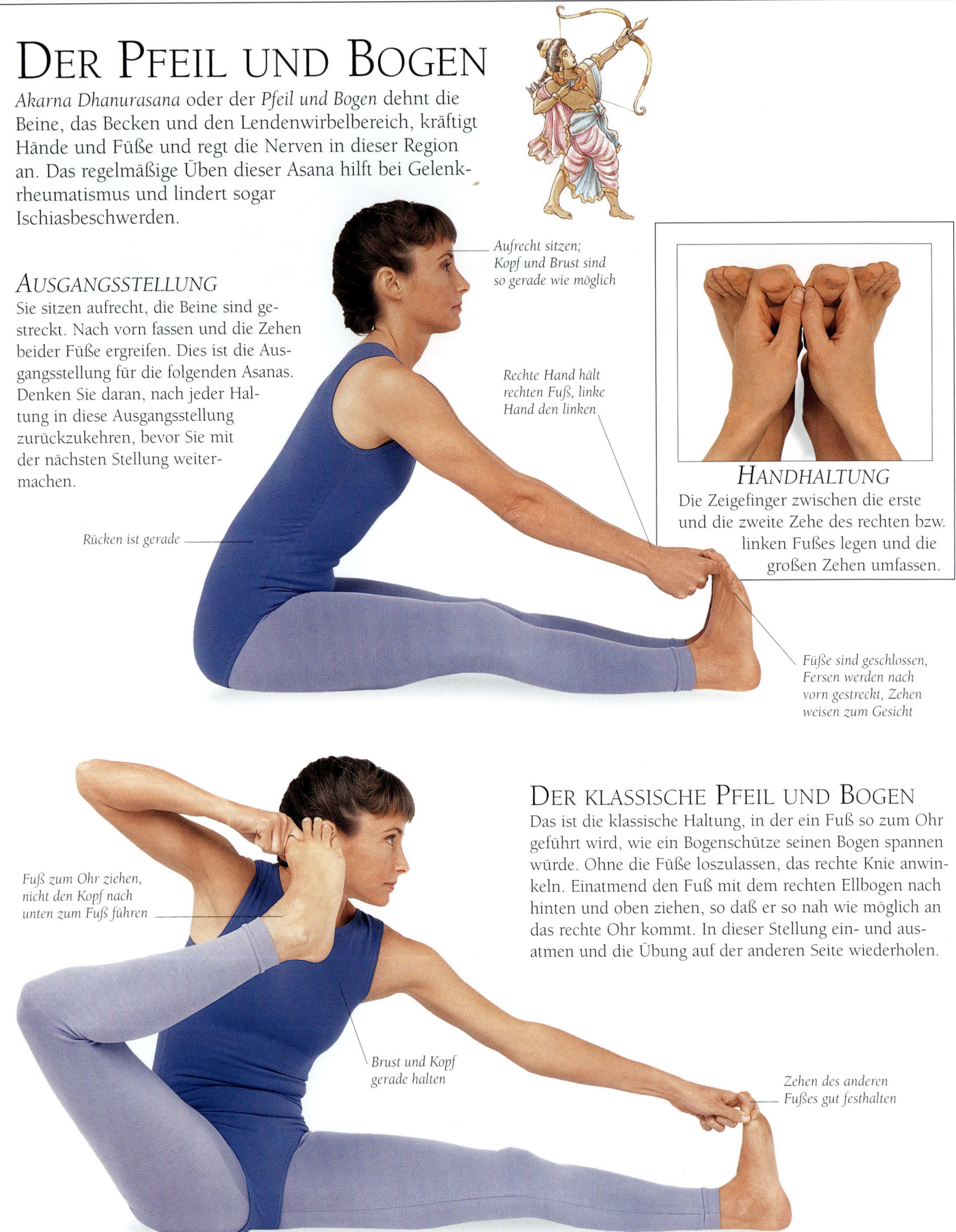

HANDHALTUNG

Die Zeigefinger zwischen die erste und die zweite Zehe des rechten bzw. linken Fußes legen und die großen Zehen umfassen.

Füße sind geschlossen, Fersen werden nach vorn gestreckt, Zehen weisen zum Gesicht

DER KLASSISCHE PFEIL UND BOGEN

Das ist die klassische Haltung, in der ein Fuß so zum Ohr geführt wird, wie ein Bogenschütze seinen Bogen spannen würde. Ohne die Füße loszulassen, das rechte Knie anwin-keln. Einatmend den Fuß mit dem rechten Ellbogen nach hinten und oben ziehen, so daß er so nah wie möglich an das rechte Ohr kommt. In dieser Stellung ein- und aus-atmen und die Übung auf der anderen Seite wiederholen.

Fuß zum Ohr ziehen, nicht den Kopf nach unten zum Fuß führen

Brust und Kopf gerade halten

Zehen des anderen Fußes gut festhalten

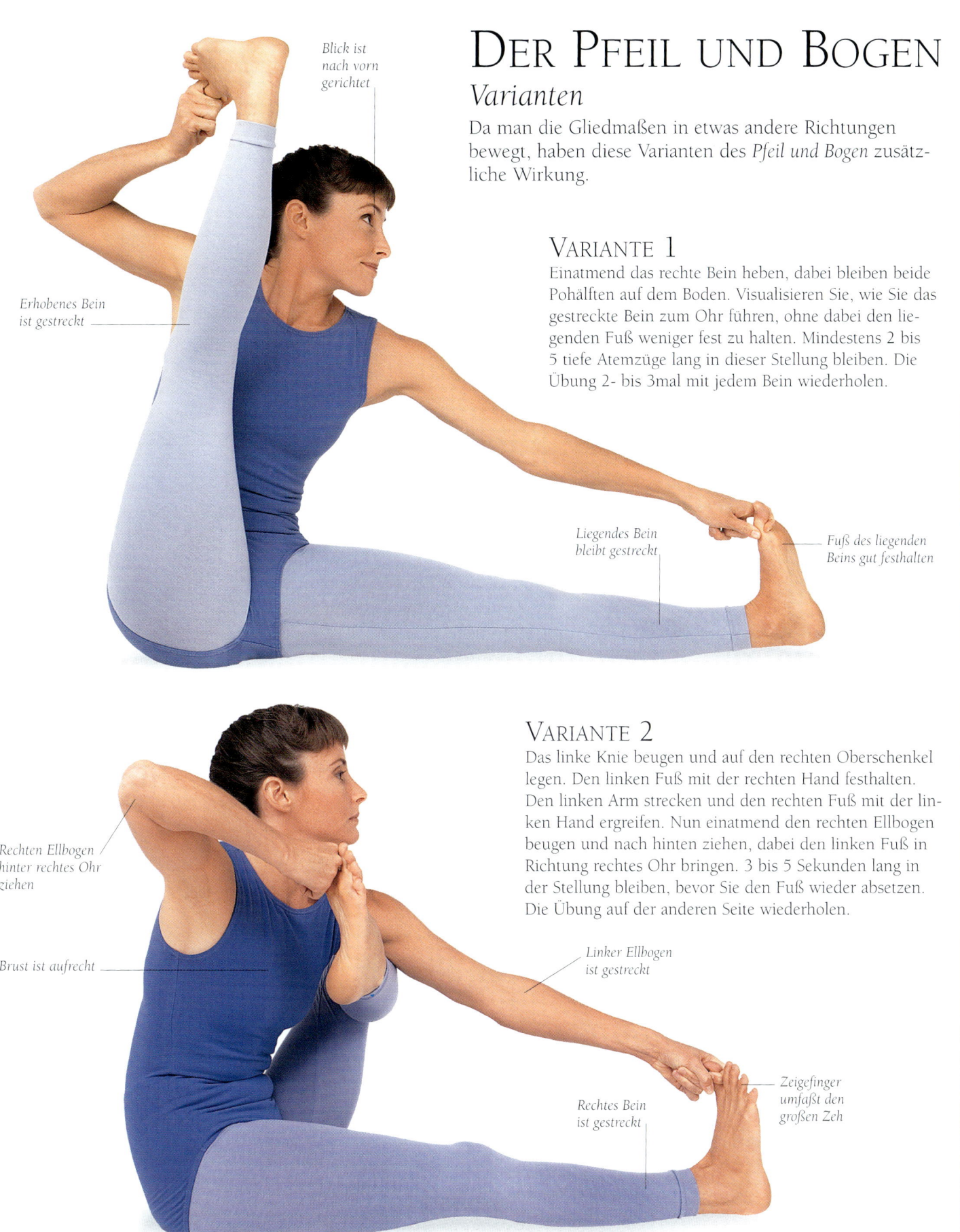

Blick ist
nach vorn
gerichtet

Erhobenes Bein
ist gestreckt

DER PFEIL UND BOGEN
Varianten

Da man die Gliedmaßen in etwas andere Richtungen
bewegt, haben diese Varianten des *Pfeil und Bogen* zusätzliche Wirkung.

VARIANTE 1

Einatmend das rechte Bein heben, dabei bleiben beide
Pohälften auf dem Boden. Visualisieren Sie, wie Sie das
gestreckte Bein zum Ohr führen, ohne dabei den liegenden Fuß weniger fest zu halten. Mindestens 2 bis
5 tiefe Atemzüge lang in dieser Stellung bleiben. Die
Übung 2- bis 3mal mit jedem Bein wiederholen.

Liegendes Bein
bleibt gestreckt

Fuß des liegenden
Beins gut festhalten

VARIANTE 2

Das linke Knie beugen und auf den rechten Oberschenkel
legen. Den linken Fuß mit der rechten Hand festhalten.
Den linken Arm strecken und den rechten Fuß mit der linken Hand ergreifen. Nun einatmend den rechten Ellbogen
beugen und nach hinten ziehen, dabei den linken Fuß in
Richtung rechtes Ohr bringen. 3 bis 5 Sekunden lang in
der Stellung bleiben, bevor Sie den Fuß wieder absetzen.
Die Übung auf der anderen Seite wiederholen.

Rechten Ellbogen
hinter rechtes Ohr
ziehen

Brust ist aufrecht

Linker Ellbogen
ist gestreckt

Zeigefinger
umfaßt den
großen Zeh

Rechtes Bein
ist gestreckt

EKA PADA SIRASANA

Diese »Bein-Kopf«-Haltung ist eine fortgeschrittene Stellung, bei der sowohl der Lenden- als auch der Brustwirbelbereich vollständig gedehnt werden. Achten Sie darauf, richtig warm zu sein, bevor Sie diese Stellungen versuchen. Sie sollten nie etwas forcieren oder sich überanstrengen müssen, um in eine Stellung zu kommen.

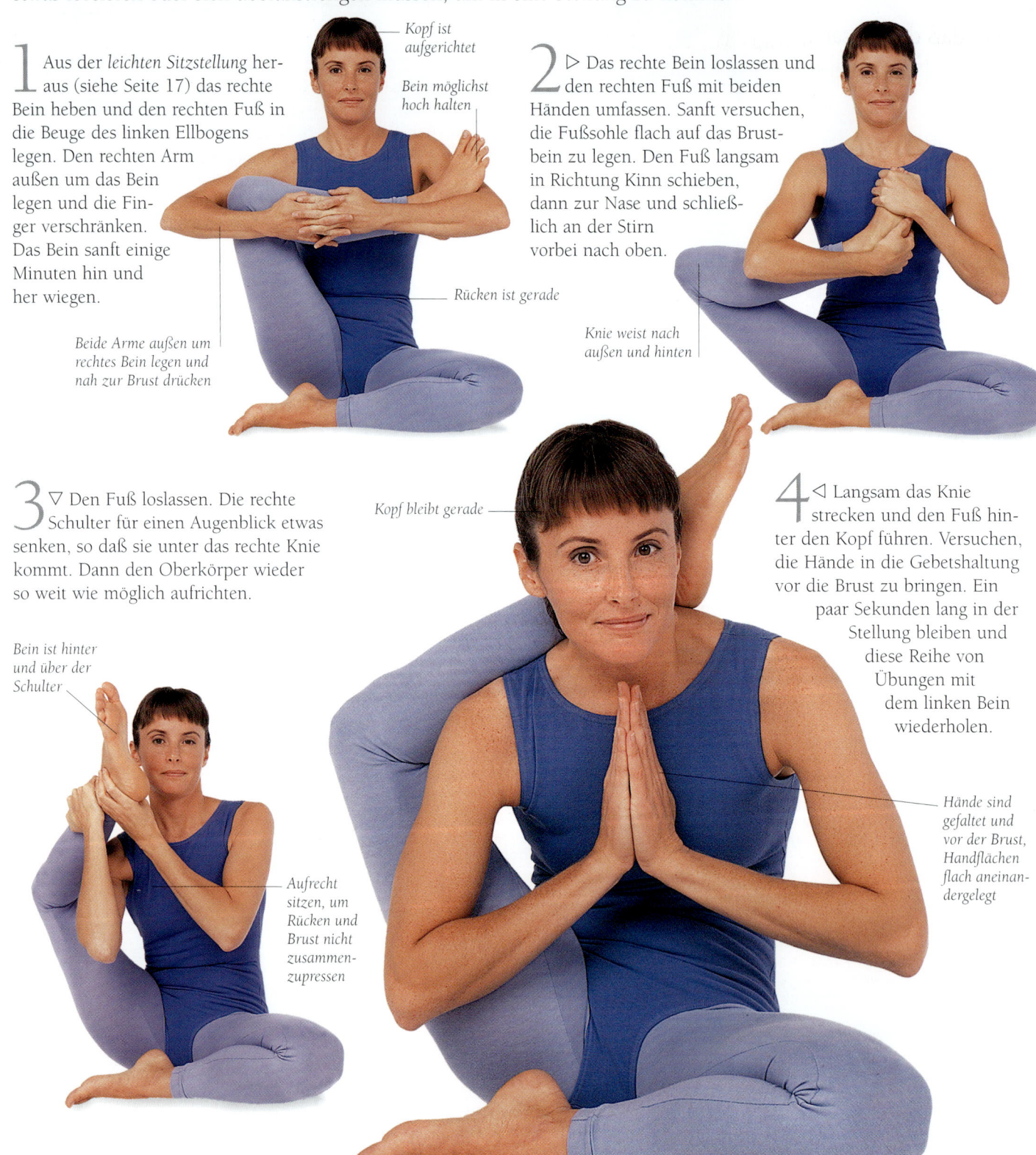

1 Aus der *leichten Sitzstellung* heraus (siehe Seite 17) das rechte Bein heben und den rechten Fuß in die Beuge des linken Ellbogens legen. Den rechten Arm außen um das Bein legen und die Finger verschränken. Das Bein sanft einige Minuten hin und her wiegen.

Kopf ist aufgerichtet

Bein möglichst hoch halten

Rücken ist gerade

Beide Arme außen um rechtes Bein legen und nah zur Brust drücken

2 ▷ Das rechte Bein loslassen und den rechten Fuß mit beiden Händen umfassen. Sanft versuchen, die Fußsohle flach auf das Brustbein zu legen. Den Fuß langsam in Richtung Kinn schieben, dann zur Nase und schließlich an der Stirn vorbei nach oben.

Knie weist nach außen und hinten

3 ▽ Den Fuß loslassen. Die rechte Schulter für einen Augenblick etwas senken, so daß sie unter das rechte Knie kommt. Dann den Oberkörper wieder so weit wie möglich aufrichten.

Kopf bleibt gerade

Bein ist hinter und über der Schulter

Aufrecht sitzen, um Rücken und Brust nicht zusammenzupressen

4 ◁ Langsam das Knie strecken und den Fuß hinter den Kopf führen. Versuchen, die Hände in die Gebetshaltung vor die Brust zu bringen. Ein paar Sekunden lang in der Stellung bleiben und diese Reihe von Übungen mit dem linken Bein wiederholen.

Hände sind gefaltet und vor der Brust, Handflächen flach aneinandergelegt

DER LOTUSSITZ

Diese klassische Sitzhaltung, auch
Padmasana genannt, steht als
Haltung für Meditation und
Pranayama in hohem Ansehen,
da in dieser Haltung
die Konzentration
gesteigert wird.

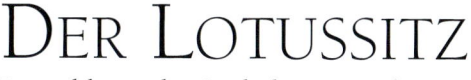

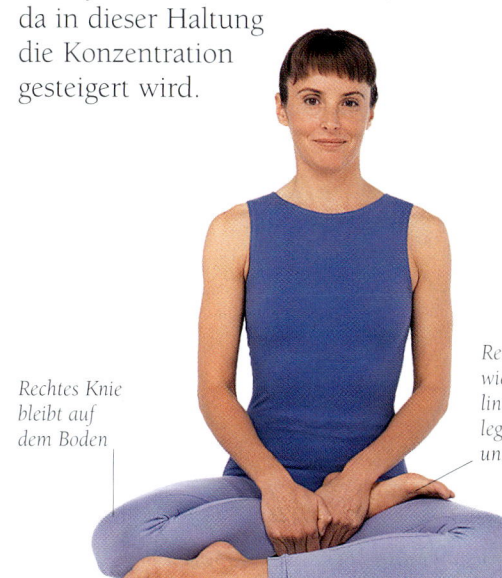

*Körper ähnelt nun
einem dreidimensio-
nalen Dreieck mit
stabiler Basis*

*Körper aufrecht halten;
Kopf, Nacken und Brust
bilden eine gerade Linie*

*Rechtes Knie
bleibt auf
dem Boden*

*Rechten Fuß so hoch
wie möglich auf den
linken Oberschenkel
legen, ohne daß es
unbequem wird*

1 △ Ausgehend von der *leichten Sitzstellung*
(siehe Seite 17) den rechten Fuß mit beiden
Händen ergreifen und ihn auf den linken Oberschenkel legen. Der Fuß wird leicht eingedreht,
so daß er mit der Fußsohle nach oben liegt.

2 Als nächstes den linken Fuß ergreifen
und ihn auf den rechten Oberschenkel
legen. Zur Meditation die Hände in die
Chin Mudra oder andere Haltungen legen
(siehe Seite 17).

*Darauf achten, daß beide Knie
fest auf dem Boden liegen*

WEITVERBREITETE FEHLER

▶ Eines oder beide Knie werden vom
Boden gehoben.
▶ Rücken ist rund oder nach rechts oder
links verdreht.
▶ Fuß liegt nicht hoch genug auf dem
Oberschenkel.
▶ Körper hängt nach rechts oder links.
▶ Rücken ist krumm, so daß der Brustkorb
zusammengepreßt wird und die Atmung
behindert.

▶ Schultern hängen nach vorn und sind
nicht gleich hoch.
▶ Kopf hängt nach unten oder ist nach
rechts oder links gedreht.
▶ Schulterblätter sind zu weit auseinander.
▶ Oberkörper neigt sich nach vorn, anstatt
senkrecht zum Boden zu sein.
▶ VORSICHT: Viele Yoga-Schüler, insbesondere im Westen, finden den *Lotussitz* schwierig. Anfängern wird er nicht empfohlen.

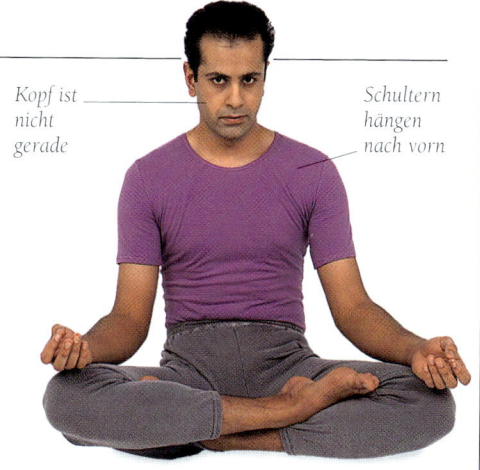

*Kopf ist
nicht
gerade*

*Schultern
hängen
nach vorn*

6

DIE KOBRA

Bhudschangasana

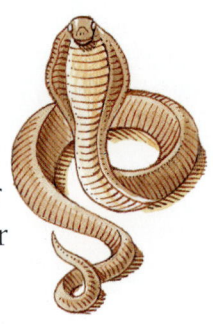

In der *Gheranda Samhita* steht geschrieben, daß diese Asana, die einer aufgerichteten Kobra ähnelt, »die Körpertemperatur erhöht, Krankheiten vertreibt und durch das Ausführen dieser Haltung die Schlangengöttin (Kundalini) erweckt wird.«

KÖRPERLICHE WIRKUNGEN

▶ Beugung macht die Wirbelsäule beweglich, regeneriert das sympathische Nervensystem und sorgt für eine gute Durchblutung.
▶ Rückenmuskulatur wird bewegt, massiert und gestärkt.
▶ Dehnt den Brustwirbelbereich und erweitert den Brustkorb; lindert Asthma.
▶ Sanfter Druck auf den Unterleib massiert alle Organe.
▶ Lindert viele Gebärmutter- und Eileitererkrankungen sowie Menstruationsbeschwerden.

MENTALE WIRKUNGEN

▶ Erfordert viel Konzentration und begünstigt demnach die Konzentrationsfähigkeit.

PRANISCHE WIRKUNGEN

▶ Stimuliert den Prana-Fluß zu den Meridianen von Lunge, Magen, Nieren, Harnblase und Milz.
▶ Erweckt die Kundalini (potentielle spirituelle Energie) und hilft dadurch, das gesamte Potential zu nutzen.
▶ *Bhudschangasana* produziert Körperwärme.

AUSGANGSSTELLUNG ▽
Dies ist die Stellung, in der Sie sich vor und nach den nun folgenden Asanas entspannen. Atmen Sie, während Sie sich auf dem Bauch liegend entspannen, ebenso tief wie in der *Totenstellung* auf dem Rücken.

Kopf liegt auf rechter oder linker Wange auf den Händen

Beine sind entspannt, Zehen weisen nach innen, Fersen nach außen zu den Seiten

Spüren, wie der Bauch beim Einatmen gegen den Boden drückt und sich beim Ausatmen vom Boden hebt

1 ▽ Die Beine sind geschlossen, die Stirn liegt auf dem Boden. Die Hände befinden sich genau unter den Schultern auf dem Boden. Stellen Sie sich die langsame, anmutige Bewegung einer Schlange vor, während Sie sich darauf vorbereiten, den Oberkörper hochzurollen.

Ellbogen sind angewinkelt, etwas angehoben und nahe am Körper

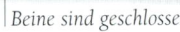
Beine sind geschlossen

Finger weisen nach vorn, Fingerspitzen sind in einer Linie mit der Schulteroberseite

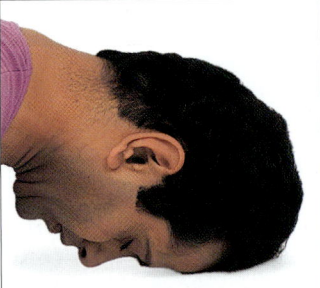
2 Mit gebeugtem Kopf beginnen, die Stirn auf den Boden zu legen.

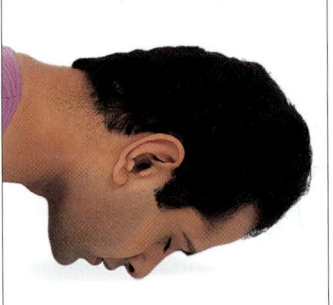
3 Einatmend langsam die Stirn heben und die Nase auf den Boden bringen.

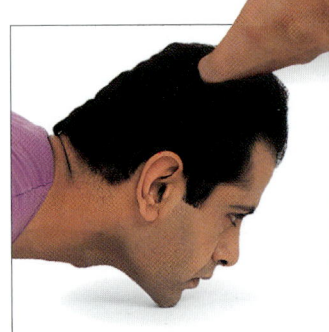
4 Den Kopf weiter nach oben rollen, die Nase heben, Kinn am Boden entlangstreifen.

HAUPTWIRKUNG

Die *Kobra* wird immer als erstes in einer Reihe von
Rückwärtsbeugungen praktiziert. In dieser Übung
wird die Wirbelsäule sanft nach hinten gebeugt,
was die Elastizität besonders des unteren Rückens
fördert. Der sanfte Druck, der in dieser Haltung
auf den Unterleib ausgeübt wird, wirkt sich auch
positiv auf die inneren Organe aus, da sie
massiert werden.

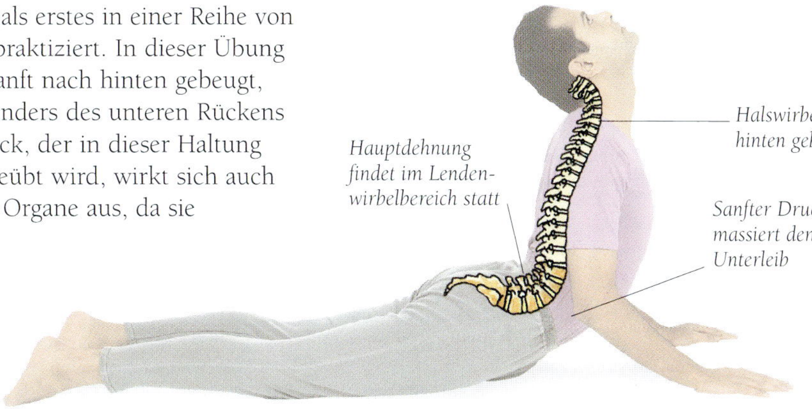

*Hauptdehnung
findet im Lenden-
wirbelbereich statt*

*Halswirbel sind nach
hinten gebogen*

*Sanfter Druck
massiert den
Unterleib*

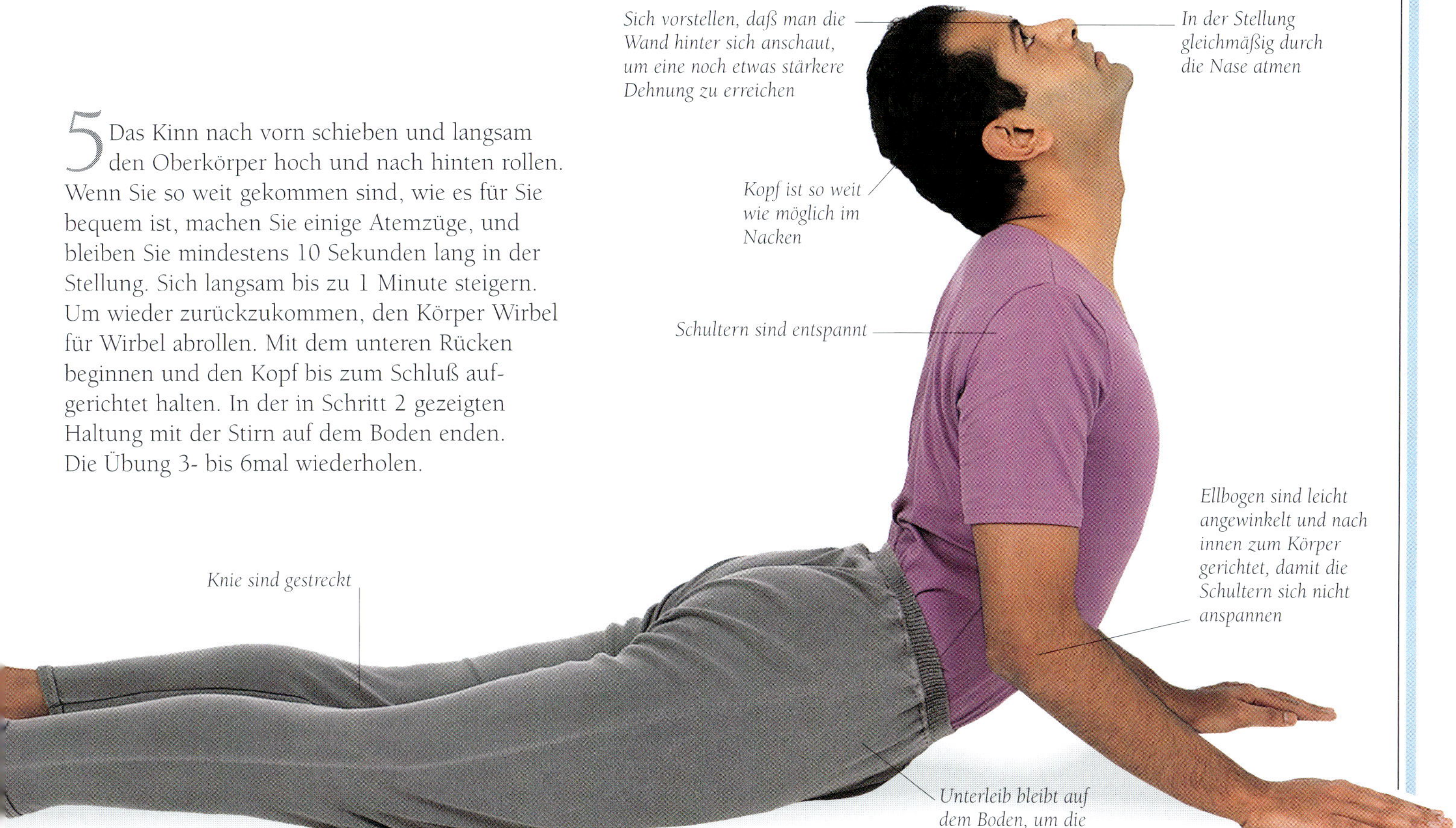

*Sich vorstellen, daß man die
Wand hinter sich anschaut,
um eine noch etwas stärkere
Dehnung zu erreichen*

*In der Stellung
gleichmäßig durch
die Nase atmen*

5 Das Kinn nach vorn schieben und langsam
den Oberkörper hoch und nach hinten rollen.
Wenn Sie so weit gekommen sind, wie es für Sie
bequem ist, machen Sie einige Atemzüge, und
bleiben Sie mindestens 10 Sekunden lang in der
Stellung. Sich langsam bis zu 1 Minute steigern.
Um wieder zurückzukommen, den Körper Wirbel
für Wirbel abrollen. Mit dem unteren Rücken
beginnen und den Kopf bis zum Schluß aufgerichtet halten. In der in Schritt 2 gezeigten
Haltung mit der Stirn auf dem Boden enden.
Die Übung 3- bis 6mal wiederholen.

*Kopf ist so weit
wie möglich im
Nacken*

Schultern sind entspannt

*Ellbogen sind leicht
angewinkelt und nach
innen zum Körper
gerichtet, damit die
Schultern sich nicht
anspannen*

Knie sind gestreckt

*Unterleib bleibt auf
dem Boden, um die
Wirbelsäule maximal
zu strecken*

WEITVERBREITETE FEHLER

▶ Die Arme werden benutzt, um sich
hochzudrücken, anstatt den Körper in
die Stellung hochzurollen.

▶ Arme werden durchgedrückt, die
Schultern angespannt und hochgezogen.

▶ Ein Arm drückt mehr als der andere,
so daß der Körper sich verdreht.

▶ Unterleib wird vom Boden gehoben.

▶ Kopf hängt nach vorn.

▶ VORSICHT: Führen Sie die *Kobra* nicht
während der Schwangerschaft aus. Allerdings ist diese Asana eine hervorragende Art, den Körper auf die
Schwangerschaft vorzubereiten.

*Nie die Schultern
anspannen*

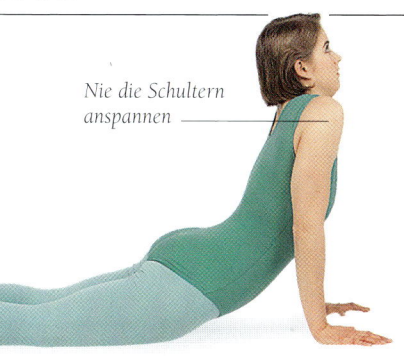

KOBRA – *Varianten*

Wenn Sie die *Kobra* beherrschen, ist es empfehlenswert, manche der Varianten zu versuchen, um die Wirbelsäule maximal nach hinten zu dehnen und sie geschmeidiger zu machen. Außerdem kräftigen diese *Kobra-Varianten* die Rückenmuskulatur und vergrößern das Lungenvolumen.

HÄNDE HEBEN

Ausgehend von Schritt 1 der *Kobra* die Hände 5 cm vom Boden heben. Sich in die *Kobra* rollen, ohne die Arme einzusetzen. Dies stärkt die Rückenmuskulatur. Mindestens 10 Sekunden lang in der Stellung bleiben und sich langsam bis zu einer halben Minute steigern.

Kopf liegt im Nacken

Oberkörper ist so weit wie möglich nach oben und hinten gebeugt

Beine und Füße liegen auf dem Boden

Hände vom Boden heben, Handflächen weisen nach unten

HÄNDE HINTER DEM RÜCKEN

Ausgehend von Schritt 1 der *Kobra* die Hände hinter dem Rücken verschränken. Mit gestreckten Armen die Handflächen in Richtung Füße drücken, während Sie sich hochrollen. Die Hände in Richtung Decke heben und mindestens 10 Sekunden lang in dieser Stellung bleiben.

Arme so hoch wie möglich heben, um die Elastizität von Schultern und oberem Rücken zu fördern

Kopf in den Nacken legen

Finger verschränken; Handflächen weisen zu den Füßen

ÜBER-DIE-SCHULTERN-KOBRA

Die *Kobra* selbst ist die Ausgangsstellung für diese Haltung und die *Königskobra*. Den Kopf zur Seite drehen, über die rechte Schulter schauen und versuchen, die linke Ferse zu sehen. Einige Sekunden lang in dieser Stellung bleiben und die Übung auf der anderen Seite wiederholen. Kommen Sie in die Mitte zurück, bevor Sie sich abrollen oder eine der anderen Varianten versuchen.

Kopf im Nacken und Rücken oben halten

Schultern sind entspannt und hinten

Ellbogen sind leicht angewinkelt

Becken liegt auf dem Boden

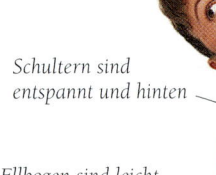

Versuchen Sie, wenn Sie mehr Übung haben, die Fersen geschlossen zu halten

66

KÖNIGSKOBRA

Ausgehend von der *Kobra* die Beine auseinanderschieben und mit den Händen
so weit wie möglich zum Becken laufen.
Die meisten werden dabei ihre Ellbogen
etwas strecken und sich vielleicht auf den
Fingerspitzen abstützen müssen. Nun
die Knie beugen und die Füße zum
Kopf bringen.

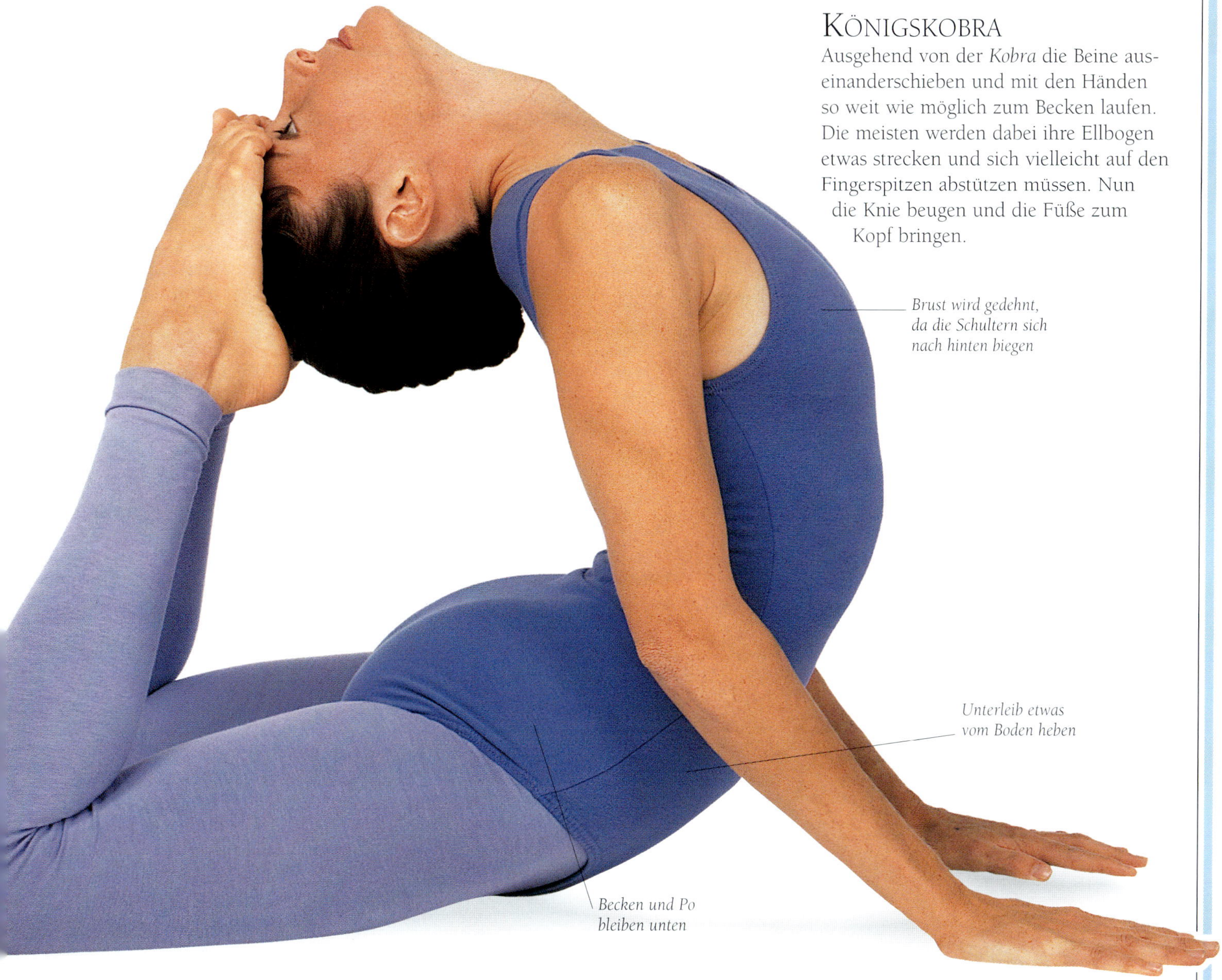

Brust wird gedehnt,
da die Schultern sich
nach hinten biegen

Unterleib etwas
vom Boden heben

Becken und Po
bleiben unten

KÖNIGSKOBRA MIT FESTGEHALTENEN KNIEN

Diese letzte Variante erfordert viel Kraft, Beweglichkeit und Konzentration. Ausgehend
von der *Königskobra* die Hände nacheinander
vom Boden heben, nach hinten greifen und
das jeweilige Knie umfassen.

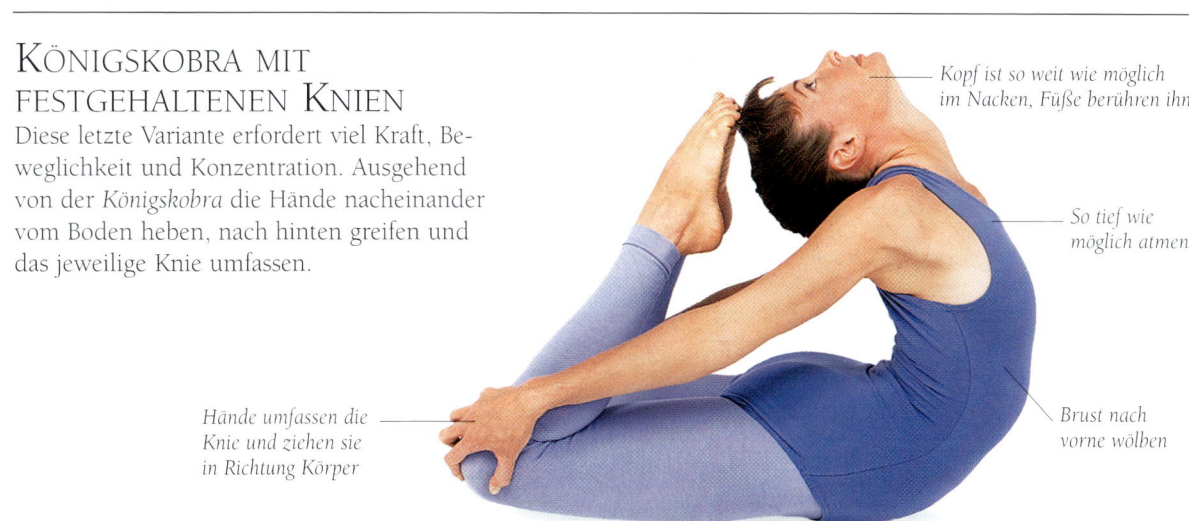

Kopf ist so weit wie möglich
im Nacken, Füße berühren ihn

So tief wie
möglich atmen

Hände umfassen die
Knie und ziehen sie
in Richtung Körper

Brust nach
vorne wölben

7

DIE HEUSCHRECKE

Salabhasana

Bei der *Heuschrecke* wird die Wirbelsäule nach hinten durchgedrückt; sie gilt als Gegenstellung zu *Schulterstand*, *Pflug* und *Zange*. Sie sollten die *halbe Heuschrecke* (Schritte 1 und 2) beherrschen, bevor Sie die *vollständige Heuschrecke* versuchen (Schritt 3).

ॐ KÖRPERLICHE WIRKUNGEN

▶ Fördert die Durchblutung der Wirbelsäule.
▶ Regt die Nerven und Muskeln an, insbesondere in Nacken- und Schulterbereich.
▶ Der Druck auf den Bauch reguliert die Verdauung und stärkt die Bauchdecke.
▶ Regt träge Verdauung an.
▶ Dehnt die Brust, so daß Asthma und andere Atembeschwerden gelindert werden.
▶ Stärkt die Schulter-, Arm- und Rückenmuskulatur.
▶ Regelmäßiges Ausführen der *Heuschrecke* bessert Rückenschmerzen und Ischiasbeschwerden.

ॐ MENTALE WIRKUNGEN

▶ Fördert Konzentration und Ausdauer.

ॐ PRANISCHE WIRKUN- GEN

▶ Stimuliert den Prana-Fluß in den Meridianen von Lunge, Magen, Milz, Herz, Leber, Dünndarm, Herzbeutel und Harnblase.
▶ »Schürt das Verdauungsfeuer« – ein altes Yogi-Sprichwort, das besagt, daß durch den Energiefluß maximaler Nutzen aus allen Nährstoffen gezogen wird.
▶ Produziert Körperwärme.

1 Sich mit dem Gesicht nach unten auf den Boden legen. Die Beine sind gerade nach hinten gestreckt, die Hände liegen nebeneinander unter den Oberschenkeln.

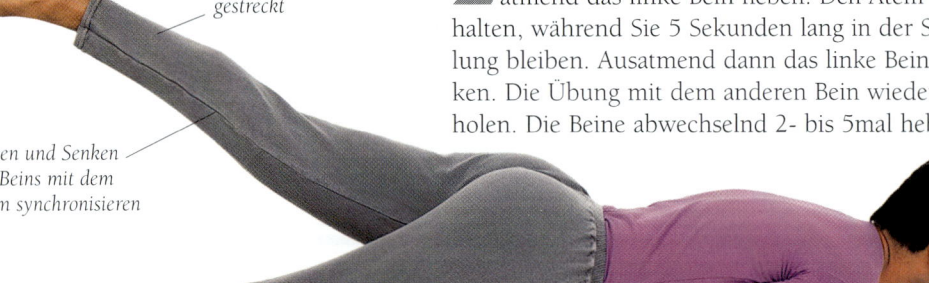

Fußspanne liegen flach auf dem Boden

Knie sind gestreckt

Hände liegen unter den Oberschenkeln; Innenseite der Handgelenke berühren sich

Visualisieren, wie Sie versuchen, den Hals flach auf den Boden zu legen

Beide Beine sind gestreckt

2 Um in die *halbe Heuschrecke* zu kommen, einatmend das linke Bein heben. Den Atem anhalten, während Sie 5 Sekunden lang in der Stellung bleiben. Ausatmend dann das linke Bein senken. Die Übung mit dem anderen Bein wiederholen. Die Beine abwechselnd 2- bis 5mal heben.

Heben und Senken des Beins mit dem Atem synchronisieren

Kinn nach vorn strecken

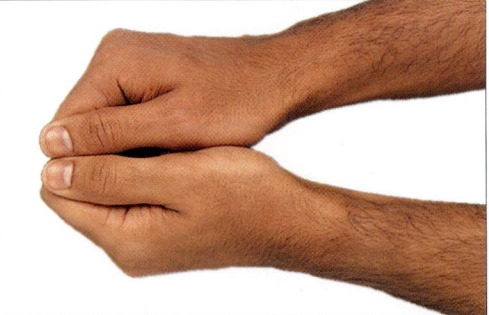

HANDHALTUNG 1
Fäuste ballen, Hände geschlossen unter die Oberschenkel legen. Die Handgelenke berühren sich.

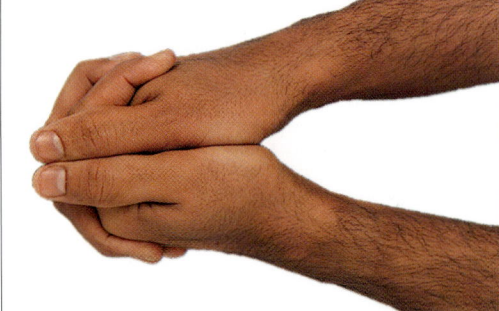

HANDHALTUNG 2
Wenn Sie diese Haltung bequemer finden, die Hände falten und die Finger verschränken.

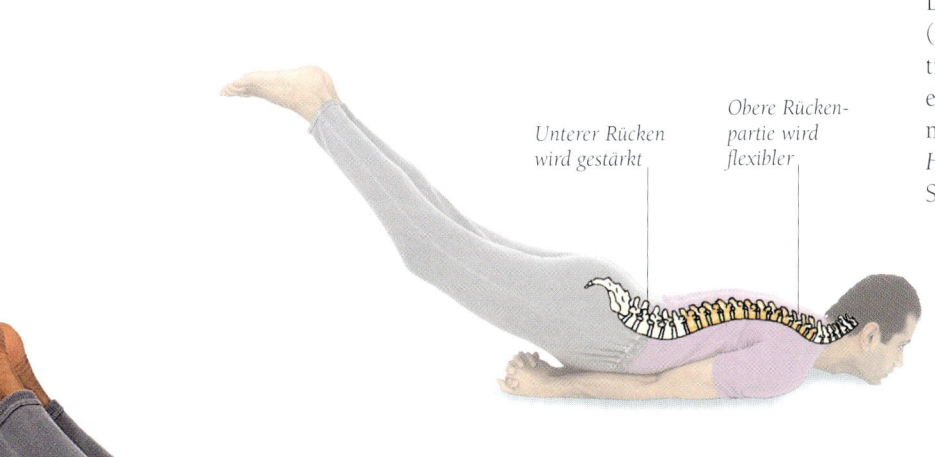

Unterer Rücken wird gestärkt

Obere Rückenpartie wird flexibler

HAUPTWIRKUNG

Die *Heuschrecke* macht den Halswirbelbereich (obere Rückenpartie) geschmeidig und kräftigt den unteren Rücken, doch um das zu erreichen, ist es wichtig, das Kinn so weit wie möglich nach vorn zu strecken. Wenn Sie die *Heuschrecke* zum erstenmal ausführen, werden Sie vielleicht enttäuscht sein, wie wenig Sie die Füße vom Boden heben können. Lassen Sie sich jedoch nicht entmutigen, das wird sich schnell ändern.

3 Wenn Sie die *halbe Heuschrecke* ohne Anstrengung halten können, versuchen Sie die *vollständige Heuschrecke*. Ausgehend von Schritt 1 atmen Sie 3mal tief durch. Bei der letzten Einatmung beide Beine so hoch wie möglich heben. Durchatmen und mindestens 5 Sekunden lang in der Stellung bleiben. Sich langsam bis zu einer halben Minute steigern. Die Beine wieder auf den Boden legen und die Übung 2- bis 5mal wiederholen. Entspannen Sie sich danach auf dem Bauch.

Beine sind so hoch wie möglich nach oben gestreckt

Hände sind verschränkt

Arme sind gestreckt und so nah wie möglich zusammen

Kinn ist nach vorn gestreckt

WEITVERBREITETE FEHLER

▶ In die Stellung springen oder versuchen, die Beine »hochzuschmeißen«.

▶ Anstelle des Kinns liegen Nase oder Stirn auf dem Boden.

▶ Kinn wird gehoben

▶ Becken ist verdreht.

▶ Knie sind gebeugt.

▶ Ein Bein ist höher als das andere.

▶ Hände sind in unterschiedlichen Haltungen verdreht.

▶ Hände sind nicht geschlossen.

▶ Atem wird angehalten, während man in der Stellung ist.

▶ VORSICHT: Die *Heuschrecke* sollten Sie nicht während der Schwangerschaft ausführen, da Druck auf den Unterleib ausgeübt wird.

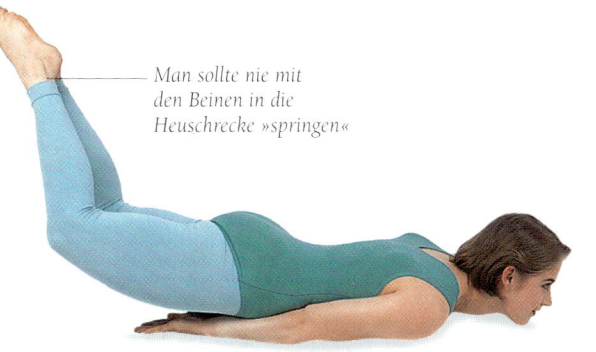

Man sollte nie mit den Beinen in die Heuschrecke »springen«

HEUSCHRECKE – *Varianten*

Wenn Sie die *Heuschrecke* beherrschen, ist Ihr Rücken so flexibel, daß Sie die folgenden Varianten versuchen können. Vielleicht ist es für Sie hilfreich, die Hände mit den Handflächen nach unten zu legen. In der *Heuschrecke mit erhobenen Beinen* und den Füßen über dem Kopf befindet sich der Körper genau in der entgegengesetzten Position zum *Schulterstand* (siehe Seite 34–37). Die ersten zwei Varianten sollten Sie erst dann ausführen, wenn es Ihnen möglich ist, in der *Heuschrecke* Ihre Beine in einen Winkel von 45 Grad vom Boden zu heben.

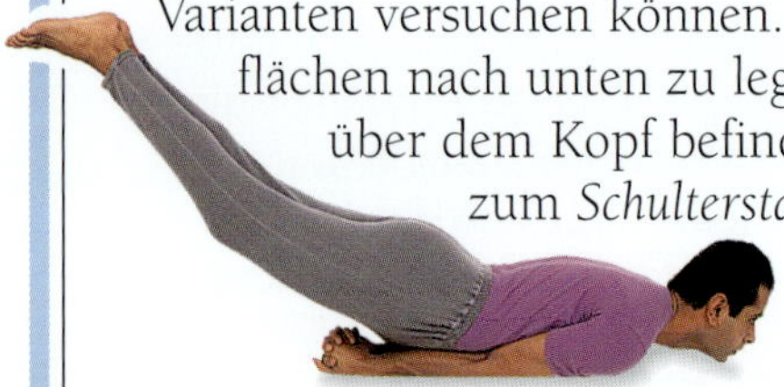

AUSGANGSSTELLUNG

Beine schließen, die Knie strecken

BEINE HEBEN ▷

Ausgehend von der *vollständigen Heuschrecke* die Hände auf den Boden drücken, um sich leichter hochdrücken zu können; tief einatmen, und die Beine so hoch heben, daß sie genau über dem Kopf stehen. Diese Stellung stärkt die Rücken- und Schultermuskulatur und macht sie geschmeidiger.

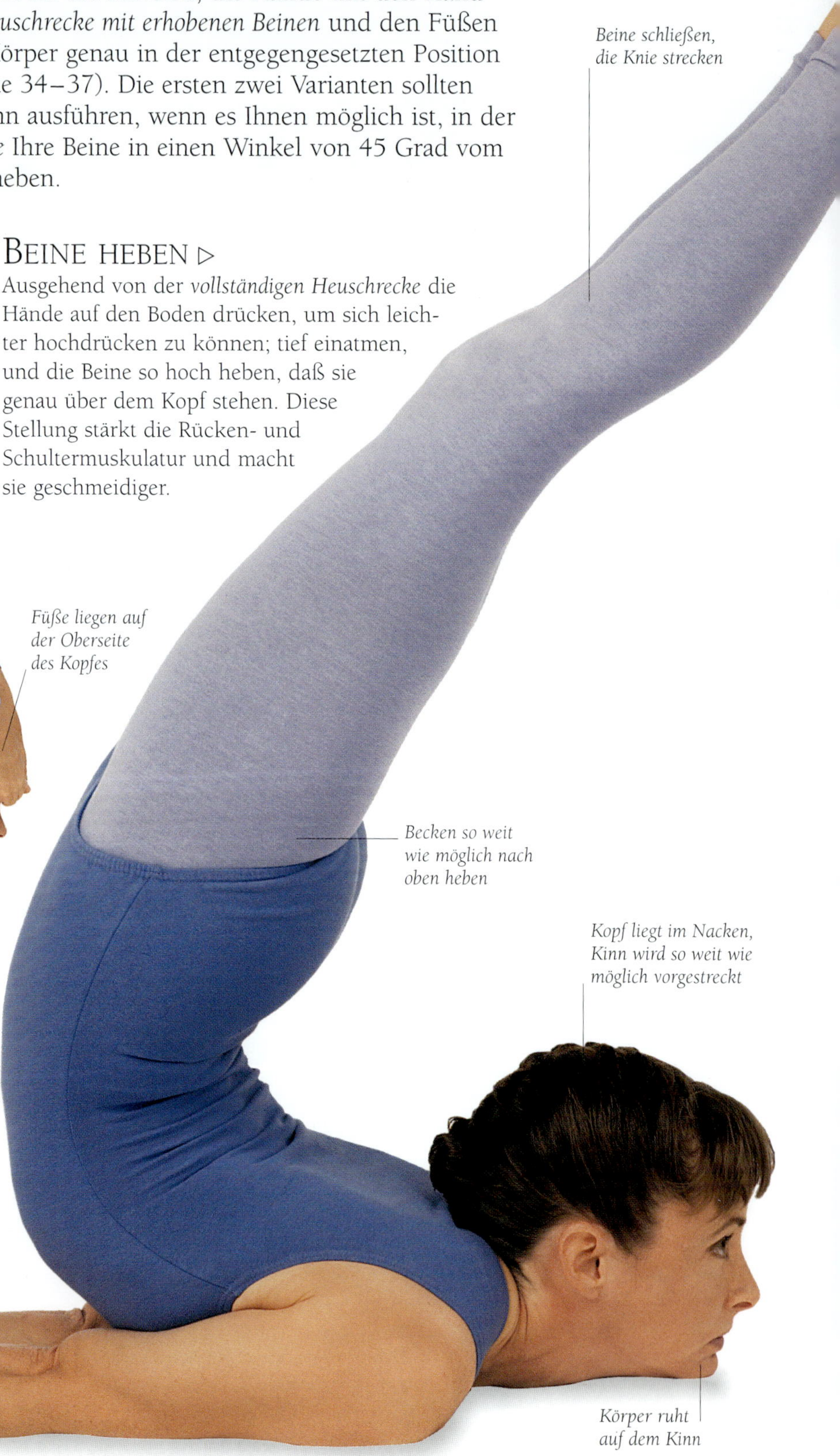

Knie beugen und Füße zum Kopf bringen

Gesamte Wirbelsäule ist nach hinten durchgedrückt

Füße liegen auf der Oberseite des Kopfes

Becken so weit wie möglich nach oben heben

FÜSSE ZUM KOPF △

Wenn Sie in der Lage sind, die Beine über dem Kopf zu halten (siehe vorhergehende Stellung), können Sie den nächsten Schritt versuchen. Die Knie beugen, die Position halten, ohne sich allzusehr anzustrengen, und tief ein- und ausatmen. Das Gewicht von Beinen und Füßen bringt nach und nach die Füße zum Kopf.

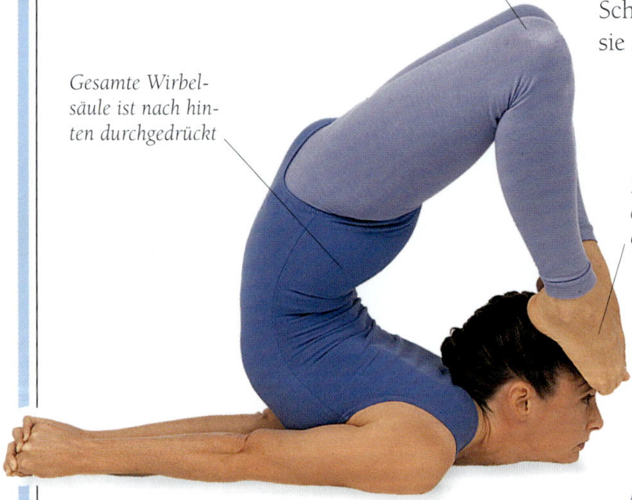

Kopf liegt im Nacken, Kinn wird so weit wie möglich vorgestreckt

Hände und Ellbogen geschlossen halten

Körper ruht auf dem Kinn

70

DIE HEUSCHRECKE IM LOTUS

Diese Variante der Heuschrecke ist eine fortgeschrittene Asana, die eine größere Flexibilität des Beckens wie auch des Lenden- und Halswirbelbereichs fördert.

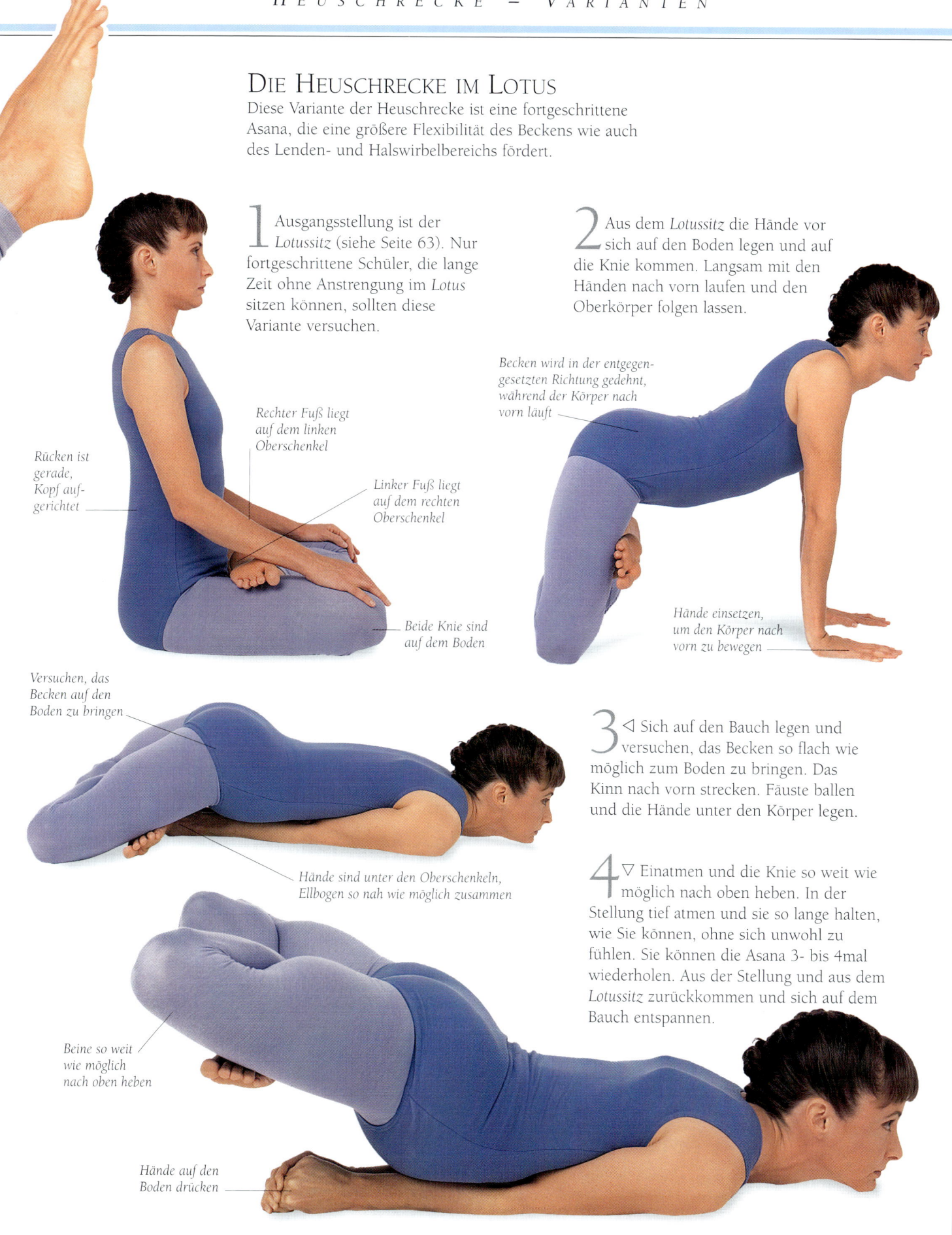

1 Ausgangsstellung ist der *Lotussitz* (siehe Seite 63). Nur fortgeschrittene Schüler, die lange Zeit ohne Anstrengung im *Lotus* sitzen können, sollten diese Variante versuchen.

Rechter Fuß liegt auf dem linken Oberschenkel

Linker Fuß liegt auf dem rechten Oberschenkel

Rücken ist gerade, Kopf aufgerichtet

Beide Knie sind auf dem Boden

2 Aus dem *Lotussitz* die Hände vor sich auf den Boden legen und auf die Knie kommen. Langsam mit den Händen nach vorn laufen und den Oberkörper folgen lassen.

Becken wird in der entgegengesetzten Richtung gedehnt, während der Körper nach vorn läuft

Hände einsetzen, um den Körper nach vorn zu bewegen

Versuchen, das Becken auf den Boden zu bringen

Hände sind unter den Oberschenkeln, Ellbogen so nah wie möglich zusammen

3 ◁ Sich auf den Bauch legen und versuchen, das Becken so flach wie möglich zum Boden zu bringen. Das Kinn nach vorn strecken. Fäuste ballen und die Hände unter den Körper legen.

4 ▽ Einatmen und die Knie so weit wie möglich nach oben heben. In der Stellung tief atmen und sie so lange halten, wie Sie können, ohne sich unwohl zu fühlen. Sie können die Asana 3- bis 4mal wiederholen. Aus der Stellung und aus dem *Lotussitz* zurückkommen und sich auf dem Bauch entspannen.

Beine so weit wie möglich nach oben heben

Hände auf den Boden drücken

8

DER BOGEN

Dhanurasana

Der *Bogen* bewirkt eine vollständige Rückwärtsbeugung des Rückens. Er kombiniert und verstärkt die Wirkungen von *Kobra* und *Heuschrecke*. Diese drei Übungen bilden ein Ganzes und sollten zusammen ausgeführt werden. So, wie die *Zange* die Wirbelsäule ganz nach vorn streckt, beugt der *Bogen* sie vollständig nach hinten.

🕉 KÖRPERLICHE WIRKUNGEN

▶ Massiert und kräftigt die inneren Organe, insbesondere den Verdauungstrakt.
▶ Kräftigt die Bauchmuskulatur.
▶ Dehnt den Brustbereich – gut für Asthmatiker und andere, die unter Atembeschwerden leiden.
▶ Macht die Wirbelsäule geschmeidiger.
▶ Massiert die Rückenmuskulatur.
▶ So, wie die *Zange* die Wirbelsäule extrem streckt, wird sie durch den *Bogen* extrem nach hinten gebeugt.

🕉 MENTALE WIRKUNGEN

▶ Regelmäßiges Üben wirkt sich positiv auf die Ausgeglichenheit aus.
▶ Steigert die Konzentration und die Entschlossenheit.

🕉 PRANISCHE WIRKUNGEN

▶ Derjenige, der den *Bogen* regelmäßig ausführt, ist nie träge, sondern wird voller Energie, Spannkraft und jugendlicher Vitalität sein.
▶ Stimuliert die Meridiane von Lunge, Dünndarm, Magen, Leber und Harnblase.

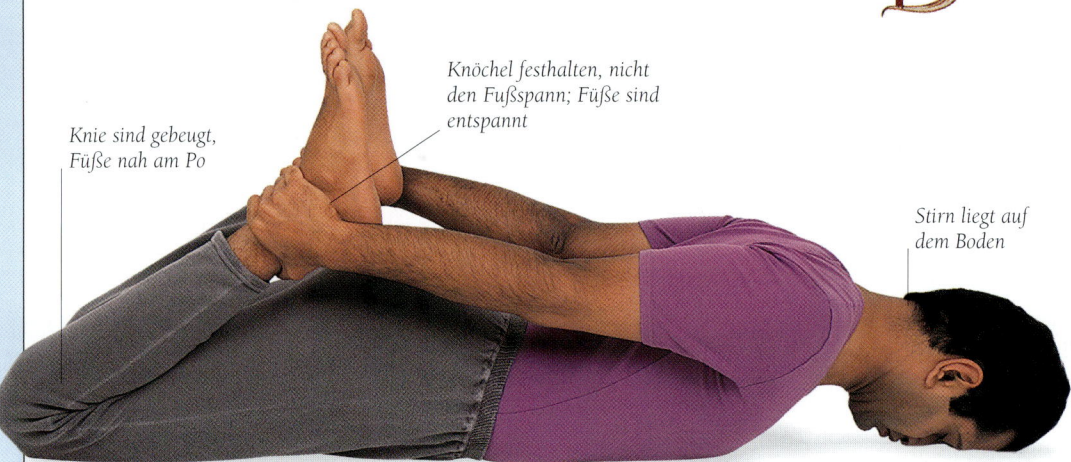

Knie sind gebeugt, Füße nah am Po

Knöchel festhalten, nicht den Fußspann; Füße sind entspannt

Stirn liegt auf dem Boden

1 △ Auf dem Bauch liegend die Stirn auf den Boden legen. Die Knie beugen und die Füße nach oben bringen. Nach hinten fassen und die Knöchel umfassen. Die Füße sollten entspannt sein. Es hat keinen Sinn, die Zehen zu strecken, da dies unnötige Energie verbraucht.

2 ▷ Die Arme strecken und tief einatmen, während Sie den ganzen Körper aufrichten. Kopf, Brustkorb und Oberschenkel vom Boden heben. Mindestens 10 Sekunden lang in der Stellung bleiben und sich langsam bis zu 1 Minute steigern. Die Haltung 3- bis 5mal wiederholen.

DIE SCHAUKEL

Setzen Sie Ihren Atem ein, um hin und her zu schaukeln, während Sie den Kopf im Nacken und den Oberkörper aufgerichtet halten. Nach hinten schaukelnd einatmen, nach vorn schaukelnd ausatmen. Denken Sie daran, die Arme gestreckt zu lassen.

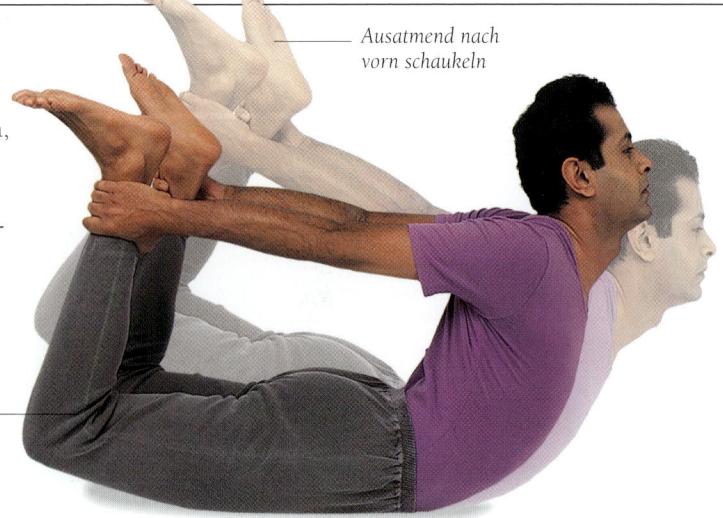

Ausatmend nach vorn schaukeln

Einatmend nach hinten schaukeln

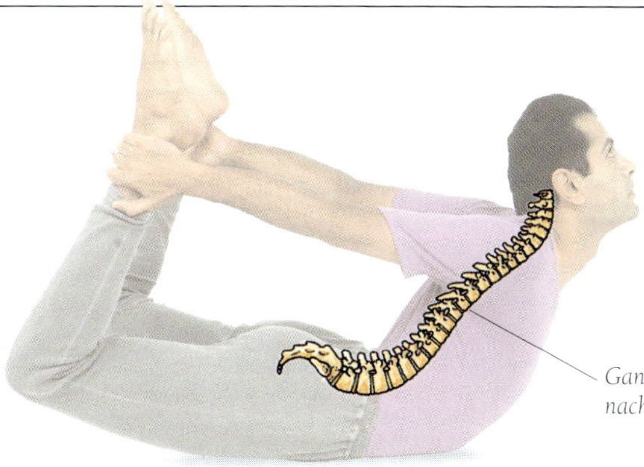

HAUPTWIRKUNG

Der *Bogen* biegt das gesamte Rückgrat sowie alle Rückenmuskeln nach hinten, vom Hals zum unteren Rücken bzw. Lendenwirbelbereich.

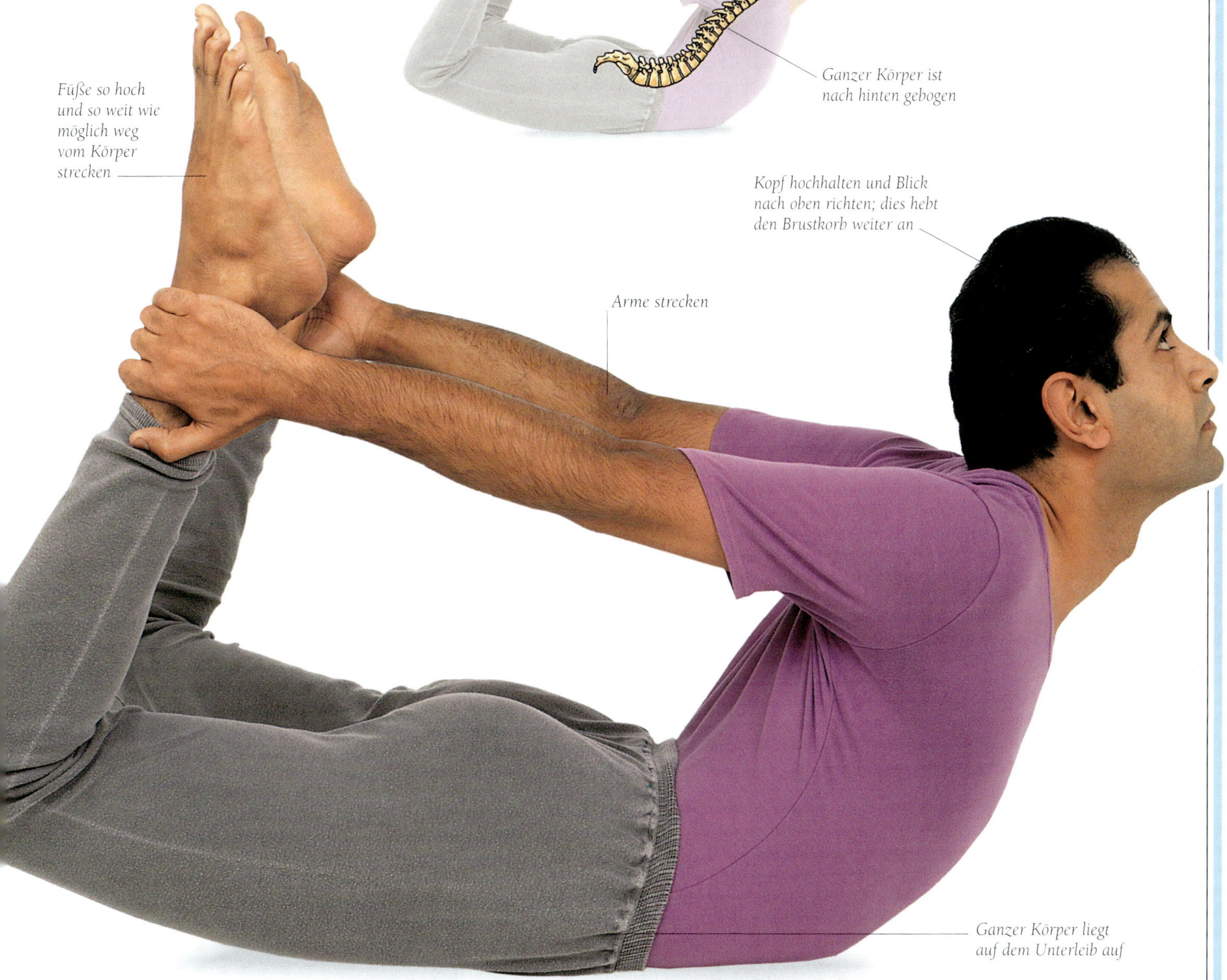

Ganzer Körper ist nach hinten gebogen

Füße so hoch und so weit wie möglich weg vom Körper strecken

Kopf hochhalten und Blick nach oben richten; dies hebt den Brustkorb weiter an

Arme strecken

Ganzer Körper liegt auf dem Unterleib auf

WEITVERBREITETE FEHLER

▶ Hände halten die Fußspanne statt die Knöchel.

▶ Nur der obere Teil des Oberkörpers wird vom Boden gehoben.

▶ Ellbogen sind angewinkelt, die Knie zu stark gebogen, so daß die Knöchel zum Po kommen.

▶ Körper ist nach rechts oder links geneigt.

▶ Kopf ist nach vorn gerichtet statt nach oben und hinten.

▶ VORSICHT: Führen Sie den *Bogen* bzw. Varianten des *Bogens* nicht während der Schwangerschaft aus.

Knie sind zu stark gebeugt

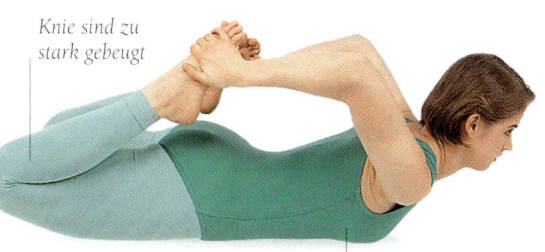

Brust ist nicht angehoben

73

BOGEN – *Varianten*

Wenn Wirbelsäule und Schultern beweglicher geworden sind, können Sie langsam versuchen, diese Varianten des *Bogens* auszuführen. Die erste Serie zeigt, wie man vom *Bogen* in den *vollständigen Bogen* kommt – eine Asana, in der die Wirbelsäule noch mehr durchgedrückt wird.

1 Legen Sie sich auf den Bauch. Die Knie sind angewinkelt, die Füße weisen nach oben. Kopf und Brust vom Boden heben, die Zehen leicht nach außen drehen und mit den Händen unter die Füße und drumherum fassen. Die Füße gut festhalten.

Kopf und Brust heben

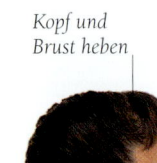

2 Langsam die Schultern drehen, die Ellbogen beugen und sie nach unten führen, dann nach außen und schließlich vor das Gesicht nach vorn. Dadurch werden Knie und Oberschenkel vom Boden gehoben.

Füße gut festhalten, während die Ellbogen nach unten, außen und dann nach vorn geführt werden

VORBEREITENDE ÜBUNG

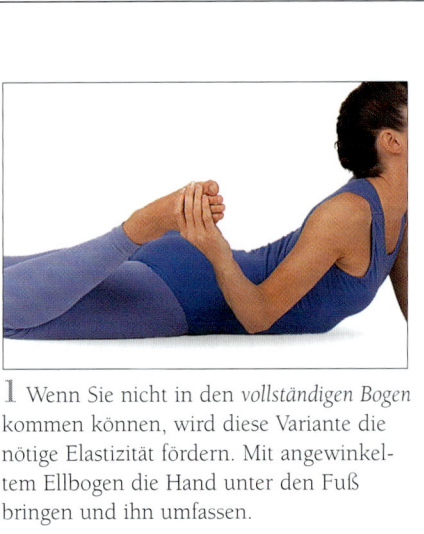

1 Wenn Sie nicht in den *vollständigen Bogen* kommen können, wird diese Variante die nötige Elastizität fördern. Mit angewinkeltem Ellbogen die Hand unter den Fuß bringen und ihn umfassen.

4 Die Übung auf der anderen Seite wiederholen. Einen Arm auf den Boden legen, um den Körper abzustützen, der andere umfaßt den Fuß. Sich darauf konzentrieren, den Fuß gut festzuhalten. Der Ellbogen wird zum Gesicht geführt und weist nach vorn.

2 Den Ellbogen nach unten, außen und vorn drehen.

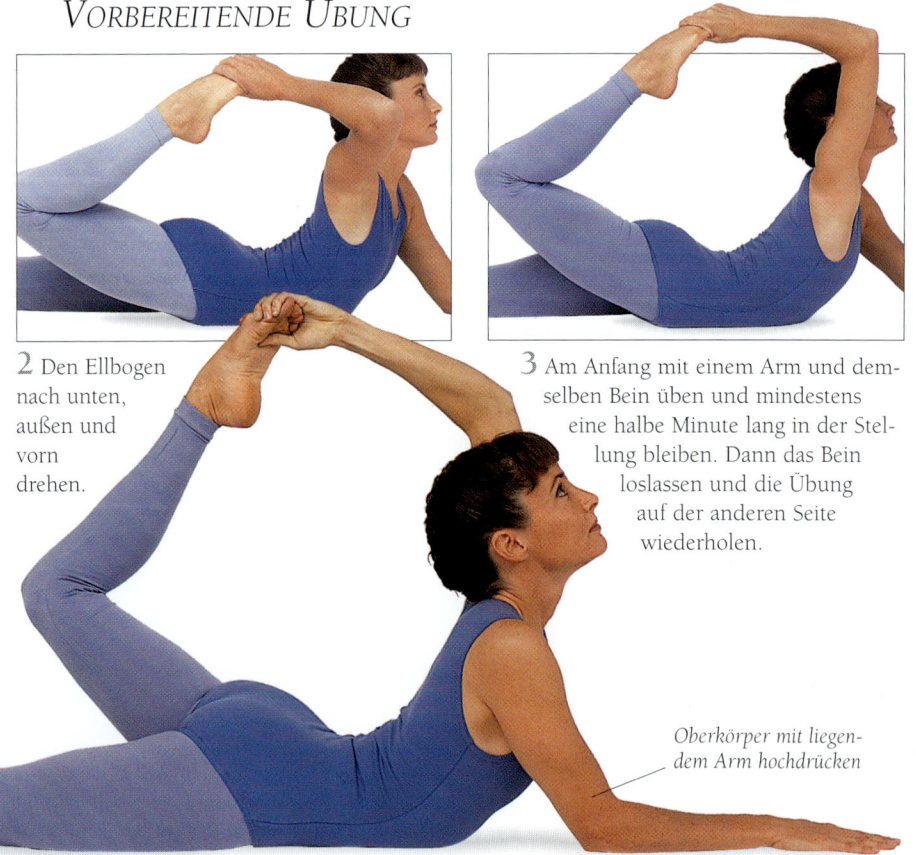

3 Am Anfang mit einem Arm und demselben Bein üben und mindestens eine halbe Minute lang in der Stellung bleiben. Dann das Bein loslassen und die Übung auf der anderen Seite wiederholen.

Oberkörper mit liegendem Arm hochdrücken

3 Den Rücken noch mehr durchdrücken, um in den *vollständigen
Bogen* zu kommen. Atmen und so
lange wie möglich in der Stellung
bleiben. Wenn Sie mindestens
eine halbe Minute die Position halten können, ver-
suchen, nach vorn und
hinten zu schaukeln,
ohne die Füße
loszulassen.

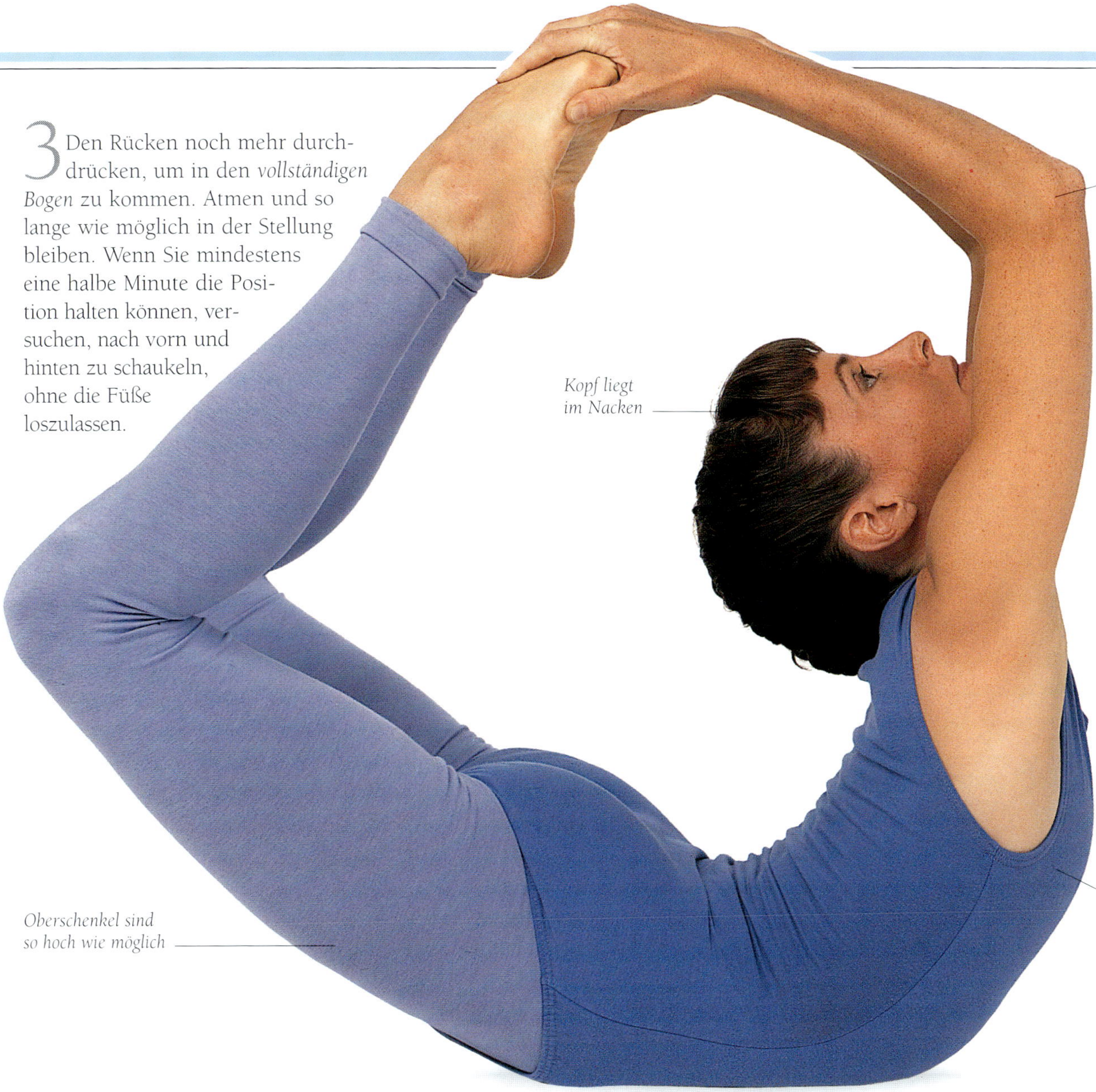

*Ellbogen sind
nach vorn und
oben gerichtet*

*Kopf liegt
im Nacken*

*Brust ist voll-
ständig gedehnt*

*Oberschenkel sind
so hoch wie möglich*

FÜSSE ZUM KOPF

Ausgehend vom *vollständigen Bogen* vorsichtig
versuchen, die Füße nach unten zu ziehen und
sie auf die Kopfoberseite zu legen.

*Füße liegen oben
auf dem Kopf*

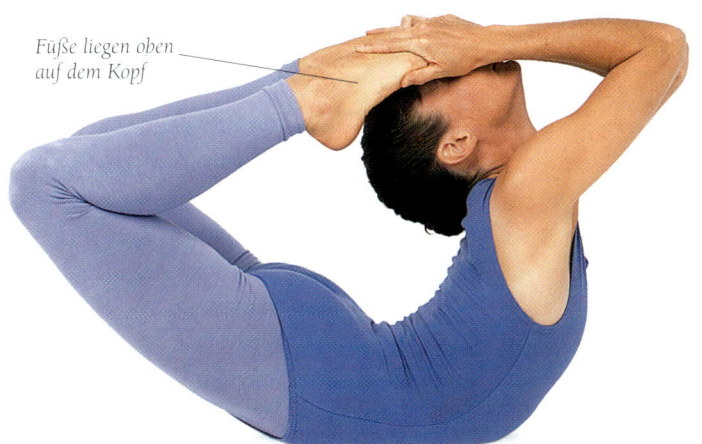

FÜSSE ZU DEN SCHULTERN

Um eine noch schwierigere Variante, bei der die Füße
zu den Schultern gebracht werden, ausführen zu
können, müssen Wirbelsäule und Schultern
äußerst beweglich sein.

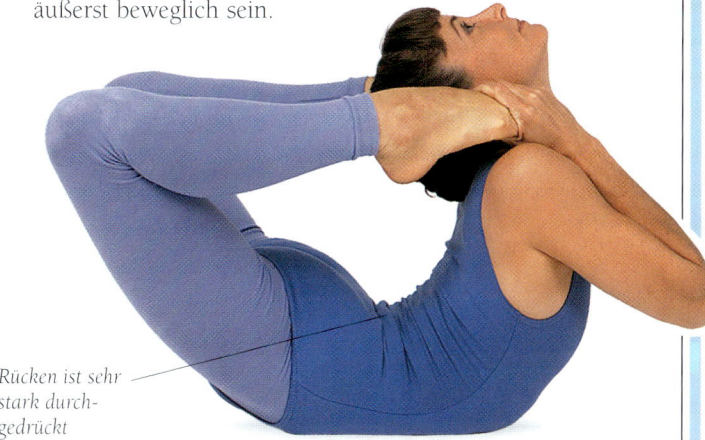

*Rücken ist sehr
stark durch-
gedrückt*

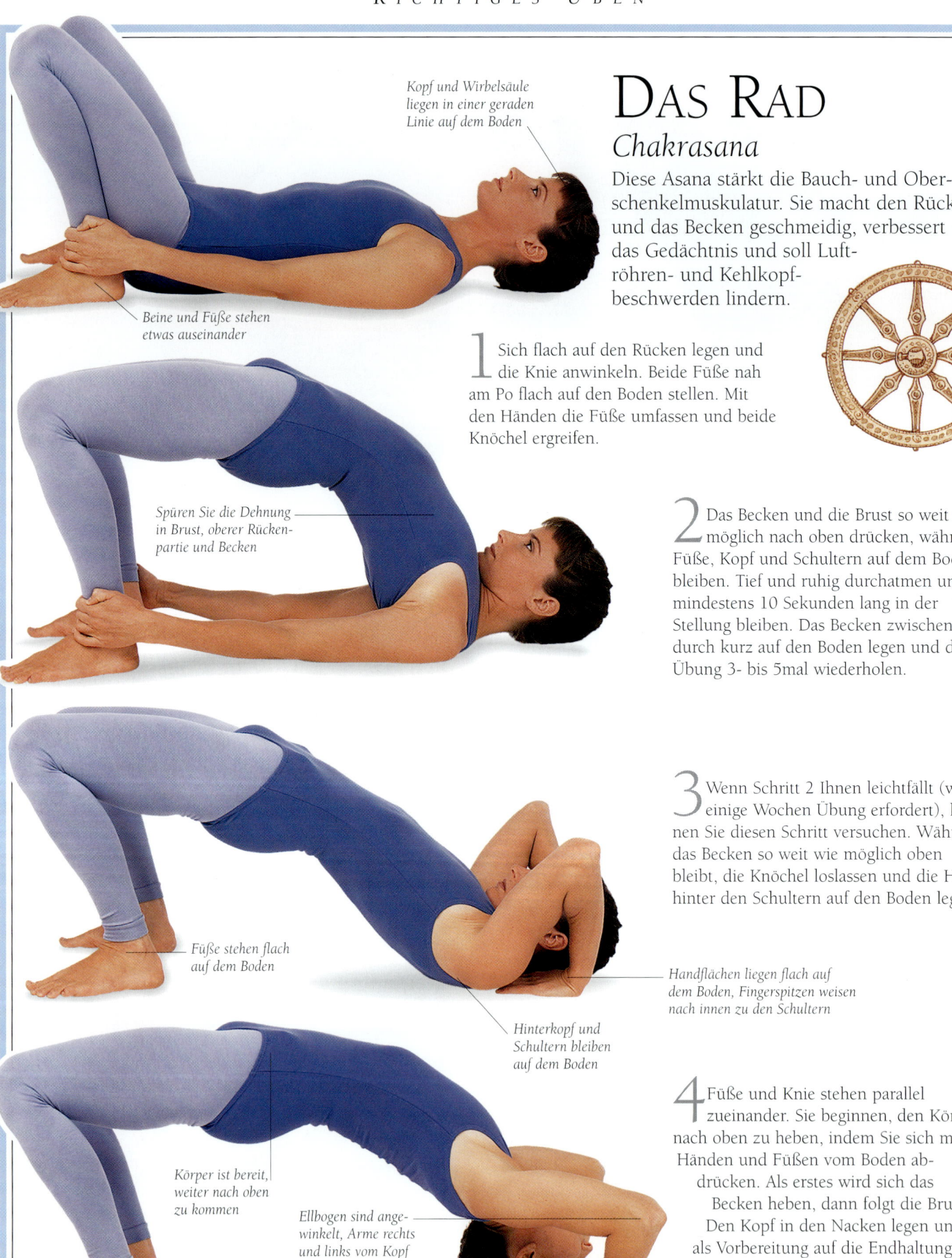

Kopf und Wirbelsäule liegen in einer geraden Linie auf dem Boden

Beine und Füße stehen etwas auseinander

Spüren Sie die Dehnung in Brust, oberer Rückenpartie und Becken

Füße stehen flach auf dem Boden

Hinterkopf und Schultern bleiben auf dem Boden

Körper ist bereit, weiter nach oben zu kommen

Ellbogen sind angewinkelt, Arme rechts und links vom Kopf

Handflächen liegen flach auf dem Boden, Fingerspitzen weisen nach innen zu den Schultern

DAS RAD
Chakrasana

Diese Asana stärkt die Bauch- und Oberschenkelmuskulatur. Sie macht den Rücken und das Becken geschmeidig, verbessert das Gedächtnis und soll Luftröhren- und Kehlkopfbeschwerden lindern.

1 Sich flach auf den Rücken legen und die Knie anwinkeln. Beide Füße nah am Po flach auf den Boden stellen. Mit den Händen die Füße umfassen und beide Knöchel ergreifen.

2 Das Becken und die Brust so weit wie möglich nach oben drücken, während Füße, Kopf und Schultern auf dem Boden bleiben. Tief und ruhig durchatmen und mindestens 10 Sekunden lang in der Stellung bleiben. Das Becken zwischendurch kurz auf den Boden legen und die Übung 3- bis 5mal wiederholen.

3 Wenn Schritt 2 Ihnen leichtfällt (was einige Wochen Übung erfordert), können Sie diesen Schritt versuchen. Während das Becken so weit wie möglich oben bleibt, die Knöchel loslassen und die Hände hinter den Schultern auf den Boden legen.

4 Füße und Knie stehen parallel zueinander. Sie beginnen, den Körper nach oben zu heben, indem Sie sich mit Händen und Füßen vom Boden abdrücken. Als erstes wird sich das Becken heben, dann folgt die Brust. Den Kopf in den Nacken legen und als Vorbereitung auf die Endhaltung die Kopfoberseite auf den Boden legen.

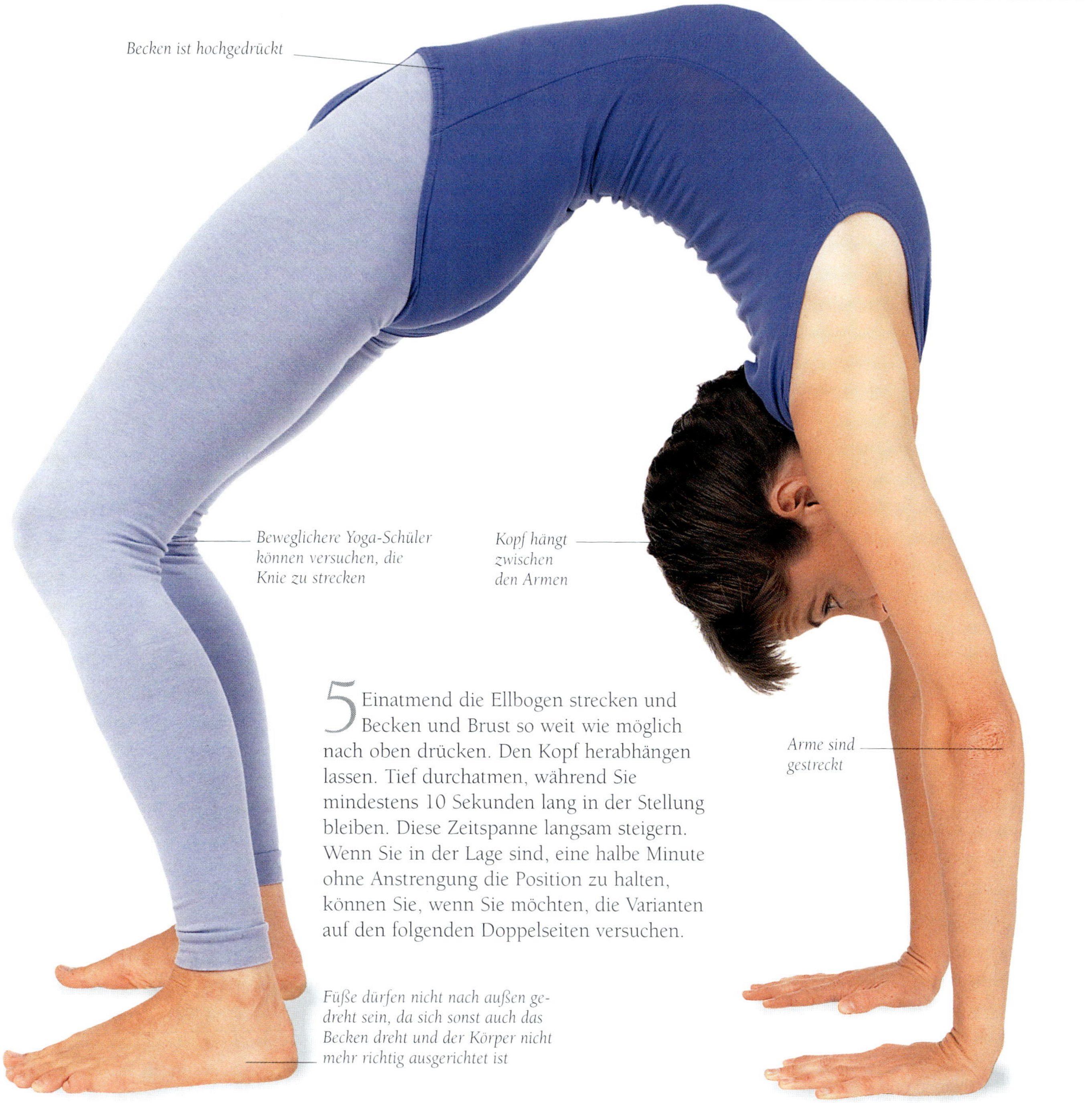

Becken ist hochgedrückt

Beweglichere Yoga-Schüler können versuchen, die Knie zu strecken

Kopf hängt zwischen den Armen

Arme sind gestreckt

5 Einatmend die Ellbogen strecken und Becken und Brust so weit wie möglich nach oben drücken. Den Kopf herabhängen lassen. Tief durchatmen, während Sie mindestens 10 Sekunden lang in der Stellung bleiben. Diese Zeitspanne langsam steigern. Wenn Sie in der Lage sind, eine halbe Minute ohne Anstrengung die Position zu halten, können Sie, wenn Sie möchten, die Varianten auf den folgenden Doppelseiten versuchen.

Füße dürfen nicht nach außen gedreht sein, da sich sonst auch das Becken dreht und der Körper nicht mehr richtig ausgerichtet ist

WEITVERBREITETE FEHLER

▶ Becken hängt durch, anstatt hochgewölbt zu sein.

▶ Kopf liegt auf dem Boden.

▶ Füße und Knie sind nach außen gedreht.

▶ Beine sind nicht gestreckt.

▶ Becken ist verdreht, der Körper nicht mehr richtig ausgerichtet.

▶ Füße stehen nicht flach auf dem Boden.

▶ Rücken ist nicht in seiner ganzen Länge gewölbt.

▶ Körper ist nach rechts oder links verdreht.

▶ Hände sind beidseits des Kopfes nicht auf gleicher Höhe.

▶ Arme sind nicht gestreckt.

Schultern sind nicht nach oben durchgedrückt

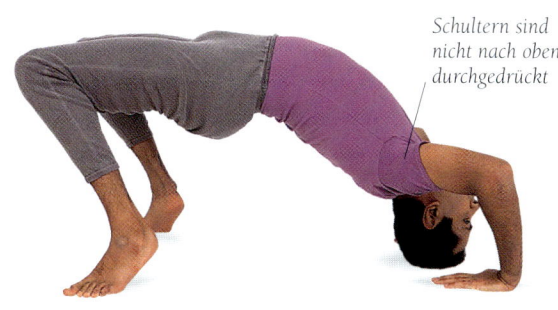

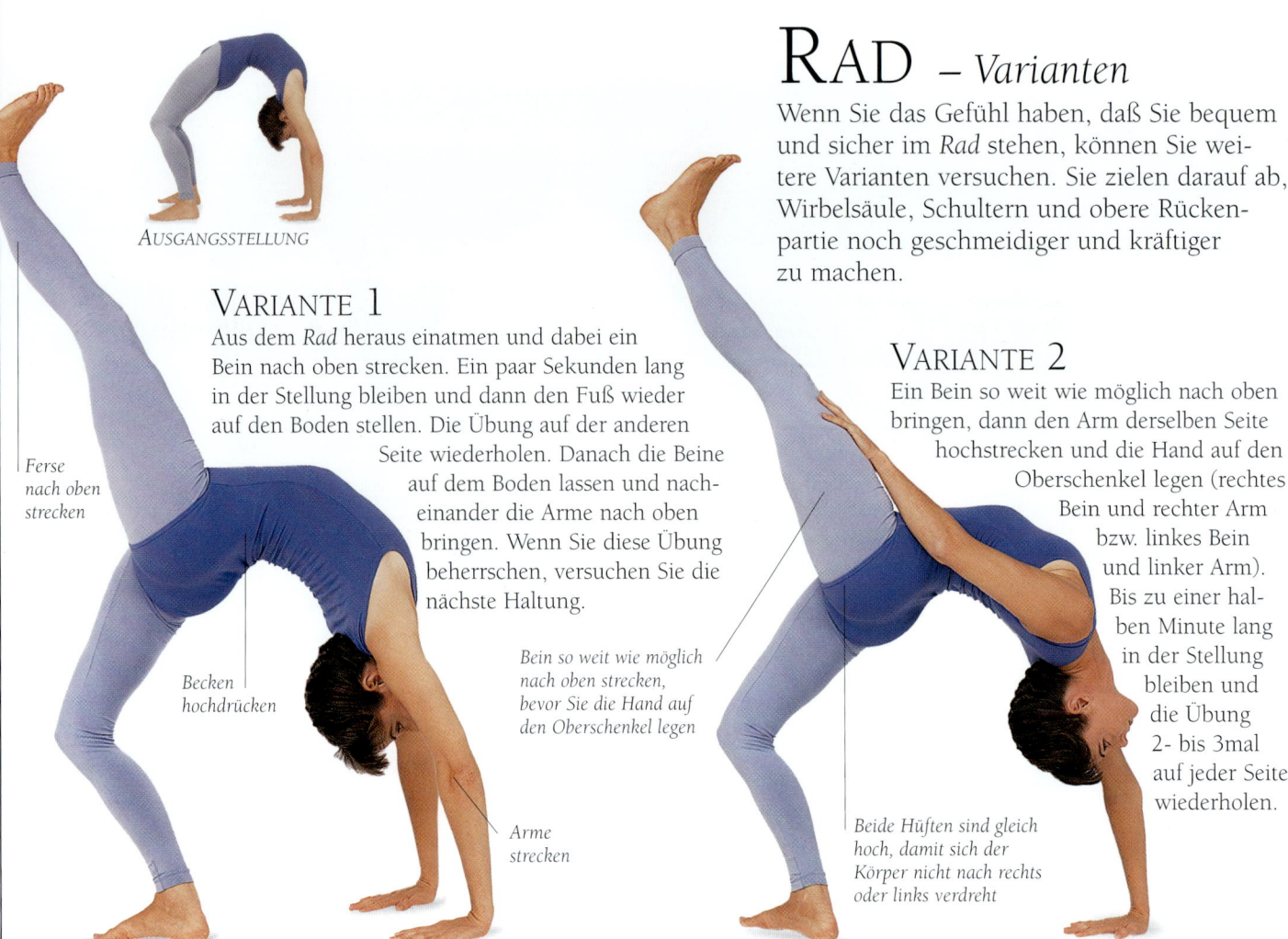

AUSGANGSSTELLUNG

RAD – *Varianten*

Wenn Sie das Gefühl haben, daß Sie bequem und sicher im *Rad* stehen, können Sie weitere Varianten versuchen. Sie zielen darauf ab, Wirbelsäule, Schultern und obere Rückenpartie noch geschmeidiger und kräftiger zu machen.

VARIANTE 1

Aus dem *Rad* heraus einatmen und dabei ein Bein nach oben strecken. Ein paar Sekunden lang in der Stellung bleiben und dann den Fuß wieder auf den Boden stellen. Die Übung auf der anderen Seite wiederholen. Danach die Beine auf dem Boden lassen und nacheinander die Arme nach oben bringen. Wenn Sie diese Übung beherrschen, versuchen Sie die nächste Haltung.

Ferse nach oben strecken

Becken hochdrücken

Arme strecken

Bein so weit wie möglich nach oben strecken, bevor Sie die Hand auf den Oberschenkel legen

VARIANTE 2

Ein Bein so weit wie möglich nach oben bringen, dann den Arm derselben Seite hochstrecken und die Hand auf den Oberschenkel legen (rechtes Bein und rechter Arm bzw. linkes Bein und linker Arm). Bis zu einer halben Minute lang in der Stellung bleiben und die Übung 2- bis 3mal auf jeder Seite wiederholen.

Beide Hüften sind gleich hoch, damit sich der Körper nicht nach rechts oder links verdreht

RAD AUS DEM STAND

Fortgeschrittene Schüler können versuchen, aus dem Stand in das *Rad* zu kommen. Durch diese Übung werden der gesamte Rücken, der Nacken, die Schultern und die Gliedmaßen vollständig nach hinten gebogen. Entspannen Sie sich nach Schritt 1, bevor Sie mit den Schritten 2 und 3 weitermachen.

2 ▽ Die Arme hoch und nach hinten strecken, den Körper weiter nach hinten neigen. Den Blick auf den Boden hinter sich richten und sich vorstellen, daß Sie Ihre Hände dort plazieren.

3 ▽ Langsam die Hände in Richtung Boden bringen und dabei nach und nach die Knie beugen. Die Hände auf den Boden stellen und in der Haltung bleiben, so lange dies ohne Anstrengung möglich ist. Wenn Sie möchten, können Sie die Übung mehrmals wiederholen.

Kopf herabhängen lassen

Becken nach vorn drücken

1 ◁ Füße sind parallel und schulterbreit gegrätscht. Oberkörper etwas nach hinten beugen. Arme hängen herab, die Hände liegen entspannt auf der Rückseite der Beine.

Knie sind leicht gebogen

Ganzen Rücken nach hinten beugen

Arme sind gestreckt und neben dem Kopf

Hände sind bereit, auf den Boden gelegt zu werden

Becken in die Luft strecken

Hände liegen parallel zueinander flach auf dem Boden

VARIANTE 3

Aus dem *Rad* laufen Sie mit den Händen zu
den Füßen. Sehr kleine »Schritte« mit den
Händen machen und sich vorstellen, daß
Sie versuchen, die Fersen zu umfassen.
Wenn Sie die Übung regelmäßig ausführen,
werden Sie feststellen, daß Wirbelsäule
und Schultergelenke schnell beweglicher
werden.

VARIANTE 4

Aus der vorhergehenden Variante heraus
umfassen Sie nun die Ferse, beugen die
Ellbogen und legen sie auf den Boden.
Einatmend heben Sie ein Bein hoch und in
Richtung Brust. In der Haltung bleiben, so
lange es ohne Anstrengung möglich ist. Das
Bein wieder auf den Boden stellen und die
Übung mit dem anderen Bein wiederholen.
Die Übung 2- bis 3mal auf jeder Seite aus-
führen. Dann aus der Stellung zurückkom-
men und sich entspannen.

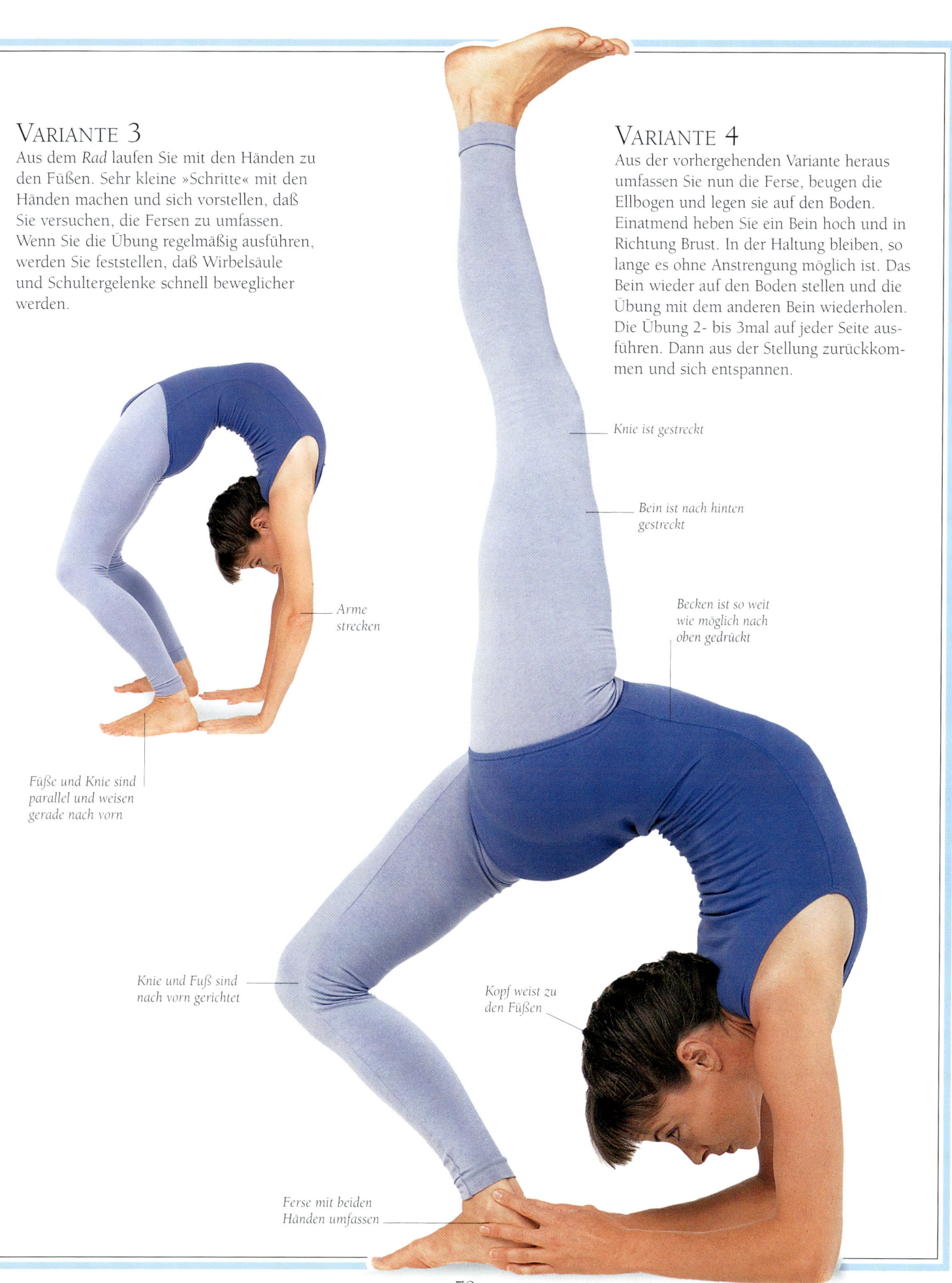

*Arme
strecken*

*Füße und Knie sind
parallel und weisen
gerade nach vorn*

Knie ist gestreckt

*Bein ist nach hinten
gestreckt*

*Becken ist so weit
wie möglich nach
oben gedrückt*

*Knie und Fuß sind
nach vorn gerichtet*

*Kopf weist zu
den Füßen*

*Ferse mit beiden
Händen umfassen*

BEUGUNG NACH HINTEN

Hier wollen wir Ihnen eine Reihe von Beugungen nach hinten vorstellen.
Die Ausgangsstellung ist *Vajrasana* – mit geschlossenen Beinen und Knien auf
den Fersen sitzen, wobei das ganze Gewicht auf Knien und Knöcheln liegt.
Jede dieser Beugungen gibt dem Körper große Stabilität und dehnt Wirbel-
säule und Rückenmuskulatur. *Vajrasana* ähnelt Namaz, der moslemischen
Gebetshaltung, und ist eine traditionelle Zen-Haltung in der Meditation.

AUSGANGSSTELLUNG: VAJRASANA

Sie sitzen in *Vajrasana* mit geschlossenen Füßen, Knien und
Beinen auf den Fersen. Dies ist
eine Haltung, die die Verdauung
fördert. Versuchen Sie, während
oder nach Mahlzeiten so zu sitzen.

Rücken ist gerade

*Hände liegen
auf den Ober-
schenkeln*

DAS KAMEL

Diese Stellung, auch bekannt als die
Asana der Festigkeit oder das *Rad im
Knien*, kräftigt die Oberschenkel und
macht den Rücken geschmeidiger.

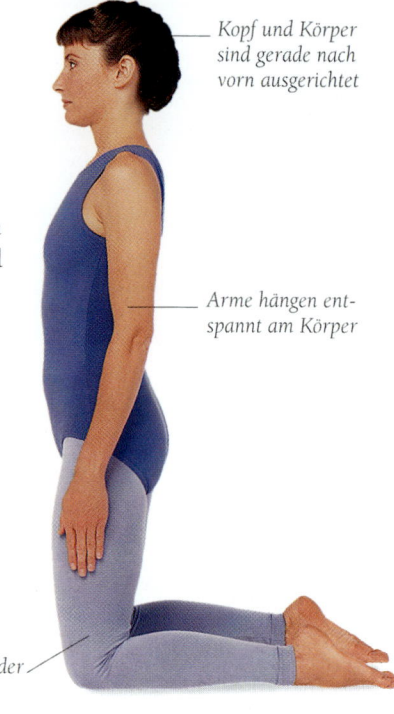

*Kopf und Körper
sind gerade nach
vorn ausgerichtet*

*Arme hängen ent-
spannt am Körper*

1 ▷ Ausgehend von *Vajrasana*
einatmend das Becken und den
Oberkörper aufrichten und als
Vorbereitung auf das *Kamel* auf die
Knie kommen. Becken und Körper
richten sich auf, aber Füße und
Unterschenkel bleiben unbeweglich.

*Beine und Füße sind entweder
parallel oder geschlossen*

2 ▽ Mit der rechten Hand die
rechte Ferse ergreifen. Wenn
Ihnen das Schwierigkeiten bereitet,
die rechte Hand hinter den
rechten Fuß flach auf den
Boden legen.

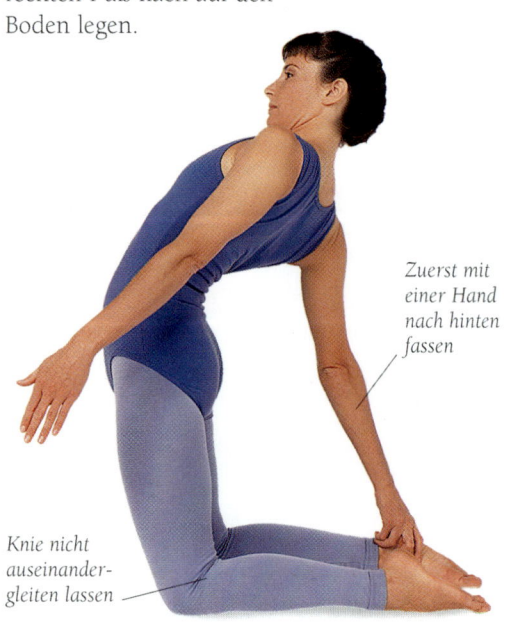

*Zuerst mit
einer Hand
nach hinten
fassen*

*Knie nicht
auseinander-
gleiten lassen*

3 ▽ Den Kopf in den Nacken legen und die linke
Ferse mit der linken Hand ergreifen (oder die
linke Hand parallel zur rechten flach auf den
Boden legen). Ruhig atmen, mindestens
10 Sekunden lang in der Stellung
bleiben und sich langsam bis
zu 1 Minute steigern. Setzen Sie sich wieder auf
die Fersen, und ent-
spannen Sie sich
in der *Stellung des
Kindes* (siehe
Seite 26). Die
Übung 2- bis
3mal wieder-
holen.

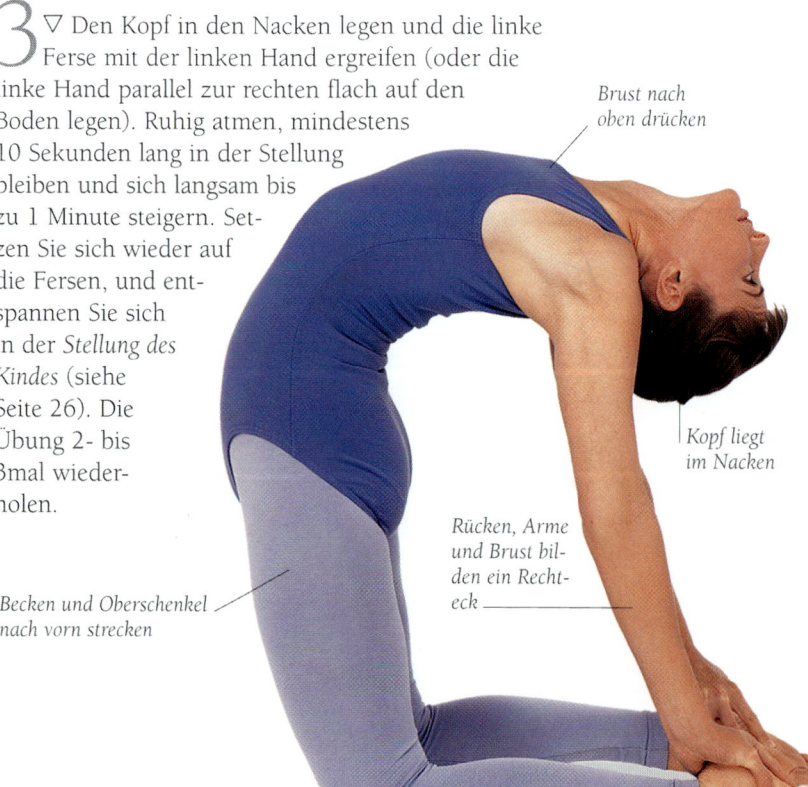

*Brust nach
oben drücken*

*Kopf liegt
im Nacken*

*Rücken, Arme
und Brust bil-
den ein Recht-
eck*

*Becken und Oberschenkel
nach vorn strecken*

VOLLSTÄNDIGER DIAMANT
POORNA SUPTA VAJRASANA

Der *vollständige Diamant* in *Vajrasana* ist eine anspruchsvolle Asana für Fortgeschrittene.

1 Ausgehend von *Vajrasana* legen Sie sich auf die Fersen. Stellen Sie sich vor, daß Sie den Rücken flach auf den Boden legen, obwohl sich die Fersen unter dem Körper befinden. Die Fersen unter dem Körper parallel zueinander halten.

Nacken, Schultern und Kopf liegen auf dem Boden

Fersen sind unter dem Körper, Beine sind parallel

Rücken liegt so flach und so nah am Boden wie möglich

Brust und Nacken nach oben drücken

2 ▷ Die Hände hinter den Schultern flach auf den Boden legen, so wie bei der Vorbereitung auf das *Rad* (siehe Seite 76-77). Die Brust hochdrücken und die Kopfoberseite auf den Boden legen.

Becken und Brust hochdrücken

3 ◁ Mit den Händen schiebend das Becken und die Brust so weit wie möglich nach oben drücken. Nach und nach mit den Händen und dem Kopf zu den Füßen »laufen«. Lassen Sie sich nicht entmutigen, wenn die Hände die Füße nicht erreichen. Durch regelmäßiges Üben werden Sie Ihren Rücken sehr viel besser nach hinten beugen können. 10 Sekunden lang in der Stellung bleiben und sich langsam bis zu 1 Minute steigern. Entspannen Sie sich in der *Stellung des Kindes* (siehe Seite 26), bevor Sie mit Ihren Asanas fortfahren.

Kopf und Hals sind nach hinten geneigt

Kopfoberseite liegt auf dem Boden und/ oder so nah an den Füßen wie möglich

Unterarme liegen auf dem Boden

Beide Hände halten den Fuß gut fest: Wenn Sie mit der linken Hand nicht bis zum Fuß kommen, mit der linken Hand das rechte Handgelenk ergreifen

DIE TAUBE — KAPOTHASANA

Ausgehend von *Vajrasana* das rechte Knie strecken und mit dem Bein nach hinten gleiten, bis der rechte Oberschenkel beim linken Fuß liegt. Das rechte Knie so beugen, daß Fuß und Unterschenkel senkrecht nach oben weisen. Mit beiden Händen über den Kopf nach hinten fassen und den rechten Fuß ergreifen. Den Kopf in den Nacken legen und versuchen, den rechten Fuß zur Kopfoberseite zu bringen. Mindestens 10 Sekunden lang in der Stellung bleiben. In *Vajrasana* zurückkommen und die Übung auf der anderen Seite wiederholen.

Brust ist nach vorn »aufgeplustert« wie bei einer Taube

Hals und Rücken sind nach hinten durchgedrückt, so daß sich der Oberkörper vollständig nach hinten wölbt

DER HALBMOND
und Varianten

Der *Halbmond* ist eine ausgezeichnete Dehnung nach hinten, die gleichzeitig Becken, Oberschenkel und Beine streckt. Es ist eine schöne, fließende Reihe von Stellungen, die das Gleichgewicht und die Konzentration fördert. Wenn Sie diese Übungsfolge richtig ausführen, wird sie Ihnen tiefen inneren Frieden bringen. Alle Varianten des *Halbmonds* sollten auf beiden Körperseiten ausgeführt werden.

Blick gerade nach vorn, wie auf den Horizont, richten

1 Ausgehend von *Vajrasana* (siehe Seite 80) aufrichten und auf die Knie kommen. Dann den rechten Fuß flach vor sich auf den Boden stellen.

Vorderes Knie ist angewinkelt, Schienbein gerade aufgerichtet

Hände sind in der Mitte vor der Brust gefaltet, Handflächen flach aneinander

Schienbein und Fußspann liegen flach auf dem Boden

Brust ist aufgerichtet; Oberkörper gerade

Zehen sind gestreckt und weisen nach hinten

2 ▷ Die Hände in der Gebetshaltung vor der Brust zusammenführen. Kurze Zeit in dieser Haltung bleiben, um als Vorbereitung auf den *Halbmond* ins physische und geistige Gleichgewicht zu kommen.

Spüren, wie sich der Oberschenkel nach oben bewegt

HÄNDE ZU DEN KNÖCHELN

Wenn Ihre Wirbelsäule beweglich genug ist, können Sie sich vom *Halbmond* aus weiter nach hinten beugen, bis Sie den Fuß ergreifen können. Wenn Ihnen dies nicht gelingt, stellen Sie es sich bildlich vor.

Kopf liegt im Nacken; versuchen, den Fuß zu sehen

Vorderer Fuß steht fest auf dem Boden

Oberschenkel ist fast parallel zum Boden; fühlt sich so an, als würde er nach oben gestreckt

Hinterer Fuß liegt flach auf dem Boden; für ein besseres Gleichgewicht die Zehen aufstellen

Rücken ist so gerade wie möglich

ANJANEYASANA

Ausgehend von Schritt 1 des *Halbmonds* die Zehen des vorderen Fußes anheben. Dann die Ferse nach vorn schieben, bis die Rückseite des vorderen Beins und die Vorderseite des hinteren Beins auf dem Boden liegen. Der Körper bleibt nach vorn ausgerichtet, die Hände werden in der Gebetshaltung vor der Brust zusammengeführt.

Brust ist aufgerichtet; nicht nach vorn lehnen

Beine gerade halten, das Becken nicht verdrehen

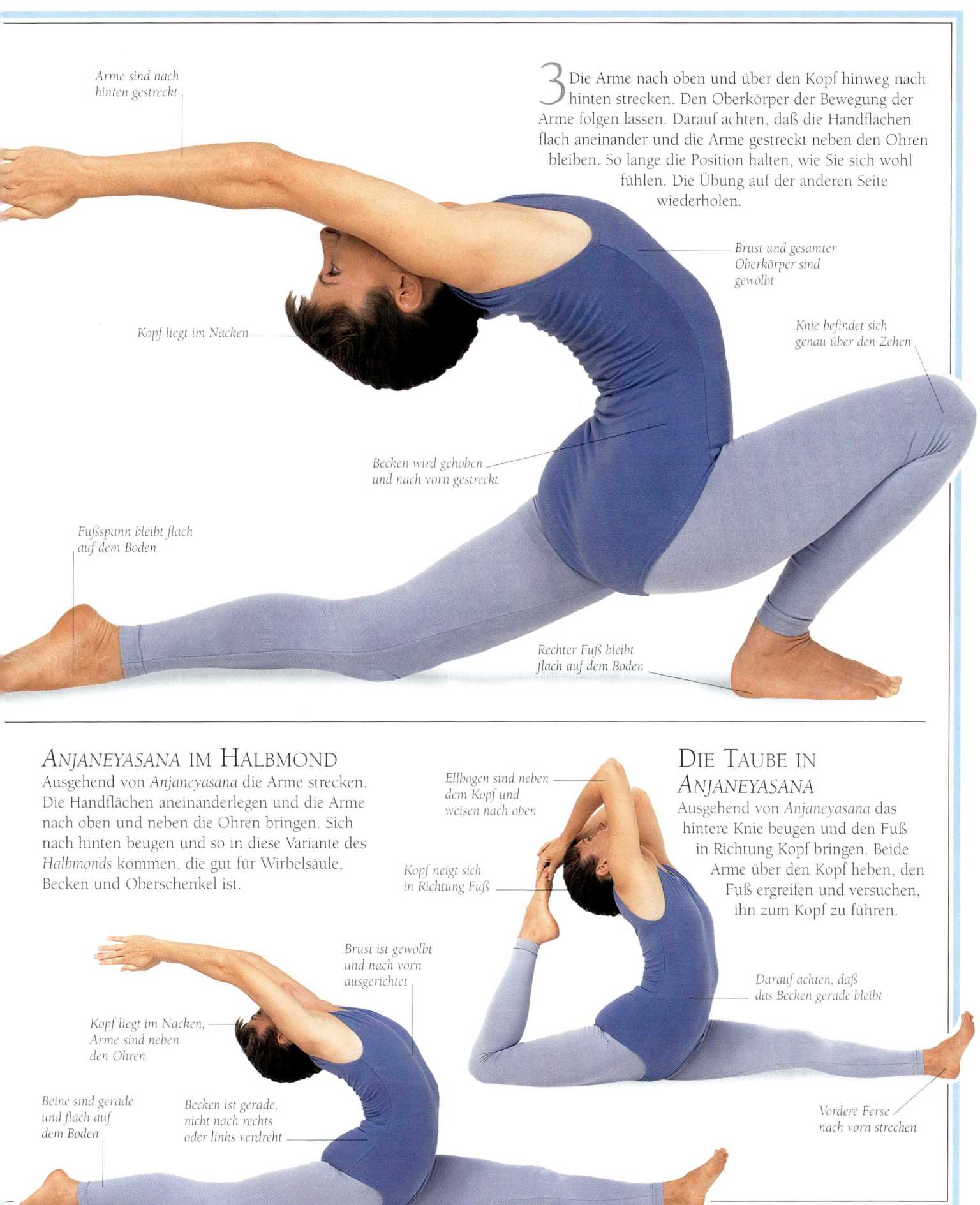

Arme sind nach
hinten gestreckt

3 Die Arme nach oben und über den Kopf hinweg nach
hinten strecken. Den Oberkörper der Bewegung der
Arme folgen lassen. Darauf achten, daß die Handflächen
flach aneinander und die Arme gestreckt neben den Ohren
bleiben. So lange die Position halten, wie Sie sich wohl
fühlen. Die Übung auf der anderen Seite
wiederholen.

Brust und gesamter
Oberkörper sind
gewölbt

Kopf liegt im Nacken

Knie befindet sich
genau über den Zehen

Becken wird gehoben
und nach vorn gestreckt

Fußspann bleibt flach
auf dem Boden

Rechter Fuß bleibt
flach auf dem Boden

ANJANEYASANA IM HALBMOND

Ausgehend von *Anjaneyasana* die Arme strecken.
Die Handflächen aneinanderlegen und die Arme
nach oben und neben die Ohren bringen. Sich
nach hinten beugen und so in diese Variante des
Halbmonds kommen, die gut für Wirbelsäule,
Becken und Oberschenkel ist.

Ellbogen sind neben
dem Kopf und
weisen nach oben

Kopf neigt sich
in Richtung Fuß

DIE TAUBE IN ANJANEYASANA

Ausgehend von *Anjaneyasana* das
hintere Knie beugen und den Fuß
in Richtung Kopf bringen. Beide
Arme über den Kopf heben, den
Fuß ergreifen und versuchen,
ihn zum Kopf zu führen.

Brust ist gewölbt
und nach vorn
ausgerichtet

Kopf liegt im Nacken,
Arme sind neben
den Ohren

Darauf achten, daß
das Becken gerade bleibt

Beine sind gerade
und flach auf
dem Boden

Becken ist gerade,
nicht nach rechts
oder links verdreht

Vordere Ferse
nach vorn strecken

9

DER HALBE DREHSITZ

Ardha Matsyendrasana

Nach den Beugungen der Wirbelsäule nach vorn und hinten dehnt der halbe
Drehsitz die Wirbel, Rückenmuskeln und das Becken seitlich. Diese wichtige
Asana ist in Sanskrit nach dem großen Weisen Matsyendra benannt,
einem der ersten Hatha-Yoga-Lehrer.

ॐ KÖRPERLICHE WIRKUNGEN

► Er hält die Wirbelsäule
elastisch, indem er die
seitliche Beweglichkeit
fördert.
► Hilft bei Problemen der
Becken- und Rückenmus-
kulatur.
► Löst durch Rheuma ver-
ursachte Verwachsungen in
den Gelenken.
► Vermehrt die Gelenkflüs-
sigkeit und »schmiert« so
die Gelenke.
► Regt die Rückenmarks-
nerven und das sympa-
thische Nervensystem
an und fördert die Durch-
blutung.
► Massiert die Bauchmus-
kulatur und lindert Ver-
dauungsstörungen.
► Wirkt sich positiv auf
Gallenblase, Milz, Nieren,
Leber und Darm
aus.

ॐ MENTALE WIRKUNGEN

► Fördert die Heilung von
Störungen des Nerven-
systems.
► Bringt inneren Frieden.

ॐ PRANISCHE WIRKUNGEN

► Steigert die Prana Shakti
(Energie und Lebenskraft)
und lindert unzählige Be-
schwerden.
► Erweckt die Kundalini
(potentielle spirituelle
Energie).

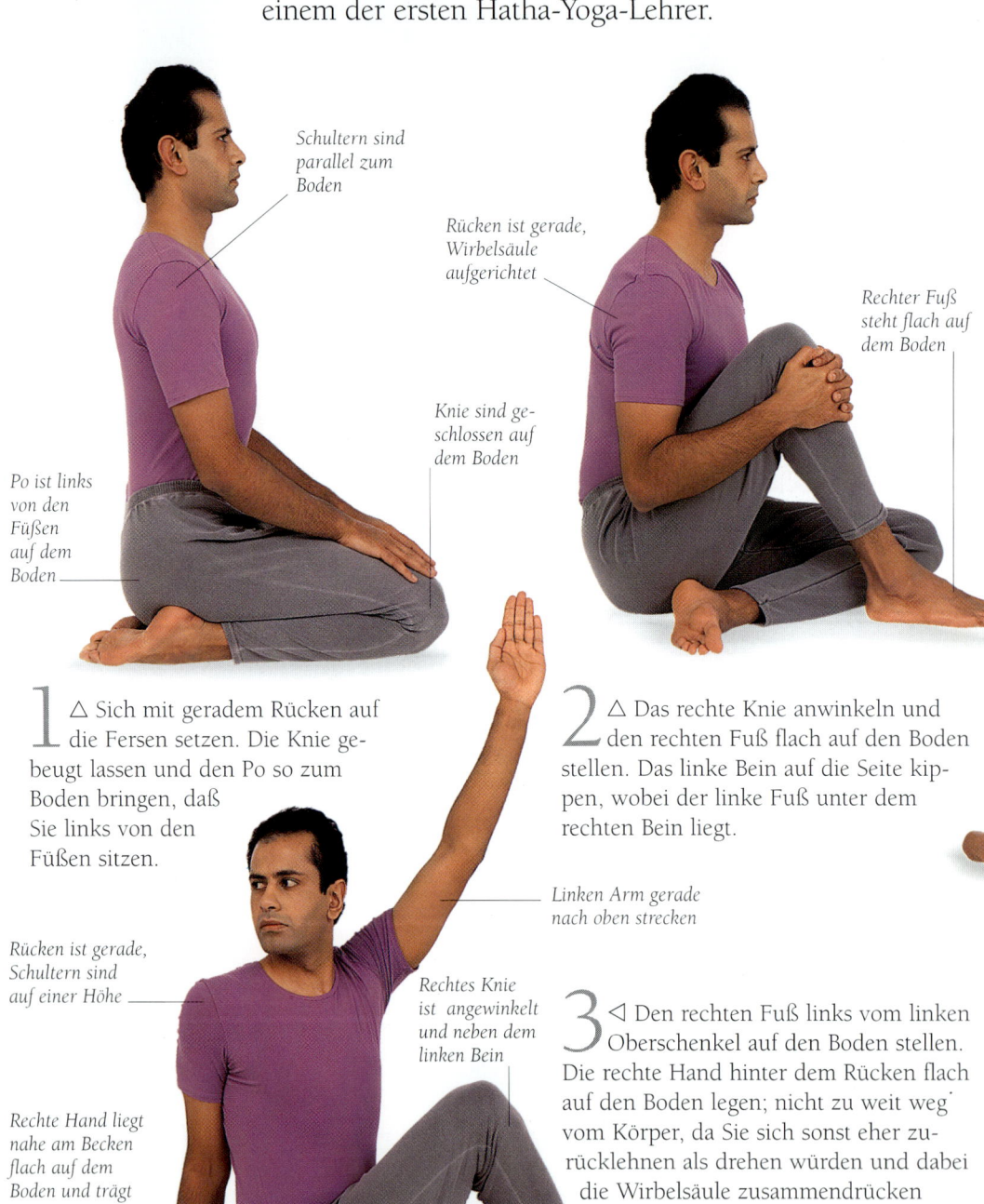

*Schultern sind
parallel zum
Boden*

*Rücken ist gerade,
Wirbelsäule
aufgerichtet*

*Rechter Fuß
steht flach auf
dem Boden*

*Knie sind ge-
schlossen auf
dem Boden*

*Po ist links
von den
Füßen
auf dem
Boden*

1 △ Sich mit geradem Rücken auf
die Fersen setzen. Die Knie ge-
beugt lassen und den Po so zum
Boden bringen, daß
Sie links von den
Füßen sitzen.

2 △ Das rechte Knie anwinkeln und
den rechten Fuß flach auf den Boden
stellen. Das linke Bein auf die Seite kippen, wobei der linke Fuß unter dem
rechten Bein liegt.

*Rücken ist gerade,
Schultern sind
auf einer Höhe*

*Rechte Hand liegt
nahe am Becken
flach auf dem
Boden und trägt
kaum Gewicht*

*Linken Arm gerade
nach oben strecken*

*Rechtes Knie
ist angewinkelt
und neben dem
linken Bein*

3 ◁ Den rechten Fuß links vom linken
Oberschenkel auf den Boden stellen.
Die rechte Hand hinter dem Rücken flach
auf den Boden legen; nicht zu weit weg
vom Körper, da Sie sich sonst eher zu-
rücklehnen als drehen würden und dabei
die Wirbelsäule zusammendrücken
anstatt sie seitlich zu dehnen. Nun
den linken Arm gestreckt über
den Kopf heben.

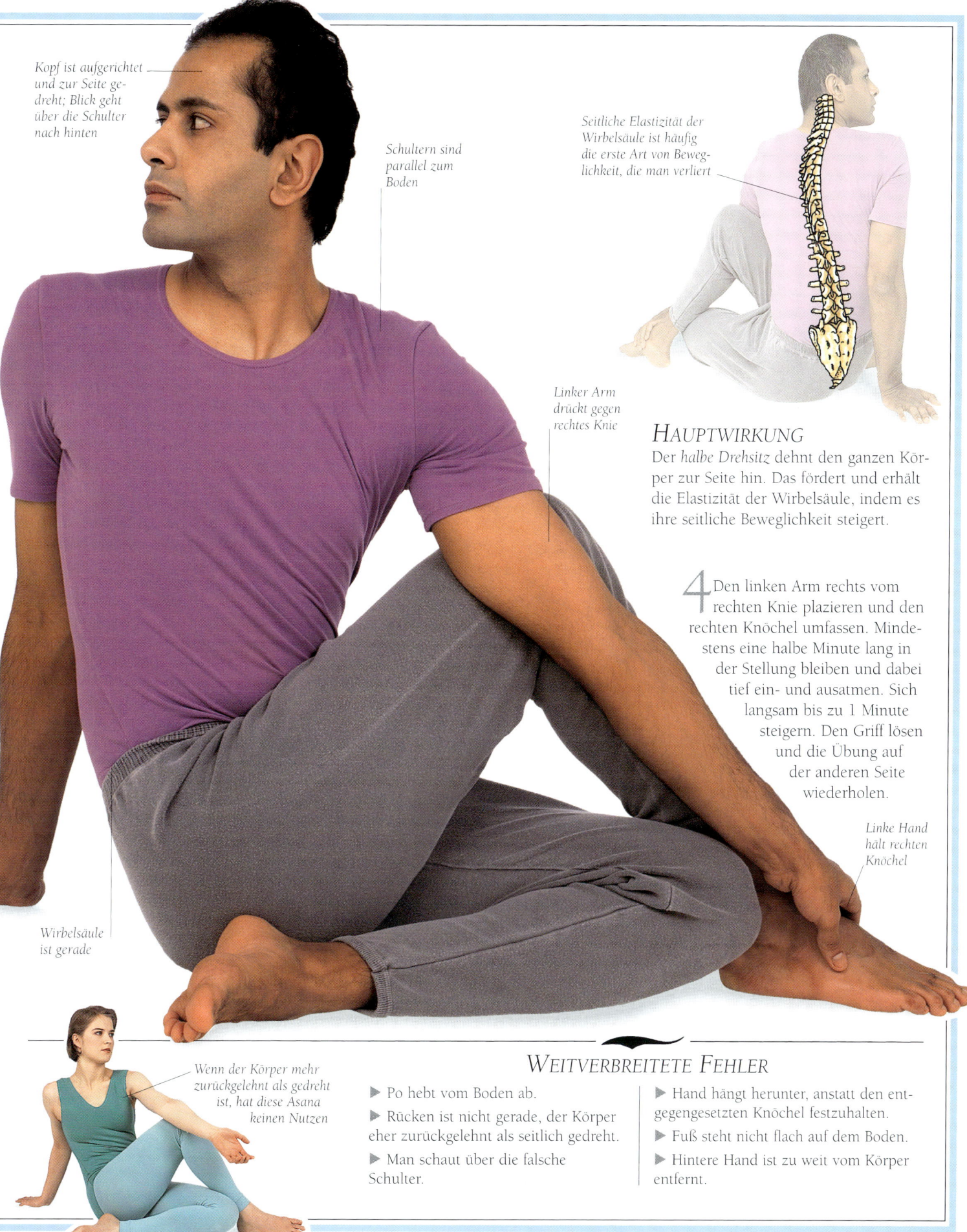

Kopf ist aufgerichtet und zur Seite gedreht; Blick geht über die Schulter nach hinten

Schultern sind parallel zum Boden

Seitliche Elastizität der Wirbelsäule ist häufig die erste Art von Beweglichkeit, die man verliert

Linker Arm drückt gegen rechtes Knie

HAUPTWIRKUNG

Der *halbe Drehsitz* dehnt den ganzen Körper zur Seite hin. Das fördert und erhält die Elastizität der Wirbelsäule, indem es ihre seitliche Beweglichkeit steigert.

4 Den linken Arm rechts vom rechten Knie plazieren und den rechten Knöchel umfassen. Mindestens eine halbe Minute lang in der Stellung bleiben und dabei tief ein- und ausatmen. Sich langsam bis zu 1 Minute steigern. Den Griff lösen und die Übung auf der anderen Seite wiederholen.

Linke Hand hält rechten Knöchel

Wirbelsäule ist gerade

Wenn der Körper mehr zurückgelehnt als gedreht ist, hat diese Asana keinen Nutzen

WEITVERBREITETE FEHLER

▶ Po hebt vom Boden ab.

▶ Rücken ist nicht gerade, der Körper eher zurückgelehnt als seitlich gedreht.

▶ Man schaut über die falsche Schulter.

▶ Hand hängt herunter, anstatt den entgegengesetzten Knöchel festzuhalten.

▶ Fuß steht nicht flach auf dem Boden.

▶ Hintere Hand ist zu weit vom Körper entfernt.

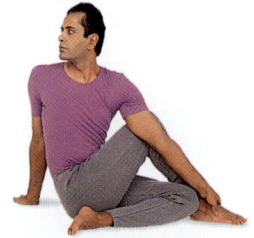

AUSGANGSPOSITION

DREHSITZ
Varianten

»*Matsyendrasana* steigert den Appetit, indem es das gastrische Feuer [die Verdauung] anregt, und sie überwindet schreckliche Krankheiten im Körper. ... Sie erweckt Kundalini und schenkt Stabilität des Mondes.« – *Hatha Yoga Pradipika*

HANDGELENK UMFASSEN

Dies ist eine *Variante des Drehsitzes*. In der Ausgangsstellung (siehe Seite 85) sitzend, lassen Sie den Knöchel los. Ohne die Schulter hängen zu lassen, die linke Hand unter dem rechten Knie durchführen und hinter dem Rücken das rechte Handgelenk ergreifen. So lange in dieser Position bleiben, wie Sie die Grundstellung halten würden. Den Griff lösen, in die Mitte zurückkommen und die Übung auf der anderen Seite wiederholen.

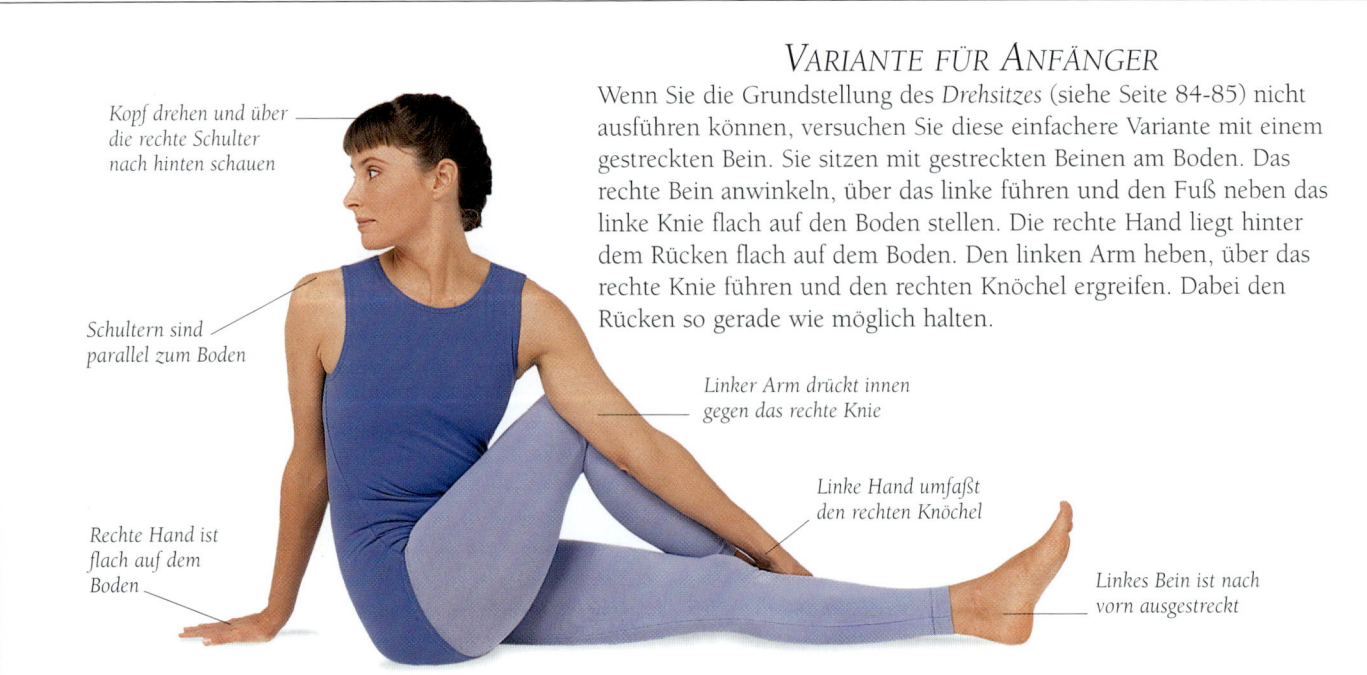

Kopf so drehen, daß Sie über die rechte Schulter nach hinten schauen

Es ist sehr wichtig, den Rücken gerade und die Schultern auf einer Höhe zu halten

Linker Fuß steht flach auf dem Boden, Zehen nicht aufrichten, Fuß nicht nach außen drehen

Wenn Sie gelenkiger werden, versuchen, nach und nach den Fuß näher zum Becken zu bringen

VARIANTE FÜR ANFÄNGER

Wenn Sie die Grundstellung des *Drehsitzes* (siehe Seite 84-85) nicht ausführen können, versuchen Sie diese einfachere Variante mit einem gestreckten Bein. Sie sitzen mit gestreckten Beinen am Boden. Das rechte Bein anwinkeln, über das linke führen und den Fuß neben das linke Knie flach auf den Boden stellen. Die rechte Hand liegt hinter dem Rücken flach auf dem Boden. Den linken Arm heben, über das rechte Knie führen und den rechten Knöchel ergreifen. Dabei den Rücken so gerade wie möglich halten.

Kopf drehen und über die rechte Schulter nach hinten schauen

Schultern sind parallel zum Boden

Rechte Hand ist flach auf dem Boden

Linker Arm drückt innen gegen das rechte Knie

Linke Hand umfaßt den rechten Knöchel

Linkes Bein ist nach vorn ausgestreckt

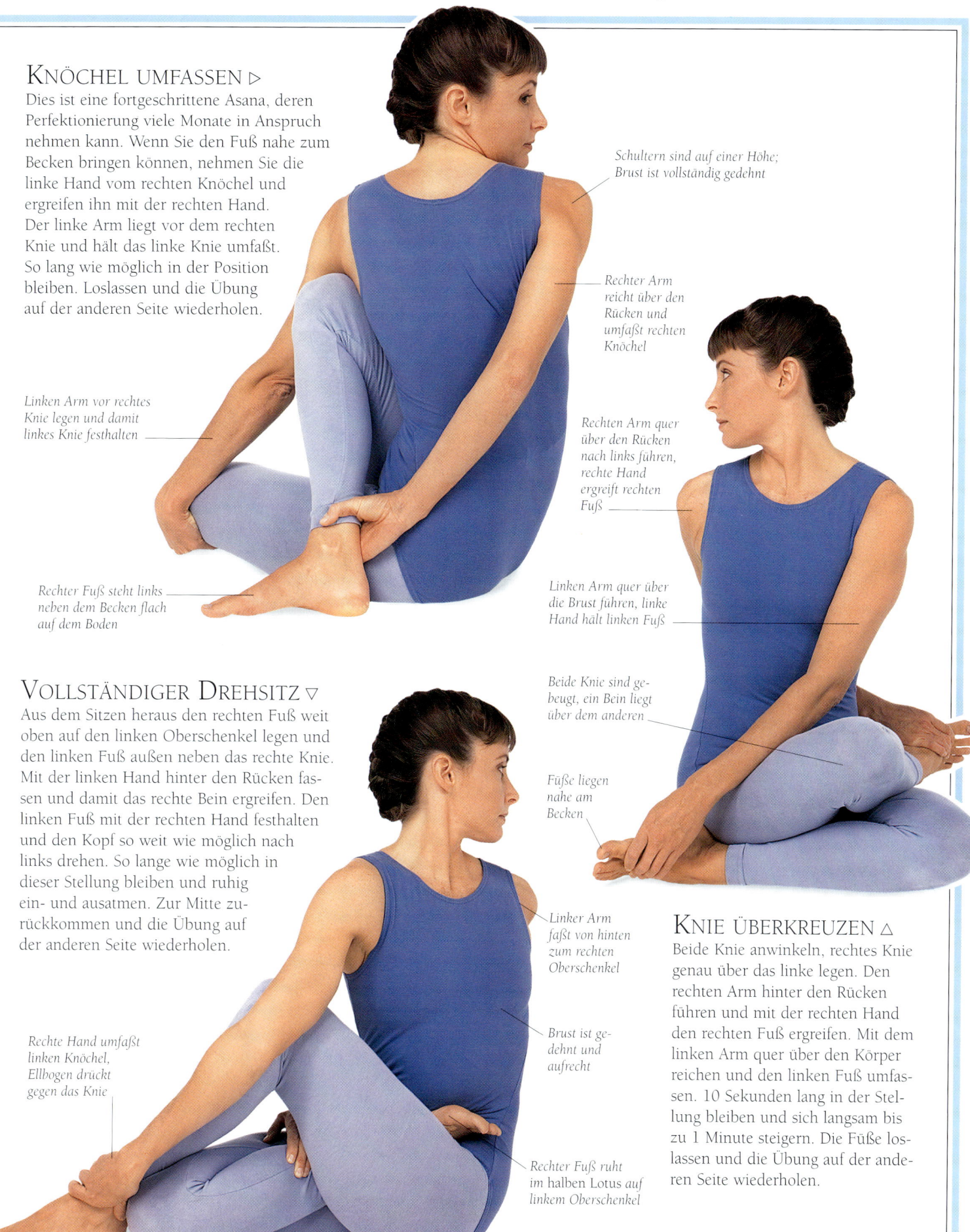

KNÖCHEL UMFASSEN ▷

Dies ist eine fortgeschrittene Asana, deren Perfektionierung viele Monate in Anspruch nehmen kann. Wenn Sie den Fuß nahe zum Becken bringen können, nehmen Sie die linke Hand vom rechten Knöchel und ergreifen ihn mit der rechten Hand. Der linke Arm liegt vor dem rechten Knie und hält das linke Knie umfaßt. So lang wie möglich in der Position bleiben. Loslassen und die Übung auf der anderen Seite wiederholen.

Schultern sind auf einer Höhe; Brust ist vollständig gedehnt

Rechter Arm reicht über den Rücken und umfaßt rechten Knöchel

Linken Arm vor rechtes Knie legen und damit linkes Knie festhalten

Rechten Arm quer über den Rücken nach links führen, rechte Hand ergreift rechten Fuß

Rechter Fuß steht links neben dem Becken flach auf dem Boden

Linken Arm quer über die Brust führen, linke Hand hält linken Fuß

Beide Knie sind gebeugt, ein Bein liegt über dem anderen

VOLLSTÄNDIGER DREHSITZ ▽

Aus dem Sitzen heraus den rechten Fuß weit oben auf den linken Oberschenkel legen und den linken Fuß außen neben das rechte Knie. Mit der linken Hand hinter den Rücken fassen und damit das rechte Bein ergreifen. Den linken Fuß mit der rechten Hand festhalten und den Kopf so weit wie möglich nach links drehen. So lange wie möglich in dieser Stellung bleiben und ruhig ein- und ausatmen. Zur Mitte zurückkommen und die Übung auf der anderen Seite wiederholen.

Füße liegen nahe am Becken

Linker Arm faßt von hinten zum rechten Oberschenkel

Rechte Hand umfaßt linken Knöchel, Ellbogen drückt gegen das Knie

Brust ist gedehnt und aufrecht

KNIE ÜBERKREUZEN △

Beide Knie anwinkeln, rechtes Knie genau über das linke legen. Den rechten Arm hinter den Rücken führen und mit der rechten Hand den rechten Fuß ergreifen. Mit dem linken Arm quer über den Körper reichen und den linken Fuß umfassen. 10 Sekunden lang in der Stellung bleiben und sich langsam bis zu 1 Minute steigern. Die Füße loslassen und die Übung auf der anderen Seite wiederholen.

Rechter Fuß ruht im halben Lotus auf linkem Oberschenkel

10A

KÖRPERLICHE WIRKUNGEN

▶ Stärkt Arme, Handgelenke und Schultern.
▶ Dehnt alle Muskeln in diesem Bereich und macht sie geschmeidiger.
▶ Dehnt und »schmiert« die Gelenke, dehnt Sehnen und Bänder des Oberkörpers.
▶ Dehnt die Brust und erhöht die Atemkapazität.
▶ Belebt die Nerven und Muskeln der Hände, Handgelenke und Unterarme.
▶ Bereitet Brust und Arme auf jegliche Art schwerer Arbeit vor.

MENTALE WIRKUNGEN

▶ Wie alle Gleichgewichtshaltungen erfordert die *Krähe* viel Konzentration – und fördert sie auch in starkem Maß.
▶ Wirkt sich positiv auf die geistige Gelassenheit und die Aufmerksamkeit aus.
▶ Fördert das Gefühl der Ausgeglichenheit.
▶ Bereitet den Geist auf die Meditation vor.

PRANISCHE WIRKUNGEN

▶ Beseitigt Lethargie.
▶ Läßt neue Energie in Schultern und Arme fließen.

DIE KRÄHE

Kakasana

Die *Krähe* und der *Pfau* (siehe Seite 90–91) sind sehr gute Gleichgewichtsübungen, die das physische und geistige Gleichgewicht fördern. Eine der beiden Stellungen sollten Sie als Grundasana ausführen.

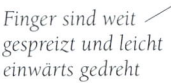

1 ◁ Als Vorbereitung auf die *Krähe* gehen Sie in die Hocke. Die Füße sind flach auf dem Boden, die Arme zwischen den Beinen.

Kopf ist aufgerichtet

Finger sind weit gespreizt und leicht einwärts gedreht

Füße und Knie sind weit auseinander

2 △ Die Handflächen genau in Schulterbreite flach auf den Boden legen. Die Finger sind so gespreizt wie die Füße einer Krähe.

3 ▷ Die Ellbogen nach außen spreizen, so daß die Oberarme als Stütze dienen. Auf die Zehen kommen und die Knie auf die jeweiligen Oberarme legen.

Hände sind genau unter den Schultern

Kopf ist aufgerichtet

Gewicht liegt auf den Zehen

Gewicht liegt auf den Handgelenken; Zehen halten das Gleichgewicht

4 ◁ Den Blick auf einen Punkt vor Ihnen richten und tief einatmen. Den Atem anhalten, während Sie das Gewicht nach und nach auf die Hände verlagern. Dabei die Dehnung in Unterarmen und Handgelenken spüren – eine gute Übung gegen Sehnenscheidenentzündung.

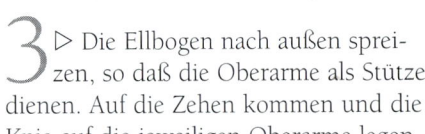
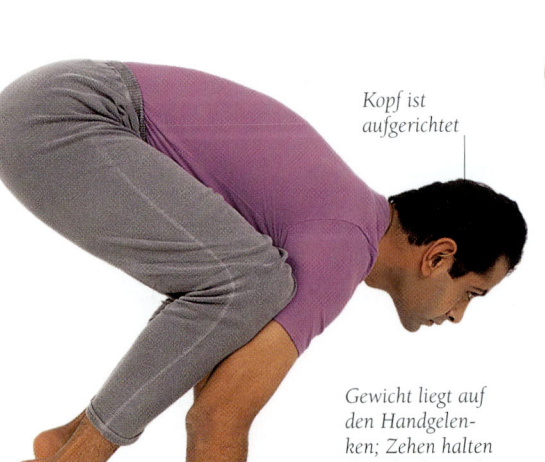

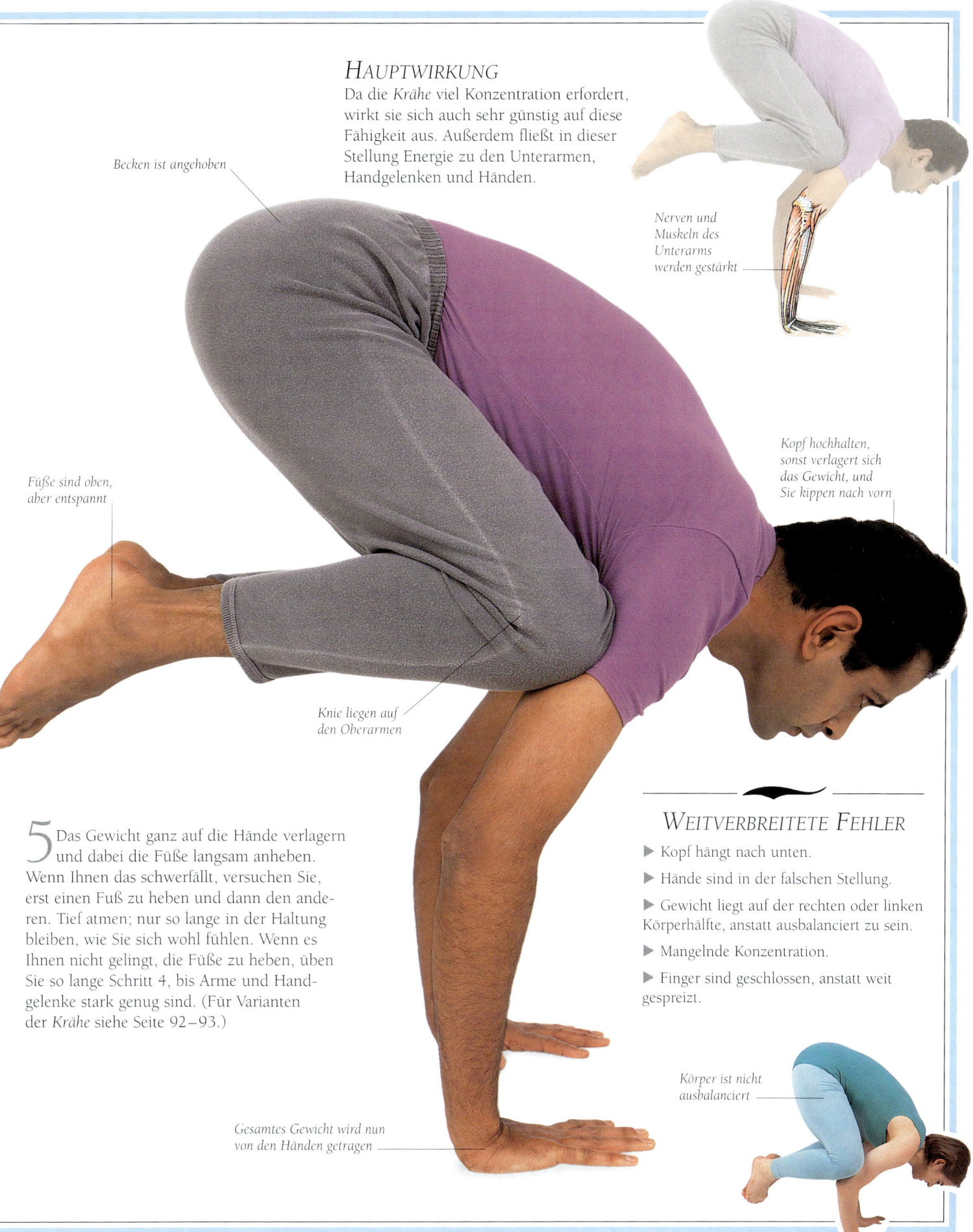

HAUPTWIRKUNG

Da die *Krähe* viel Konzentration erfordert, wirkt sie sich auch sehr günstig auf diese Fähigkeit aus. Außerdem fließt in dieser Stellung Energie zu den Unterarmen, Handgelenken und Händen.

Becken ist angehoben

Nerven und Muskeln des Unterarms werden gestärkt

Kopf hochhalten, sonst verlagert sich das Gewicht, und Sie kippen nach vorn

Füße sind oben, aber entspannt

Knie liegen auf den Oberarmen

5 Das Gewicht ganz auf die Hände verlagern und dabei die Füße langsam anheben. Wenn Ihnen das schwerfällt, versuchen Sie, erst einen Fuß zu heben und dann den anderen. Tief atmen; nur so lange in der Haltung bleiben, wie Sie sich wohl fühlen. Wenn es Ihnen nicht gelingt, die Füße zu heben, üben Sie so lange Schritt 4, bis Arme und Handgelenke stark genug sind. (Für Varianten der *Krähe* siehe Seite 92–93.)

WEITVERBREITETE FEHLER

▶ Kopf hängt nach unten.

▶ Hände sind in der falschen Stellung.

▶ Gewicht liegt auf der rechten oder linken Körperhälfte, anstatt ausbalanciert zu sein.

▶ Mangelnde Konzentration.

▶ Finger sind geschlossen, anstatt weit gespreizt.

Körper ist nicht ausbalanciert

Gesamtes Gewicht wird nun von den Händen getragen

10B

KÖRPERLICHE WIRKUNGEN

▶ Bekämpft alle Arten von Verdauungsstörungen.
▶ Druck der Ellbogen massiert alle Teile des Verdauungstrakts und regt Magen, Leber und Darm an.
▶ Lindert vorübergehende und chronische Beschwerden wie Magenverstimmung, Verstopfung, Diabetes und Hämorrhoiden.
▶ Stärkt die Muskeln von Armen und Handgelenken und fördert die Geschmeidigkeit, so daß der *Pfau* gegen Belastungsschäden hilft.
▶ Fördert das physische Gleichgewicht und die Ausrichtung des Körpers.

MENTALE WIRKUNGEN

▶ Stellt das geistige Gleichgewicht wieder her, steigert Konzentrationsfähigkeit und Entschlossenheit.
▶ Beseitigt Lethargie und allgemeine Schwäche- und Unzulänglichkeitsgefühle.
▶ Lindert psychische Unausgeglichenheit.

PRANISCHE WIRKUNGEN

▶ Stellung der Ellbogen stimuliert und verstärkt den Prana-Fluß zu den Meridianen von Milz, Nieren, Herz, Lunge, Dünndarm und Herzbeutel.
▶ Erweckt das Kundalini Shakti (vollständiges psychisches Potential).

DER PFAU

Mayurasana

In der indischen Tradition symbolisiert der Pfau mit seinen langen Schwanzfedern Schönheit und Unsterblichkeit. Diese Haltung ist eine Alternative zur *Krähe* (siehe Seite 88 – 89).

1 ◁ Sie knien und setzen sich mit gespreizten Knien auf die Fersen. Die Arme vor den Körper heben und Ellbogen, Unterarme und Hände zusammenbringen. Die Handflächen weisen nach oben.

Knie weisen nach außen

Fersen sind geschlossen, Sie sitzen darauf

2 ▽ Beide Hände mit den Handflächen nach unten auf den Boden legen; die Finger weisen nach hinten. Sich nach vorn beugen und den Bauch auf die Ellbogen legen.

Ellbogen sind angewinkelt und drücken nach oben in die Bauchgegend

Hände liegen zwischen den Knien flach auf dem Boden, Finger weisen zum Körper

Versuchen, die Ellbogen geschlossen zu halten

3 ▷ Sich langsam nach vorn lehnen und den Kopf so weit beugen, daß die Stirn auf dem Boden liegt. Wenn Sie den Druck auf die Handgelenke als zu stark empfinden, üben Sie diese Haltung einige Tage oder sogar Wochen lang, bevor Sie mit Schritt 4 fortfahren.

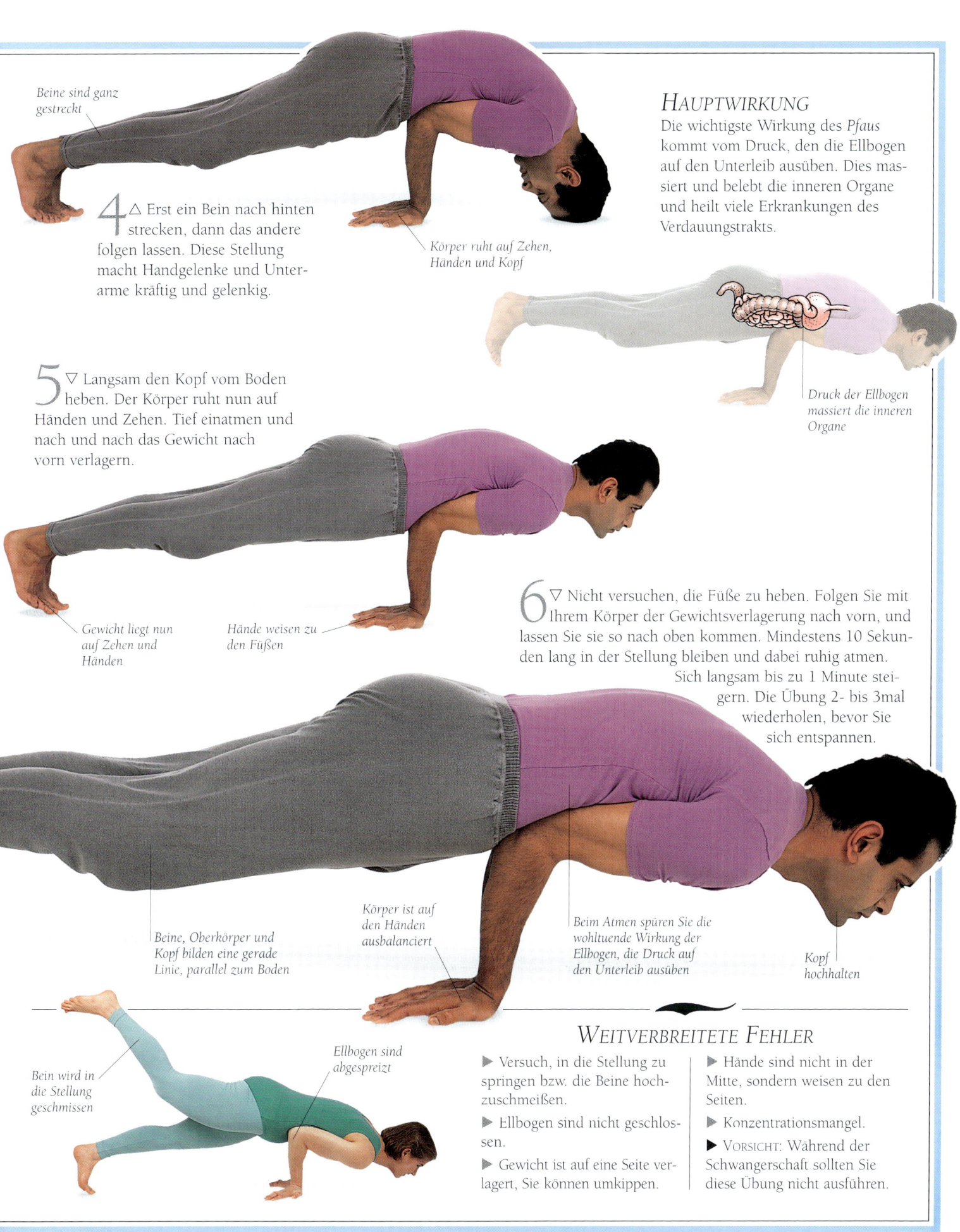

*Beine sind ganz
gestreckt*

HAUPTWIRKUNG

Die wichtigste Wirkung des *Pfaus*
kommt vom Druck, den die Ellbogen
auf den Unterleib ausüben. Dies massiert und belebt die inneren Organe
und heilt viele Erkrankungen des
Verdauungstrakts.

4△ Erst ein Bein nach hinten
strecken, dann das andere
folgen lassen. Diese Stellung
macht Handgelenke und Unterarme kräftig und gelenkig.

*Körper ruht auf Zehen,
Händen und Kopf*

*Druck der Ellbogen
massiert die inneren
Organe*

5▽ Langsam den Kopf vom Boden
heben. Der Körper ruht nun auf
Händen und Zehen. Tief einatmen und
nach und nach das Gewicht nach
vorn verlagern.

6▽ Nicht versuchen, die Füße zu heben. Folgen Sie mit
Ihrem Körper der Gewichtsverlagerung nach vorn, und
lassen Sie sie so nach oben kommen. Mindestens 10 Sekunden lang in der Stellung bleiben und dabei ruhig atmen.
Sich langsam bis zu 1 Minute stei-
gern. Die Übung 2- bis 3mal
wiederholen, bevor Sie
sich entspannen.

*Gewicht liegt nun
auf Zehen und
Händen*

*Hände weisen zu
den Füßen*

*Beine, Oberkörper und
Kopf bilden eine gerade
Linie, parallel zum Boden*

*Körper ist auf
den Händen
ausbalanciert*

*Beim Atmen spüren Sie die
wohltuende Wirkung der
Ellbogen, die Druck auf
den Unterleib ausüben*

*Kopf
hochhalten*

*Bein wird in
die Stellung
geschmissen*

*Ellbogen sind
abgespreizt*

WEITVERBREITETE FEHLER

▶ Versuch, in die Stellung zu
springen bzw. die Beine hochzuschmeißen.

▶ Ellbogen sind nicht geschlossen.

▶ Gewicht ist auf eine Seite verlagert, Sie können umkippen.

▶ Hände sind nicht in der
Mitte, sondern weisen zu den
Seiten.

▶ Konzentrationsmangel.

▶ VORSICHT: Während der
Schwangerschaft sollten Sie
diese Übung nicht ausführen.

KRÄHE – *Varianten*

Obwohl alle Asanas als physische und gleichzeitig auch als geistige Übung gedacht sind, um den Körper auf die Meditation vorzubereiten, sind es die Gleichgewichtshaltungen, die die Konzentrationsfähigkeit am meisten fördern.

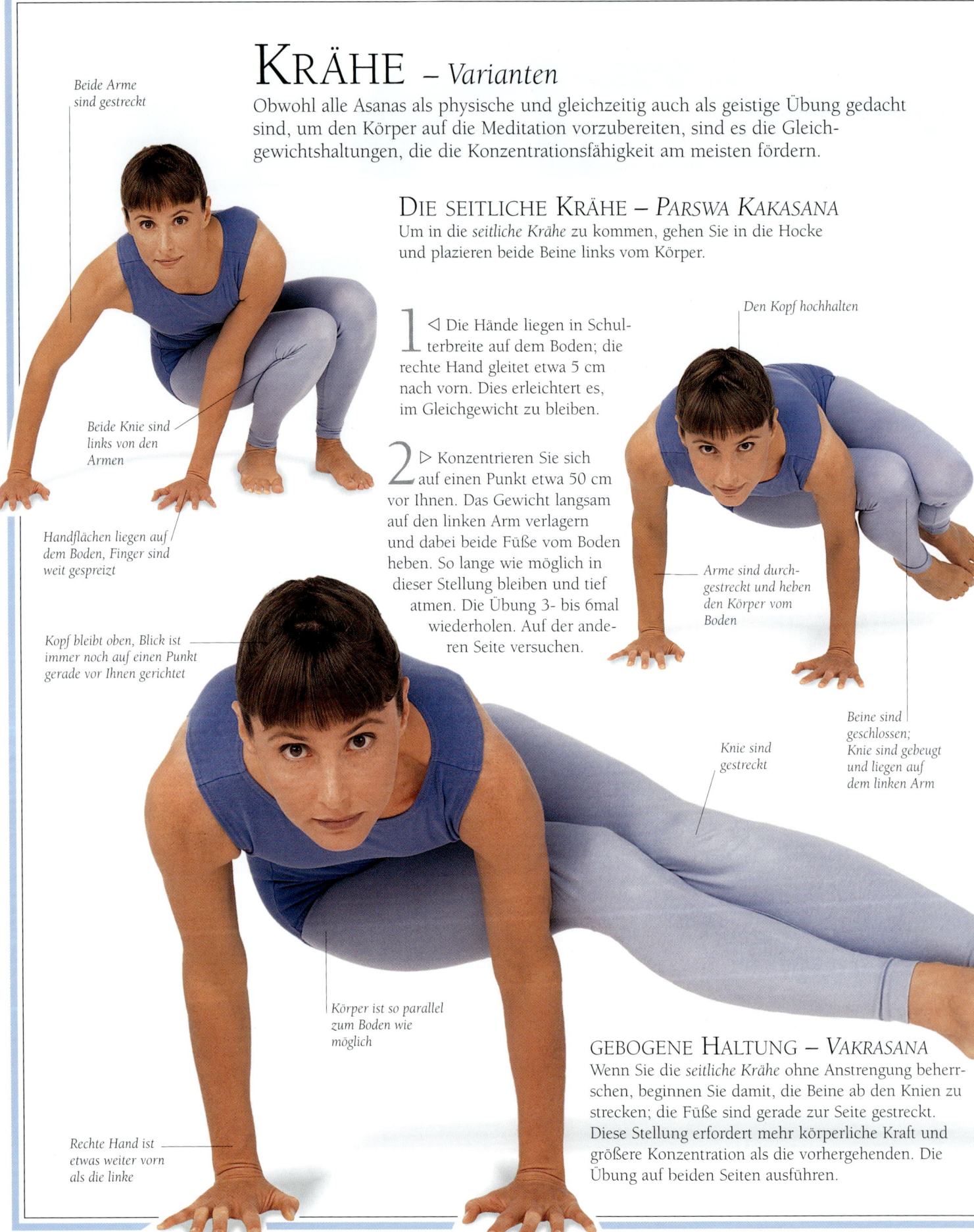

Beide Arme sind gestreckt

Beide Knie sind links von den Armen

Handflächen liegen auf dem Boden, Finger sind weit gespreizt

DIE SEITLICHE KRÄHE – *PARSWA KAKASANA*

Um in die *seitliche Krähe* zu kommen, gehen Sie in die Hocke und plazieren beide Beine links vom Körper.

1 ◁ Die Hände liegen in Schulterbreite auf dem Boden; die rechte Hand gleitet etwa 5 cm nach vorn. Dies erleichtert es, im Gleichgewicht zu bleiben.

2 ▷ Konzentrieren Sie sich auf einen Punkt etwa 50 cm vor Ihnen. Das Gewicht langsam auf den linken Arm verlagern und dabei beide Füße vom Boden heben. So lange wie möglich in dieser Stellung bleiben und tief atmen. Die Übung 3- bis 6mal wiederholen. Auf der anderen Seite versuchen.

Den Kopf hochhalten

Arme sind durchgestreckt und heben den Körper vom Boden

Beine sind geschlossen; Knie sind gebeugt und liegen auf dem linken Arm

Kopf bleibt oben, Blick ist immer noch auf einen Punkt gerade vor Ihnen gerichtet

Knie sind gestreckt

Körper ist so parallel zum Boden wie möglich

Rechte Hand ist etwas weiter vorn als die linke

GEBOGENE HALTUNG – *VAKRASANA*

Wenn Sie die *seitliche Krähe* ohne Anstrengung beherrschen, beginnen Sie damit, die Beine ab den Knien zu strecken; die Füße sind gerade zur Seite gestreckt. Diese Stellung erfordert mehr körperliche Kraft und größere Konzentration als die vorhergehenden. Die Übung auf beiden Seiten ausführen.

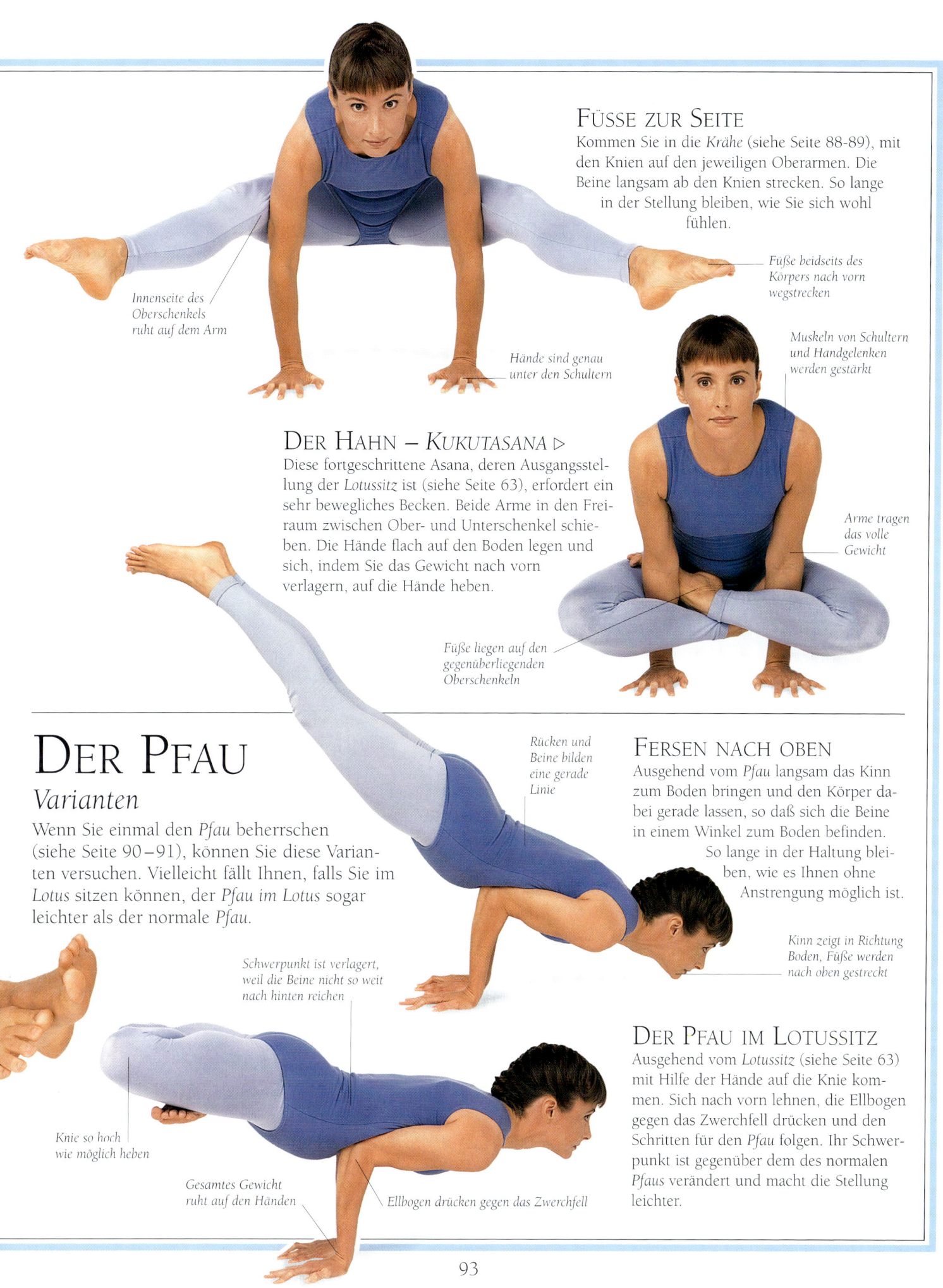

FÜSSE ZUR SEITE

Kommen Sie in die *Krähe* (siehe Seite 88-89), mit den Knien auf den jeweiligen Oberarmen. Die Beine langsam ab den Knien strecken. So lange in der Stellung bleiben, wie Sie sich wohl fühlen.

Füße beidseits des Körpers nach vorn wegstrecken

Innenseite des Oberschenkels ruht auf dem Arm

Hände sind genau unter den Schultern

Muskeln von Schultern und Handgelenken werden gestärkt

DER HAHN – *KUKUTASANA* ▷

Diese fortgeschrittene Asana, deren Ausgangsstellung der *Lotussitz* ist (siehe Seite 63), erfordert ein sehr bewegliches Becken. Beide Arme in den Freiraum zwischen Ober- und Unterschenkel schieben. Die Hände flach auf den Boden legen und sich, indem Sie das Gewicht nach vorn verlagern, auf die Hände heben.

Arme tragen das volle Gewicht

Füße liegen auf den gegenüberliegenden Oberschenkeln

DER PFAU

Varianten

Wenn Sie einmal den *Pfau* beherrschen (siehe Seite 90–91), können Sie diese Varianten versuchen. Vielleicht fällt Ihnen, falls Sie im *Lotus* sitzen können, der *Pfau im Lotus* sogar leichter als der normale *Pfau*.

Rücken und Beine bilden eine gerade Linie

FERSEN NACH OBEN

Ausgehend vom *Pfau* langsam das Kinn zum Boden bringen und den Körper dabei gerade lassen, so daß sich die Beine in einem Winkel zum Boden befinden. So lange in der Haltung bleiben, wie es Ihnen ohne Anstrengung möglich ist.

Kinn zeigt in Richtung Boden, Füße werden nach oben gestreckt

Schwerpunkt ist verlagert, weil die Beine nicht so weit nach hinten reichen

DER PFAU IM LOTUSSITZ

Ausgehend vom *Lotussitz* (siehe Seite 63) mit Hilfe der Hände auf die Knie kommen. Sich nach vorn lehnen, die Ellbogen gegen das Zwerchfell drücken und den Schritten für den *Pfau* folgen. Ihr Schwerpunkt ist gegenüber dem des normalen *Pfaus* verändert und macht die Stellung leichter.

Knie so hoch wie möglich heben

Gesamtes Gewicht ruht auf den Händen

Ellbogen drücken gegen das Zwerchfell

DER BAUM

Auch die Asanas, die im folgenden gezeigt werden, sind Gleichgewichtsübungen. Im allgemeinen sind sie körperlich gesehen einfach, geistig
jedoch sehr anspruchsvoll. Diese Haltungen fördern im höchsten
Maß die geistige Konzentration sowie das physische Gleichgewicht.

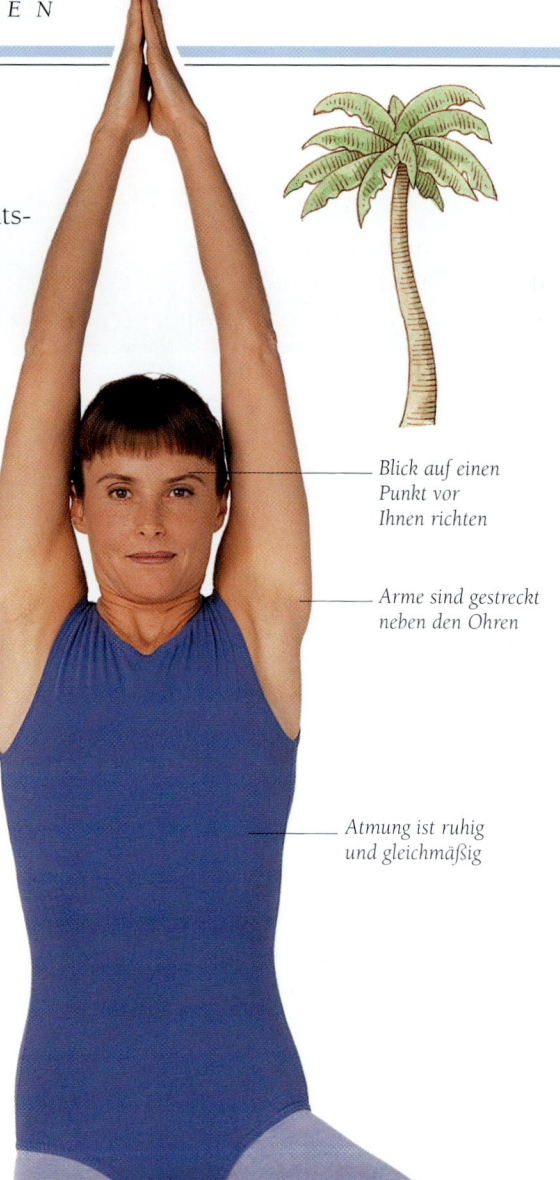

1 ▽ Sie stehen aufrecht und im
Gleichgewicht auf dem rechten
Bein. Das linke Knie beugen und
den Fuß mit Hilfe der Hand an den
gegenüberliegenden Oberschenkel
legen. Das Knie weist nach außen.

2 ▽ Konzentrieren Sie sich auf
einen Punkt gerade vor Ihnen.
Den Fuß loslassen und beide
Hände vor der Brust in der Ge-
betshaltung zusammenführen.
Im Gleichgewicht bleiben.

*Blick auf einen
Punkt vor
Ihnen richten*

*Arme sind gestreckt
neben den Ohren*

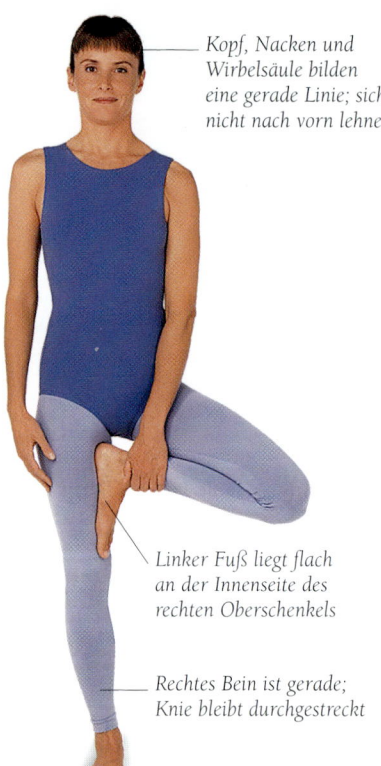

*Kopf, Nacken und
Wirbelsäule bilden
eine gerade Linie; sich
nicht nach vorn lehnen*

*Linker Fuß liegt flach
an der Innenseite des
rechten Oberschenkels*

*Rechtes Bein ist gerade;
Knie bleibt durchgestreckt*

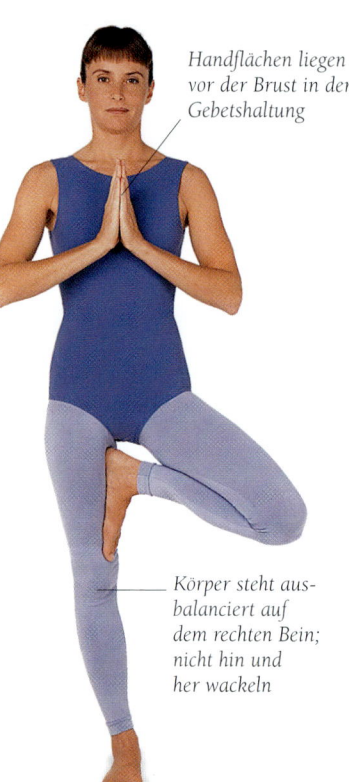

*Handflächen liegen
vor der Brust in der
Gebetshaltung*

*Körper steht aus-
balanciert auf
dem rechten Bein;
nicht hin und
her wackeln*

*Atmung ist ruhig
und gleichmäßig*

WEITVERBREITETE FEHLER

▶ Körper ist zur Seite geneigt oder verdreht, eine
Hüfte steht schief.

▶ Knie des Standbeins ist
gebeugt oder nach außen
gedreht.

▶ Handflächen liegen
nicht flach aneinander.

▶ Arme sind nicht über
dem Kopf gestreckt.

▶ Daumen liegen über-
statt nebeneinander.

▶ Angewinkeltes Knie
weist nach vorn und
nicht zur Seite.

▶ Blick ist auf den Boden
gerichtet.

▶ Geist ist nicht konzen-
triert.

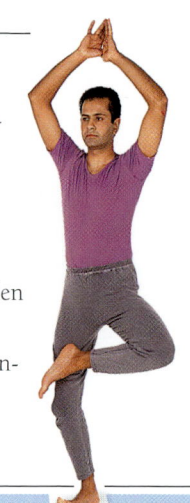

3 Mit geschlossenen Hand-
flächen langsam die Arme
über den Kopf strecken. Eine
halbe Minute lang so stehenbleiben und ruhig atmen. Sich
langsam bis zu 3 Minuten
steigern. Sie werden ein
äußerst anregendes Gefühl
von Leichtigkeit wahrnehmen,
als ob das Prana Sie vom
Boden hebt. Aus der Stel-
lung zurückkommen und
die Übung auf der ande-
ren Seite wiederholen.

FORTGESCHRITTENE GLEICH-GEWICHTSHALTUNGEN

Diese Haltungen sind für fortgeschrittene und beweglichere Schüler. Den Blick stetig auf einen Punkt vor sich zu richten ist der Schlüssel, um das Gleichgewicht zu halten.

DER BAUM IM HALBEN LOTUS ▷

Für diese *Variante des Baums* den Fuß im *halben Lotus* auf den gegenüberliegenden Oberschenkel legen. So lange in der Haltung bleiben, wie Sie sich wohl fühlen, und daran denken, die Übung auch auf der anderen Seite auszuführen.

Linker Fuß liegt im halben Lotus auf rechtem Oberschenkel

Rechtes Bein, Wirbelsäule, Hals, Kopf und Arme befinden sich in einer geraden Linie

Atmung ist ruhig und entspannt

DER ADLER – GARUDASANA ▽

Aufrecht und im Gleichgewicht auf dem rechten Bein stehen. Das linke Bein vorn quer vor das rechte führen und den Fuß hinter dem rechten Knöchel einhaken. Der rechte Arm befindet sich vor dem Gesicht, der linke wird über und vor den rechten und dann dahinter gebracht. Versuchen Sie, die Handflächen so flach wie möglich aneinanderzulegen. Die Übung auf dem linken Bein wiederholen.

Steigert die Beweglichkeit der Schultern

Wirbelsäule und Kopf bilden eine gerade Linie; nicht nach vorn lehnen

Stärkt Gleichgewicht und Konzentration von Körper und Geist

Handflächen sind über dem Kopf oder vor der Brust gefaltet

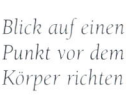

Blick auf einen Punkt vor dem Körper richten

Wirbelsäule, Kopf und Hals bilden eine gerade Linie

Becken und untere Gliedmaßen werden sehr beweglich

◁ VATYANASANA

Aufrecht stehen und den linken Fuß im *halben Lotus* auf den rechten Oberschenkel legen. Langsam das rechte Knie beugen, bis das linke auf dem Boden liegt. So lange wie möglich in der Stellung bleiben. Wieder aufstehen und die Übung auf der anderen Seite wiederholen.

AUF DEN ZEHENSPITZEN – PADANDGUSHTASANA ▷

Gehen Sie in die Hocke, mit dem Po auf den Fersen. Den linken Fuß im *halben Lotus* auf den rechten Oberschenkel legen. Die Hände sind neben dem Körper am Boden: Langsam das Gewicht auf die Zehen des rechten Fußes verlagern. Die Hände vor der Brust falten und in dieser Stellung bleiben, so lange Sie sich wohl fühlen. Die Übung auf der anderen Seite wiederholen.

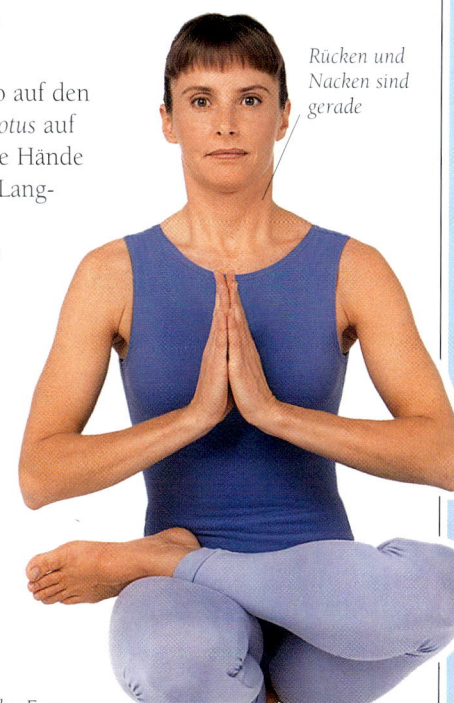

Rücken und Nacken sind gerade

Po ist auf der Ferse des rechten Fußes

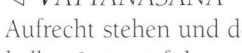

NATARAJASANA

Nataraja, Shiva als der kosmische Tänzer, zerstört mit jedem
Schritt das Universum und erschafft es auch mit jedem
Schritt wieder neu. Er symbolisiert den konstanten Fluß von
Energie und Materie sowie die Zerstörung des alten Selbst als
Vorbereitung für die Erschaffung des neuen. Diese Asana
dehnt den Oberkörper und fördert das Gleichgewicht.

1 ▷ Sie stehen aufrecht,
der Körper ist gerade
nach vorn ausgerichtet.
Das rechte Knie beugen
und den Fuß nah zum Po
ziehen. Den Knöchel mit
der rechten Hand umfas-
sen. Einen Augenblick so
stehenbleiben, bis Sie Ihr
Gleichgewicht gefunden
haben und mit Schritt 2
weitermachen möchten.

*Rechte Hand umfaßt
rechten Knöchel*

*Körper steht ausbalan-
ciert auf linkem Bein*

2 ▷ Einatmend
den linken Arm
heben. Den gestreck-
ten Arm neben das
linke Ohr führen.
Den Blick auf einen
Punkt vor sich ge-
richtet halten, um
im Gleichgewicht
zu bleiben.

*Linkes Bein, Wirbel-
säule, Hals, Kopf
und linker Arm
bilden eine gerade
Linie*

3 ▷ Ohne den Griff zu lockern, langsam beginnen, den Körper, der eine
Linie bildet, nach vorn zu kippen. Dabei
normal atmen. Den rechten Fuß
vom Po wegstrecken. Sich strecken
und dabei das rechte Knie so
hoch anheben, daß sich der
rechte Oberschenkel parallel
zum Boden befindet.

*Kinn ist parallel
zum Boden*

*Atmung ist
langsam
und ent-
spannt*

*Gesamtes Gewicht
ruht fest auf dem
linken Bein; nicht
hin und her wackeln*

VOLLSTÄNDIGE NATARAJASANA

Diese fortgeschrittene Haltung
entwickelt nicht nur das Gleich-
gewichtsgefühl, sondern biegt
auch den Oberkörper voll-
ständig nach hinten durch.

*Linke
Hand
kommt
zur
rechten*

*Rechter Arm beugt sich nach
hinten, um die Zehen des
rechten Fußes zu umfassen*

*Arme sind
parallel neben
dem Gesicht*

*Kopf liegt im Nacken, Hals
und Wirbelsäule erfahren eine
vollständige Rückwärtsbeugung*

1 Ausgehend von Schritt 3 (oben), mit
der Hand vom Knöchel zu den Zehen
gleiten und dabei die Schulter so drehen,
wie es beim vollständigen Bogen beschrieben ist (siehe Seite 74, Schritt 2). Halten
und auf der anderen Seite wiederholen.

2 Den Kopf nach hinten beugen und
versuchen, den Fuß zum Kopf zu
bringen. In der Haltung bleiben, so lange
Sie sich wohl fühlen. Den Griff lösen, den
Fuß auf den Boden stellen und die Übung
auf der anderen Seite wiederholen.

*Körper steht
ausbalanciert
auf einem Bein;
Bein ist gestreckt*

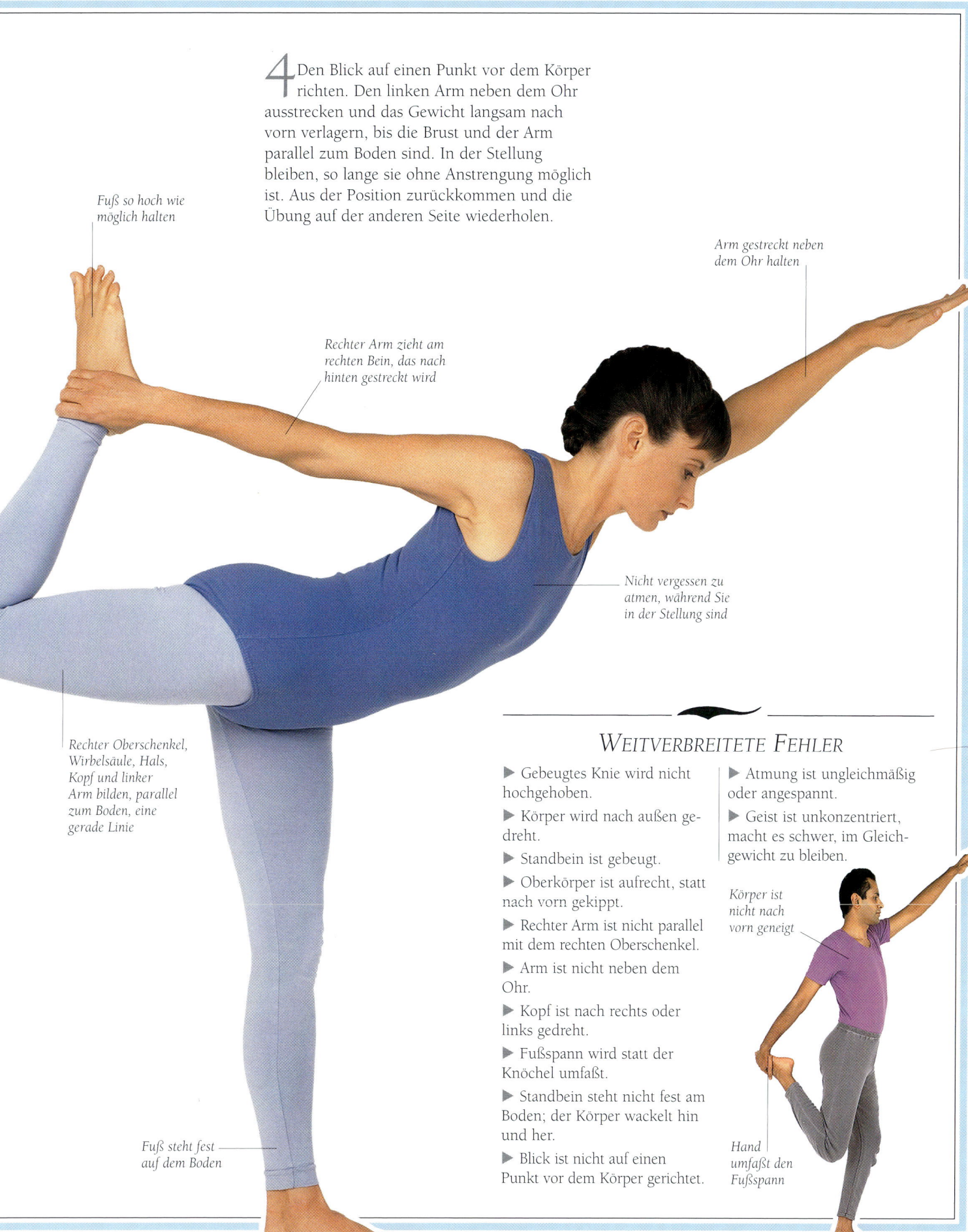

4 Den Blick auf einen Punkt vor dem Körper richten. Den linken Arm neben dem Ohr ausstrecken und das Gewicht langsam nach vorn verlagern, bis die Brust und der Arm parallel zum Boden sind. In der Stellung bleiben, so lange sie ohne Anstrengung möglich ist. Aus der Position zurückkommen und die Übung auf der anderen Seite wiederholen.

Fuß so hoch wie möglich halten

Rechter Arm zieht am rechten Bein, das nach hinten gestreckt wird

Arm gestreckt neben dem Ohr halten

Nicht vergessen zu atmen, während Sie in der Stellung sind

Rechter Oberschenkel, Wirbelsäule, Hals, Kopf und linker Arm bilden, parallel zum Boden, eine gerade Linie

Fuß steht fest auf dem Boden

WEITVERBREITETE FEHLER

▶ Gebeugtes Knie wird nicht hochgehoben.

▶ Körper wird nach außen gedreht.

▶ Standbein ist gebeugt.

▶ Oberkörper ist aufrecht, statt nach vorn gekippt.

▶ Rechter Arm ist nicht parallel mit dem rechten Oberschenkel.

▶ Arm ist nicht neben dem Ohr.

▶ Kopf ist nach rechts oder links gedreht.

▶ Fußspann wird statt der Knöchel umfaßt.

▶ Standbein steht nicht fest am Boden; der Körper wackelt hin und her.

▶ Blick ist nicht auf einen Punkt vor dem Körper gerichtet.

▶ Atmung ist ungleichmäßig oder angespannt.

▶ Geist ist unkonzentriert, macht es schwer, im Gleichgewicht zu bleiben.

Körper ist nicht nach vorn geneigt

Hand umfaßt den Fußspann

97

11

DIE STEHENDE VORWÄRTSBEUGE

Pada Hasthasana

Dies ist die erste der stehenden Haltungen. Sie ist *Paschimothanasana* ähnlich, der *sitzenden Vorwärtsbeuge* (siehe Seite 52–53). Wenn man sich daran erinnert, daß »man so jung ist wie seine Wirbelsäule«, wird man *Pada Hasthasana* als wahren Jungbrunnen ansehen. Regelmäßiges Üben dieser Haltung fördert und erhält jugendliche Spannkraft während des ganzen Lebens.

Körper ist gerade, Arme sind gestreckt und neben den Ohren

1 Mit geschlossenen Beinen das Gewicht auf die Fußballen verlagern. Tief einatmend beide Arme über den Kopf strecken. Es ist, als würde der ganze Körper länger werden und nach oben wachsen.

Beine sind geschlossen

KÖRPERLICHE WIRKUNGEN
▶ Verlängert die Wirbelsäule und macht sie beweglich und geschmeidig. Macht sogar ein wenig größer.
▶ Macht die Gelenke beweglich.
▶ Stärkt das Nervensystem.
▶ Dehnt die Sehnen des Kniegelenks sowie die Muskeln der Beinrückseite und des Unterkörpers.
▶ Dehnt alle Muskeln auf der Körperrückseite.
▶ Begradigt durch Knochenbrüche verkürzte Beine und kann unterschiedliche Beinlängen ausgleichen.
▶ Regt die Durchblutung im Gehirn an.

MENTALE WIRKUNGEN
▶ Steigert in starkem Maß die Konzentration.
▶ Vertreibt Tamas (Trägheit oder Faulheit), stimuliert die geistigen Fähigkeiten.

PRANISCHE WIRKUNGEN
▶ Macht den Körper leicht, indem es Tamas vertreibt.
▶ Reinigt und stärkt das Sushumna Nadi – die zentrale astrale Nervenbahn –, das Meditation fördert.
▶ Belebt den Apana Vayu (nach unten strömendes bzw. efferentes Prana).

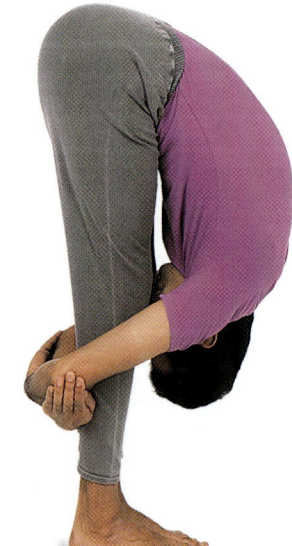

HANDHALTUNG
Wenn die Beinrückseiten geschmeidig genug geworden sind, um ohne Anstrengung mehrere Minuten in der *stehenden Vorwärtsbeuge* bleiben zu können, möchten Sie vielleicht diese drei Varianten von Handhaltungen ausprobieren. Durch sie werden die Muskeln auf unterschiedliche Weise gedehnt.

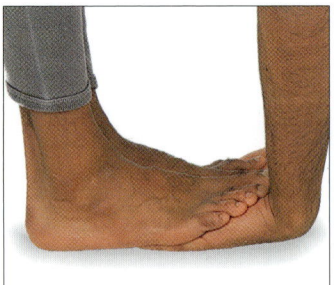 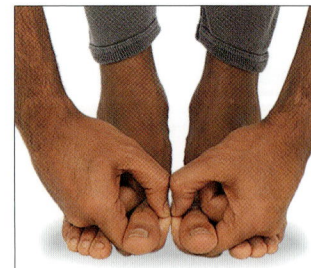

VARIANTE 1
Hinter den Beinen mit den Händen die gegenüberliegenden Ellbogen umfassen.

VARIANTE 2
Die Füße vorne anheben und die Hände darunterlegen, dann die Füße daraufstellen.

VARIANTE 3
Daumen und Zeigefinger um den jeweiligen großen Zeh legen – eine traditionelle Handhaltung.

2 Ausatmend nach vorn und unten zum Boden strecken. Die Rückseite der Beine an der ohne Anstrengung zu erreichenden Stelle umfassen. Ruhig atmen, während Sie mindestens 10 Sekunden lang in der Stellung bleiben. Diese Zeitspanne langsam bis zu 1 Minute steigern. In der Haltung spüren, wie das Becken nach oben gestreckt wird.

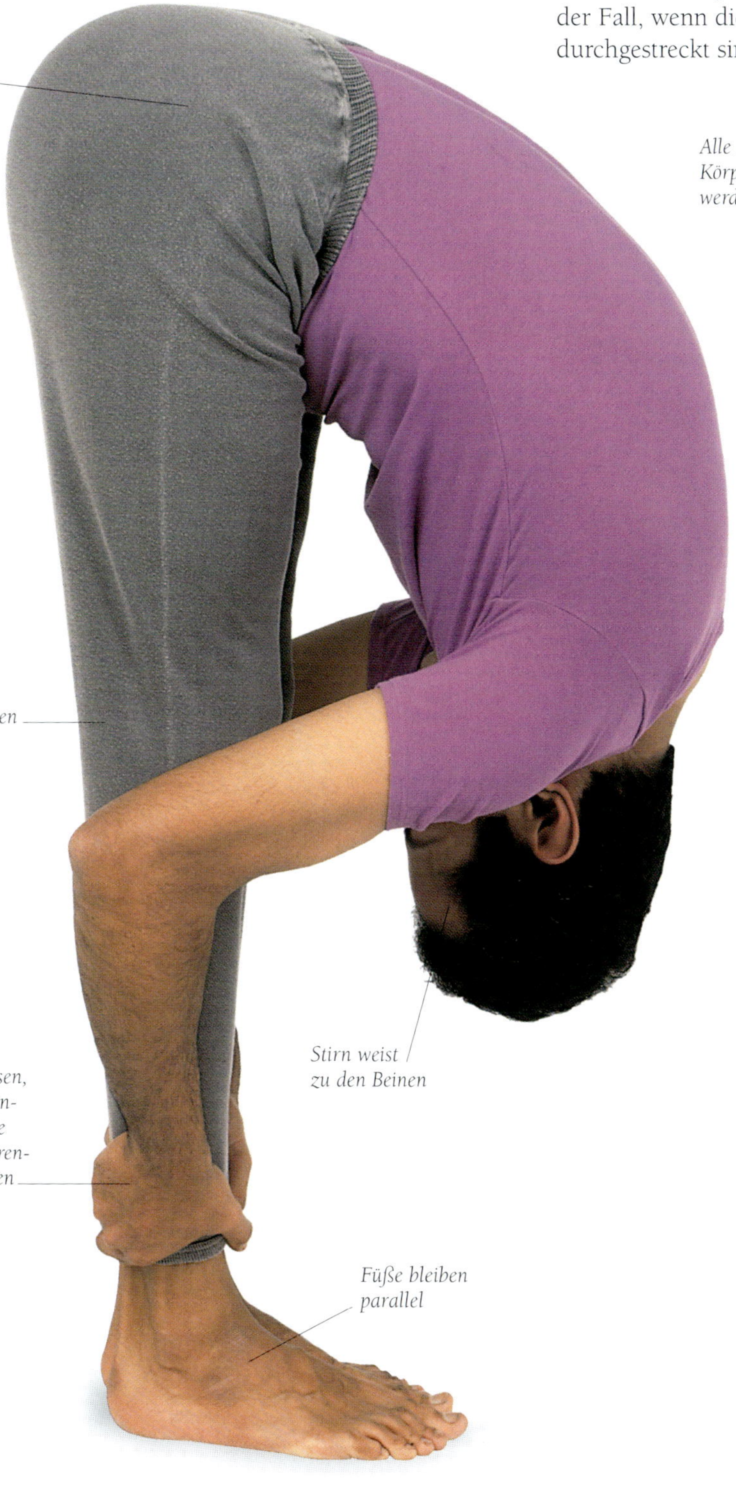

HAUPTWIRKUNG

Die *stehende Vorwärtsbeuge* dehnt die ganze Rückseite des Körpers, von der Schädelhaut bis zu den Fersen. Diese Stellung ermöglicht es dem Körper, von der Schwerkraft zu profitieren. Wenn Kopf und Nacken entspannt sind, wird ihr Gewicht dem Körper helfen, sich noch etwas mehr zu dehnen. Das ist allerdings nur dann der Fall, wenn die Knie durchgestreckt sind.

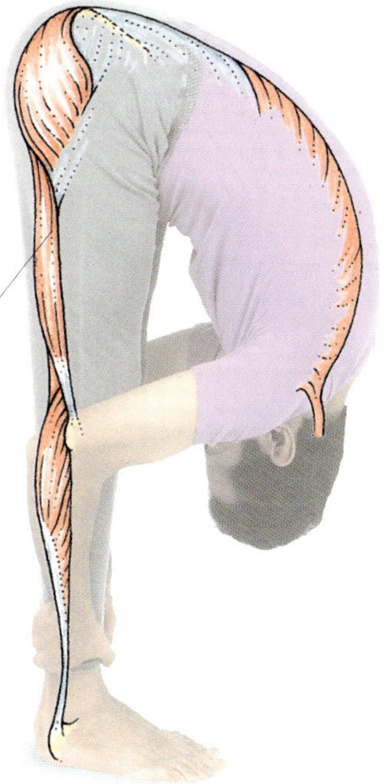

Alle Muskeln der Körperrückseite werden gedehnt

Darauf achten, daß das Gewicht zentriert bleibt; Becken nicht nach hinten kippen lassen

Knie durchstrecken

Beine dort umfassen, wo Sie bequem hinkommen, ohne die Knie zu überanstrengen oder zu beugen

Stirn weist zu den Beinen

Füße bleiben parallel

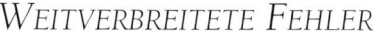

WEITVERBREITETE FEHLER

▶ Gewicht liegt auf den Fersen.

▶ Rücken ist rund.

▶ Gewicht ist ungleichmäßig verteilt, so daß der Körper auf eine Seite kippt.

▶ Knie stehen auseinander und/oder sind nach außen gedreht.

▶ Knie sind gebeugt.

▶ Becken hängt nach hinten.

▶ Kopf wird in Richtung Knie forciert.

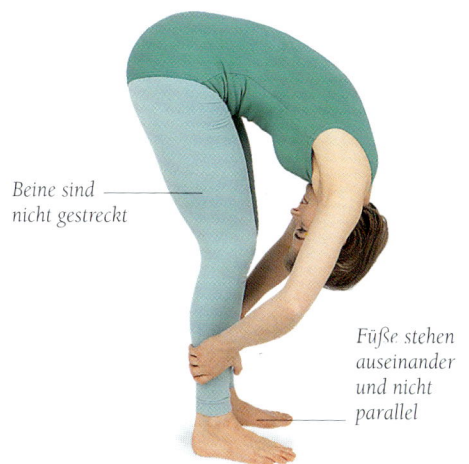

Beine sind nicht gestreckt

Füße stehen auseinander und nicht parallel

12

DAS DREIECK

Trikonasana

In dieser letzten der zwölf Grundasanas, dem *Dreieck*, erfährt der ganze Körper eine belebende seitliche Dehnung. Wenn diese Übung regelmäßig ausgeführt wird, gibt sie dem ganzen Körper ein Gefühl von »Leichtigkeit« und verbessert alle anderen Asanas.

ॐ KÖRPERLICHE WIRKUNGEN

▶ Dehnt Wirbelsäule und Muskulatur des Oberkörpers.
▶ Regt das vegetative Nervensystem und die Organe der Bauchhöhle an; verbessert dadurch die Darmtätigkeit.
▶ Praktizieren des *Dreiecks* steigert den Appetit und regt die Verdauung an.
▶ Fördert die Beweglichkeit von Becken, Wirbelsäule und Beinen.
▶ Vermindert oder beseitigt Schmerzen im unteren Wirbelsäulenbereich.
▶ Regt den Kreislauf an.
▶ Diese Übung ist besonders gut für diejenigen, die infolge eines Knochenbruchs von Becken, Oberschenkel oder Unterschenkel ein verkürztes Bein haben.

ॐ MENTALE WIRKUNGEN

▶ Löst geistige Anspannung und lindert Hypochondrie.
▶ Vermindert geistigen Streß.

ॐ PRANISCHE WIRKUNGEN

▶ Stimuliert den Prana-Fluß zu den Meridianen von Milz, Leber, Dickdarm, Gallenblase, Dünndarm und Herz.
▶ Stabilisiert die Energie und rundet den Reinigungsprozeß der Nadis ab, der in den vorhergehenden Asanas begonnen wurde.

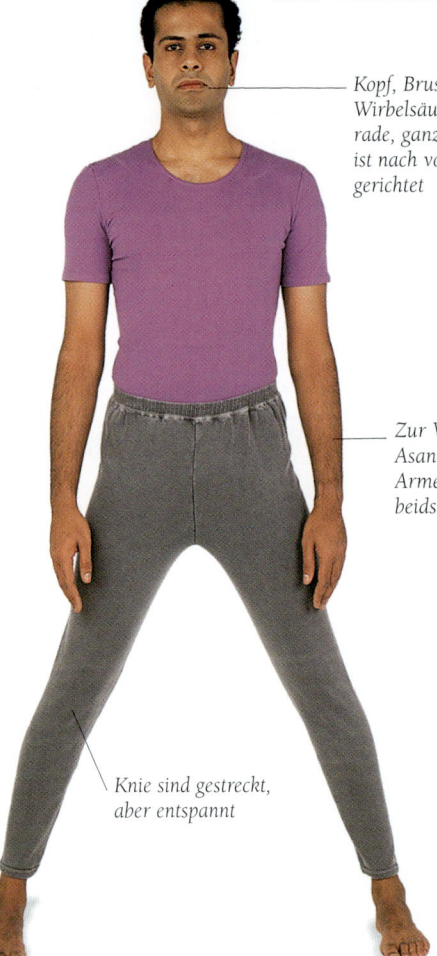

Kopf, Brust und Wirbelsäule sind gerade, ganzer Körper ist nach vorn gerichtet

Zur Vorbereitung der Asana hängen die Arme entspannt beidseits des Körpers

Knie sind gestreckt, aber entspannt

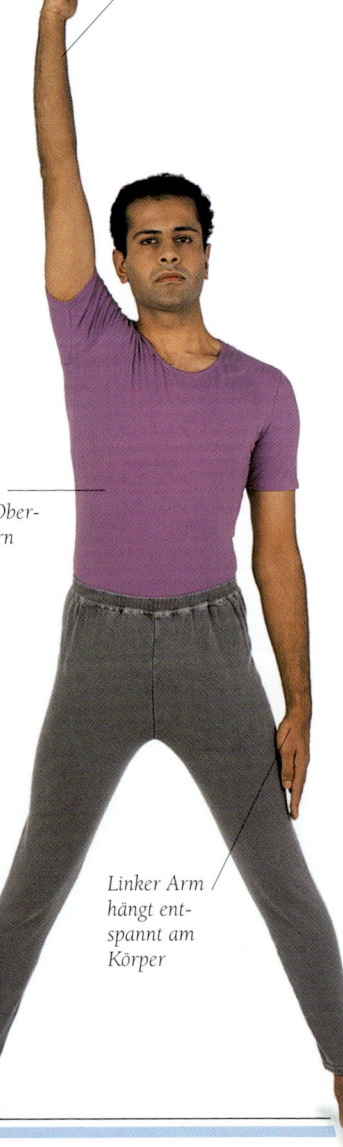

Rechter Arm ist nach oben gestreckt, so, als ob er aus der Taille nach oben gezogen würde

Lehnen Sie sich nicht mit dem Oberkörper nach vorn

Linker Arm hängt entspannt am Körper

1 Sie stehen gerade und richten den Blick genau nach vorn. Dann die Beine etwas mehr als in Schulterbreite spreizen. Das Gewicht gleichmäßig auf beide Füße verteilen.

2 Einatmend den rechten Arm nach oben und neben das rechte Ohr bringen. Machen Sie sich so lang wie möglich, und spüren Sie die Dehnung in der rechten Seite.

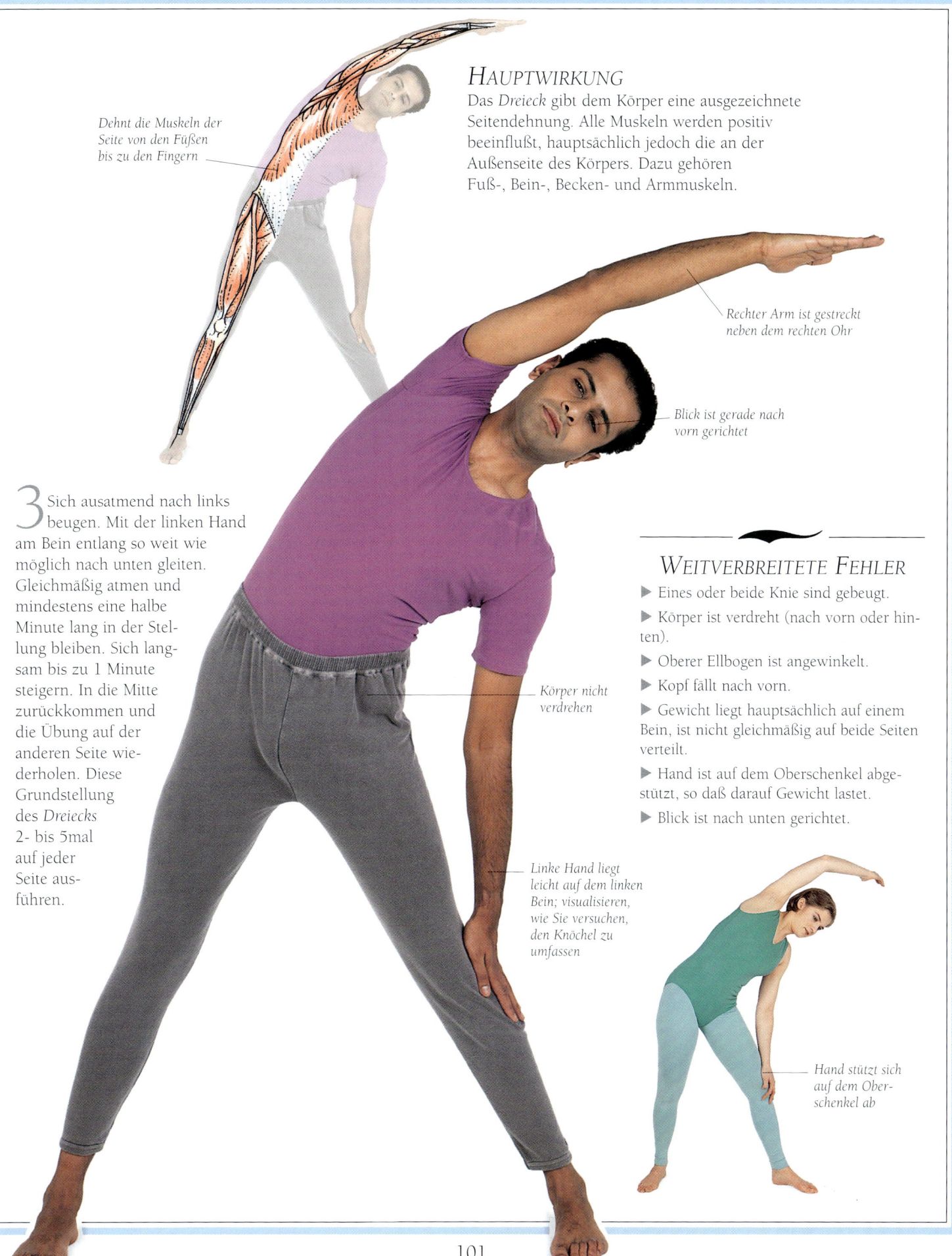

*Dehnt die Muskeln der
Seite von den Füßen
bis zu den Fingern*

HAUPTWIRKUNG

Das *Dreieck* gibt dem Körper eine ausgezeichnete
Seitendehnung. Alle Muskeln werden positiv
beeinflußt, hauptsächlich jedoch die an der
Außenseite des Körpers. Dazu gehören
Fuß-, Bein-, Becken- und Armmuskeln.

*Rechter Arm ist gestreckt
neben dem rechten Ohr*

*Blick ist gerade nach
vorn gerichtet*

3 Sich ausatmend nach links
beugen. Mit der linken Hand
am Bein entlang so weit wie
möglich nach unten gleiten.
Gleichmäßig atmen und
mindestens eine halbe
Minute lang in der Stel-
lung bleiben. Sich lang-
sam bis zu 1 Minute
steigern. In die Mitte
zurückkommen und
die Übung auf der
anderen Seite wie-
derholen. Diese
Grundstellung
des *Dreiecks*
2- bis 5mal
auf jeder
Seite aus-
führen.

*Körper nicht
verdrehen*

*Linke Hand liegt
leicht auf dem linken
Bein; visualisieren,
wie Sie versuchen,
den Knöchel zu
umfassen*

WEITVERBREITETE FEHLER

▶ Eines oder beide Knie sind gebeugt.

▶ Körper ist verdreht (nach vorn oder hinten).

▶ Oberer Ellbogen ist angewinkelt.

▶ Kopf fällt nach vorn.

▶ Gewicht liegt hauptsächlich auf einem
Bein, ist nicht gleichmäßig auf beide Seiten
verteilt.

▶ Hand ist auf dem Oberschenkel abgestützt, so daß darauf Gewicht lastet.

▶ Blick ist nach unten gerichtet.

*Hand stützt sich
auf dem Ober-
schenkel ab*

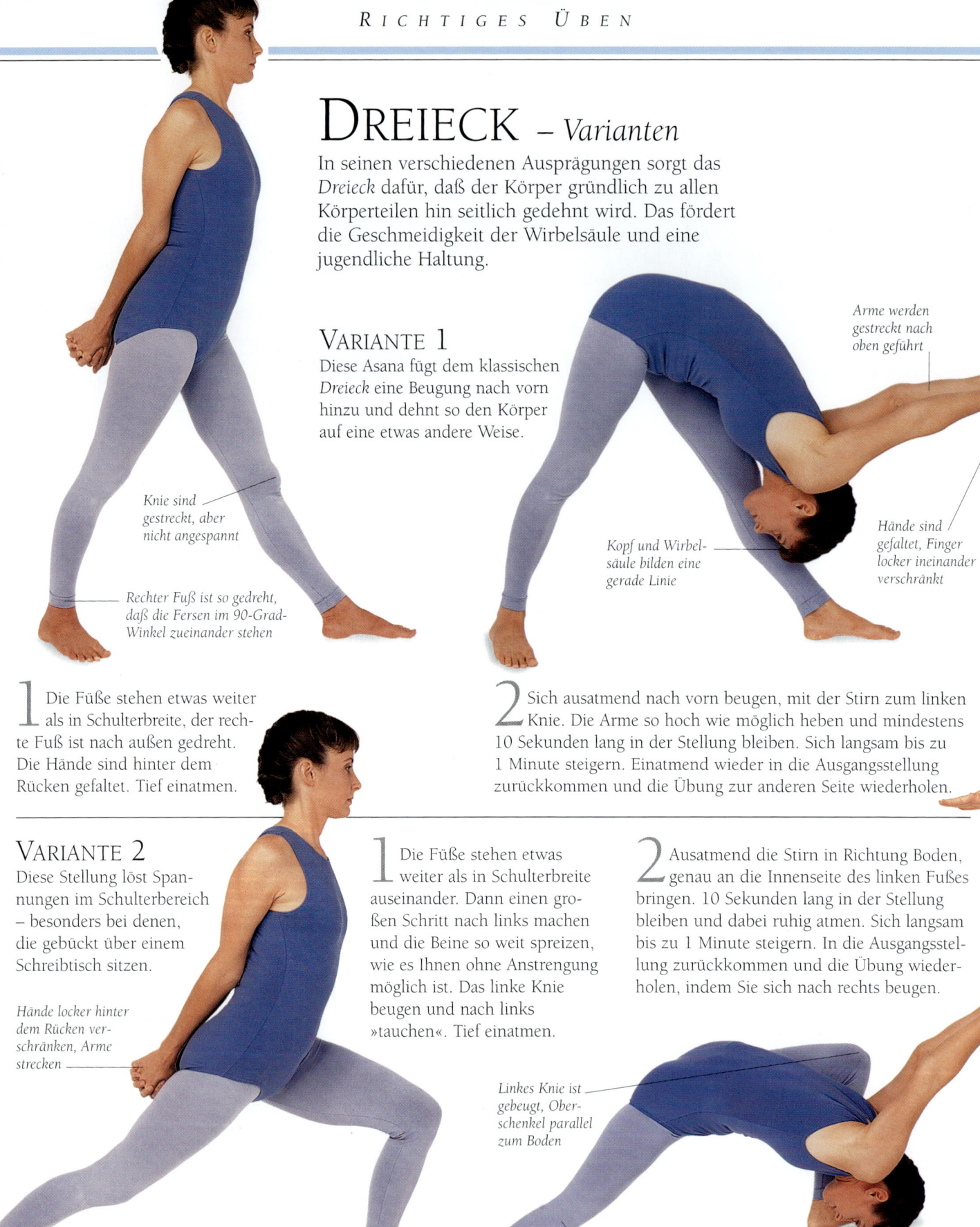

DREIECK – *Varianten*

In seinen verschiedenen Ausprägungen sorgt das *Dreieck* dafür, daß der Körper gründlich zu allen Körperteilen hin seitlich gedehnt wird. Das fördert die Geschmeidigkeit der Wirbelsäule und eine jugendliche Haltung.

VARIANTE 1

Diese Asana fügt dem klassischen *Dreieck* eine Beugung nach vorn hinzu und dehnt so den Körper auf eine etwas andere Weise.

Arme werden gestreckt nach oben geführt

Knie sind gestreckt, aber nicht angespannt

Rechter Fuß ist so gedreht, daß die Fersen im 90-Grad-Winkel zueinander stehen

Kopf und Wirbelsäule bilden eine gerade Linie

Hände sind gefaltet, Finger locker ineinander verschränkt

1 Die Füße stehen etwas weiter als in Schulterbreite, der rechte Fuß ist nach außen gedreht. Die Hände sind hinter dem Rücken gefaltet. Tief einatmen.

2 Sich ausatmend nach vorn beugen, mit der Stirn zum linken Knie. Die Arme so hoch wie möglich heben und mindestens 10 Sekunden lang in der Stellung bleiben. Sich langsam bis zu 1 Minute steigern. Einatmend wieder in die Ausgangsstellung zurückkommen und die Übung zur anderen Seite wiederholen.

VARIANTE 2

Diese Stellung löst Spannungen im Schulterbereich – besonders bei denen, die gebückt über einem Schreibtisch sitzen.

Hände locker hinter dem Rücken verschränken, Arme strecken

1 Die Füße stehen etwas weiter als in Schulterbreite auseinander. Dann einen großen Schritt nach links machen und die Beine so weit spreizen, wie es Ihnen ohne Anstrengung möglich ist. Das linke Knie beugen und nach links »tauchen«. Tief einatmen.

2 Ausatmend die Stirn in Richtung Boden, genau an die Innenseite des linken Fußes bringen. 10 Sekunden lang in der Stellung bleiben und dabei ruhig atmen. Sich langsam bis zu 1 Minute steigern. In die Ausgangsstellung zurückkommen und die Übung wiederholen, indem Sie sich nach rechts beugen.

Linkes Knie ist gebeugt, Oberschenkel parallel zum Boden

Füße stehen flach auf dem Boden und sind so weit wie möglich gespreizt

Linker Fuß ist im 90-Grad-Winkel zum rechten

Rechtes Knie ist gestreckt, Fuß ist flach auf dem Boden und nicht nach innen gedreht

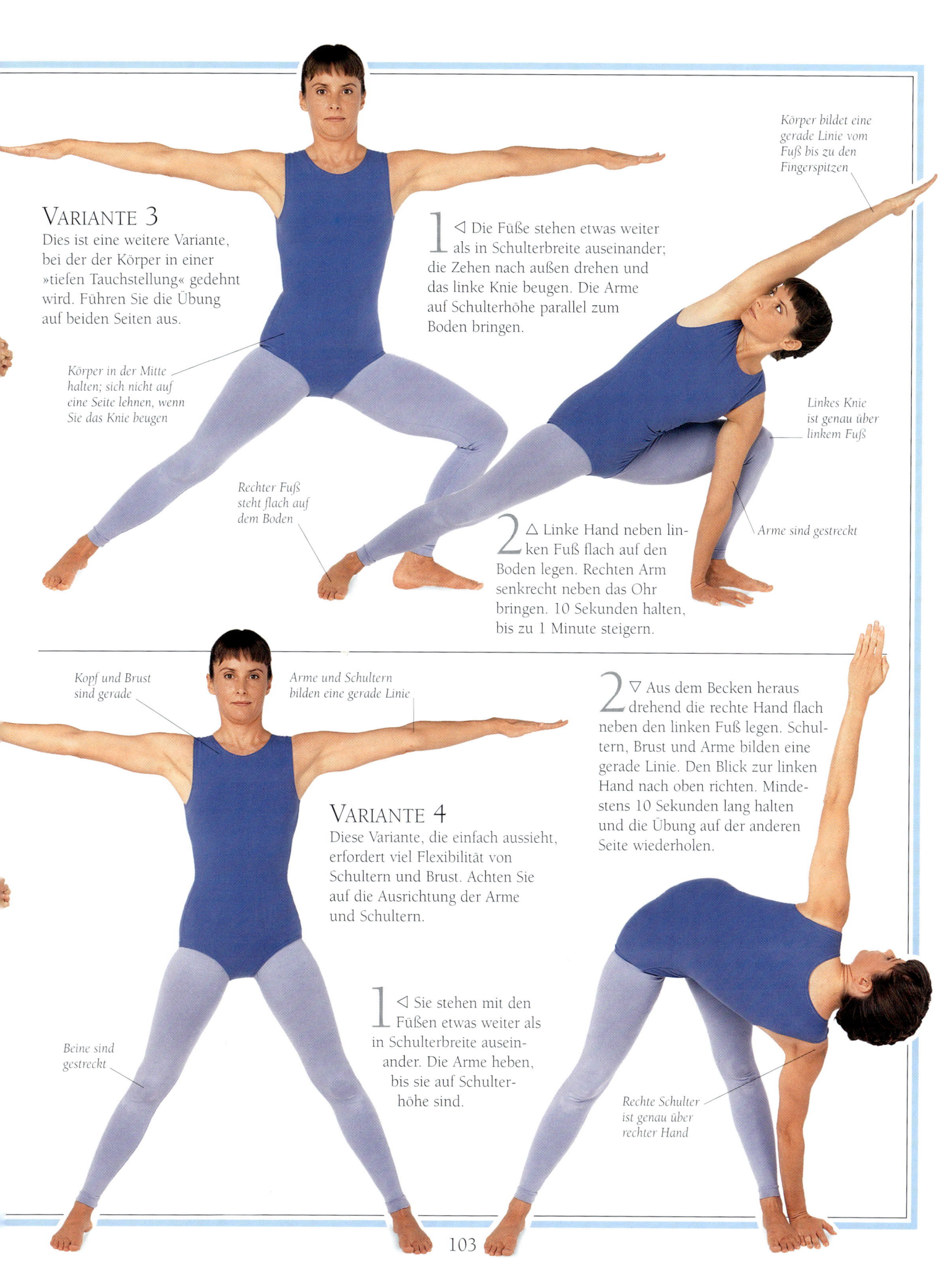

VARIANTE 3

Dies ist eine weitere Variante, bei der der Körper in einer »tiefen Tauchstellung« gedehnt wird. Führen Sie die Übung auf beiden Seiten aus.

Körper in der Mitte halten; sich nicht auf eine Seite lehnen, wenn Sie das Knie beugen

Rechter Fuß steht flach auf dem Boden

1 ◁ Die Füße stehen etwas weiter als in Schulterbreite auseinander; die Zehen nach außen drehen und das linke Knie beugen. Die Arme auf Schulterhöhe parallel zum Boden bringen.

Körper bildet eine gerade Linie vom Fuß bis zu den Fingerspitzen

Linkes Knie ist genau über linkem Fuß

Arme sind gestreckt

2 △ Linke Hand neben linken Fuß flach auf den Boden legen. Rechten Arm senkrecht neben das Ohr bringen. 10 Sekunden halten, bis zu 1 Minute steigern.

Kopf und Brust sind gerade

Arme und Schultern bilden eine gerade Linie

VARIANTE 4

Diese Variante, die einfach aussieht, erfordert viel Flexibilität von Schultern und Brust. Achten Sie auf die Ausrichtung der Arme und Schultern.

Beine sind gestreckt

1 ◁ Sie stehen mit den Füßen etwas weiter als in Schulterbreite ausein-ander. Die Arme heben, bis sie auf Schulter-höhe sind.

2 ▽ Aus dem Becken heraus drehend die rechte Hand flach neben den linken Fuß legen. Schul-tern, Brust und Arme bilden eine gerade Linie. Den Blick zur linken Hand nach oben richten. Minde-stens 10 Sekunden lang halten und die Übung auf der anderen Seite wiederholen.

Rechte Schulter ist genau über rechter Hand

DIE ENDENTSPANNUNG

Genauso wie es wichtig ist, jede Yoga-Stunde mit einer Entspannung zu beginnen, ist es von grundlegender Bedeutung, sie mit einer etwa zehnminütigen Entspannung zu beenden. Die Asanas rufen Spannung und Entspannung in den unterschiedlichsten Körperbereichen hervor, und damit sich ihre maximale Wirkung entfaltet, ist es wichtig, der physischen, geistigen und pranischen Energie die Gelegenheit zu geben, richtig zu fließen.

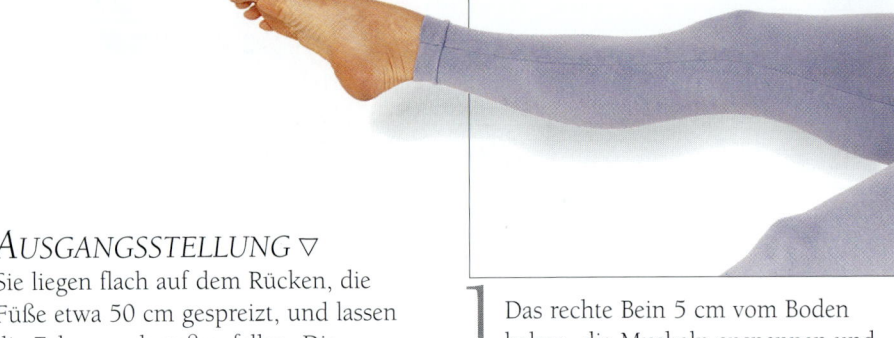

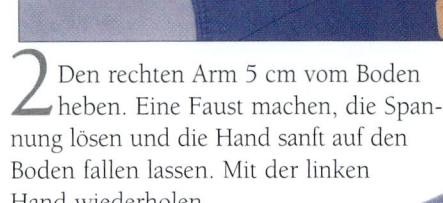

AUSGANGSSTELLUNG ▽

Sie liegen flach auf dem Rücken, die Füße etwa 50 cm gespreizt, und lassen die Zehen nach außen fallen. Die Arme befinden sich etwa in einem Winkel von 45 Grad zum Körper. Die Hände sind entspannt, Finger leicht gebogen. Die Atmung ruhig und gleichmäßig werden lassen.

1 Das rechte Bein 5 cm vom Boden heben, die Muskeln anspannen und sie dann loslassen, so daß der Fuß sanft auf den Boden fällt. Das linke Bein anheben, anspannen und fallen lassen.

2 Den rechten Arm 5 cm vom Boden heben. Eine Faust machen, die Spannung lösen und die Hand sanft auf den Boden fallen lassen. Mit der linken Hand wiederholen.

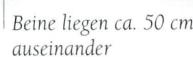

Beine liegen ca. 50 cm auseinander

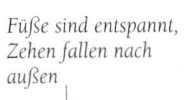

Füße sind entspannt, Zehen fallen nach außen

Daran denken, die Unterschenkelmuskeln zu entspannen

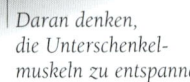

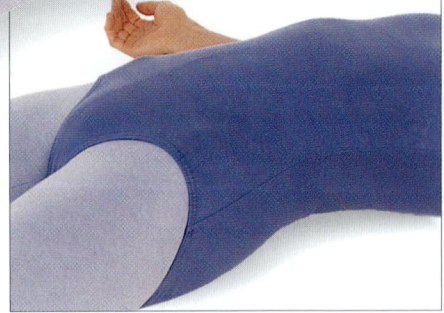

3 Das Becken vom Boden heben, die Pomuskeln so stark wie möglich anspannen und wieder loslassen.

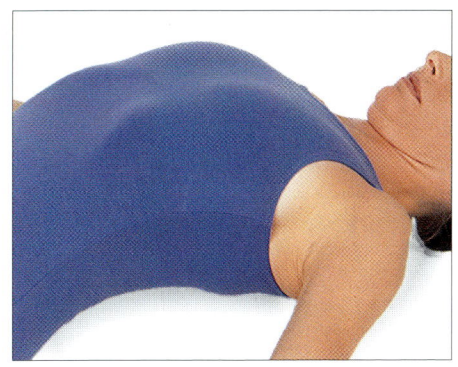 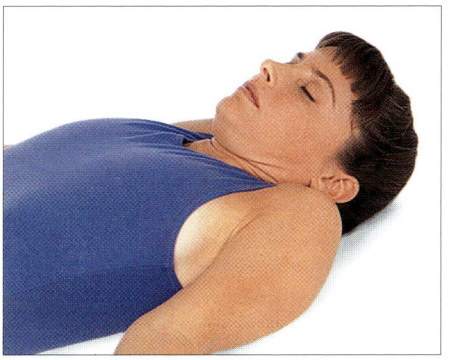 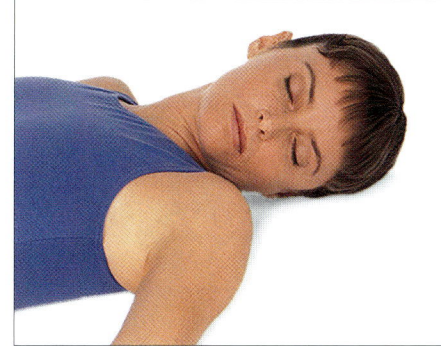

4 Die Brust vom Boden heben, anspannen und wieder loslassen. Auf den Boden zurückfallen lassen.

5 Die Schultern heben und anspannen. Versuchen, sie zusammenzubringen, und wieder loslassen.

6 Langsam den Kopf von rechts nach links rollen und erst ein Ohr, dann das andere zum Boden bringen. Die Übung 2- bis 3mal wiederholen, bevor Sie in die Mitte zurückkommen.

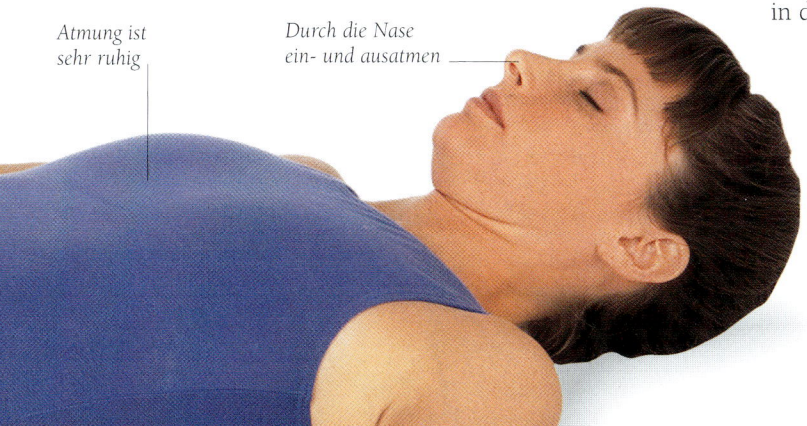

Atmung ist sehr ruhig

Durch die Nase ein- und ausatmen

Es kostet keine Energie, den Körper in der Stellung zu halten

Arme liegen im 45-Grad-Winkel zum Körper

Hände sind entspannt, Finger leicht gebogen

7 Nun beginnen Sie mit der unten beschriebenen Autosuggestion. Das geschieht ausschließlich im Kopf, der Körper wird dabei nicht bewegt.

AUTOSUGGESTION

▶ Beginnen Sie bei den Zehen, und spüren Sie, wie eine Welle der Entspannung sich langsam über den ganzen Körper nach oben ausbreitet. Stellen Sie sich vor, wie jeder einzelne Zeh sich entspannt, und machen Sie dann mit den Füßen weiter. Entspannen Sie sie vollständig.

▶ Spüren Sie, wie die Entspannung sich die Beine nach oben bewegt und dabei Unterschenkel, Knie und Oberschenkel entspannt. Spüren Sie, wie die Entspannung sich im Beckenbereich und dem Unterleib ausbreitet. Entspannen Sie alle inneren Organe.

▶ Entspannen Sie den Po, und spüren Sie, wie die Spannung langsam aus allen Bereichen des Rückens fließt. Lassen Sie zu, daß der Boden Sie trägt, und spüren Sie, wie der Körper, der sich mehr und mehr entspannt, scheinbar im Boden versinkt.

▶ Spüren Sie, wie die Entspannung in die Brust dringt und diese sich langsam und sanft mit dem Atem hebt und senkt.

▶ Richten Sie Ihre Aufmerksamkeit auf Ihre Finger, und entspannen Sie sie einen nach dem anderen. Entspannen Sie dann die Hände. Spüren Sie, wie die Entspannung die Arme hochwandert und nacheinander Handgelenke, Unterarme und Oberarme entspannt.

▶ Entspannen Sie Ihre Schultern. Spüren Sie, wie sich die Entspannungswelle den Hals nach oben bewegt und in den Kopf dringt.

▶ Entspannen Sie Gesicht und Kopf. Beginnen Sie mit dem Kiefer, und öffnen Sie den Mund leicht. Entspannen Sie die Zunge und die Muskeln in der Kehle. Entspannen Sie das Kinn und die Wangen, dann die Augen und Augenbrauen, die Stirn und die Schädelhaut.

▶ Entspannen Sie zum Schluß das Gehirn. Alle Ihre Sorgen sind nun weg. Bleiben Sie mindestens noch 5 Minuten lang in diesem körperlich und geistig entspannten Zustand liegen.

YOGA-ATMUNG

*»Wenn der Atem wandert oder ungleichmäßig
ist, dann ist der Geist auch unruhig.
Aber wenn der Atem still ist, ist der Geist
es auch, und der Yogi lebt lange. Deshalb
sollte man den Atem beherrschen.«*
Hatha Yoga Pradipika, 2-2

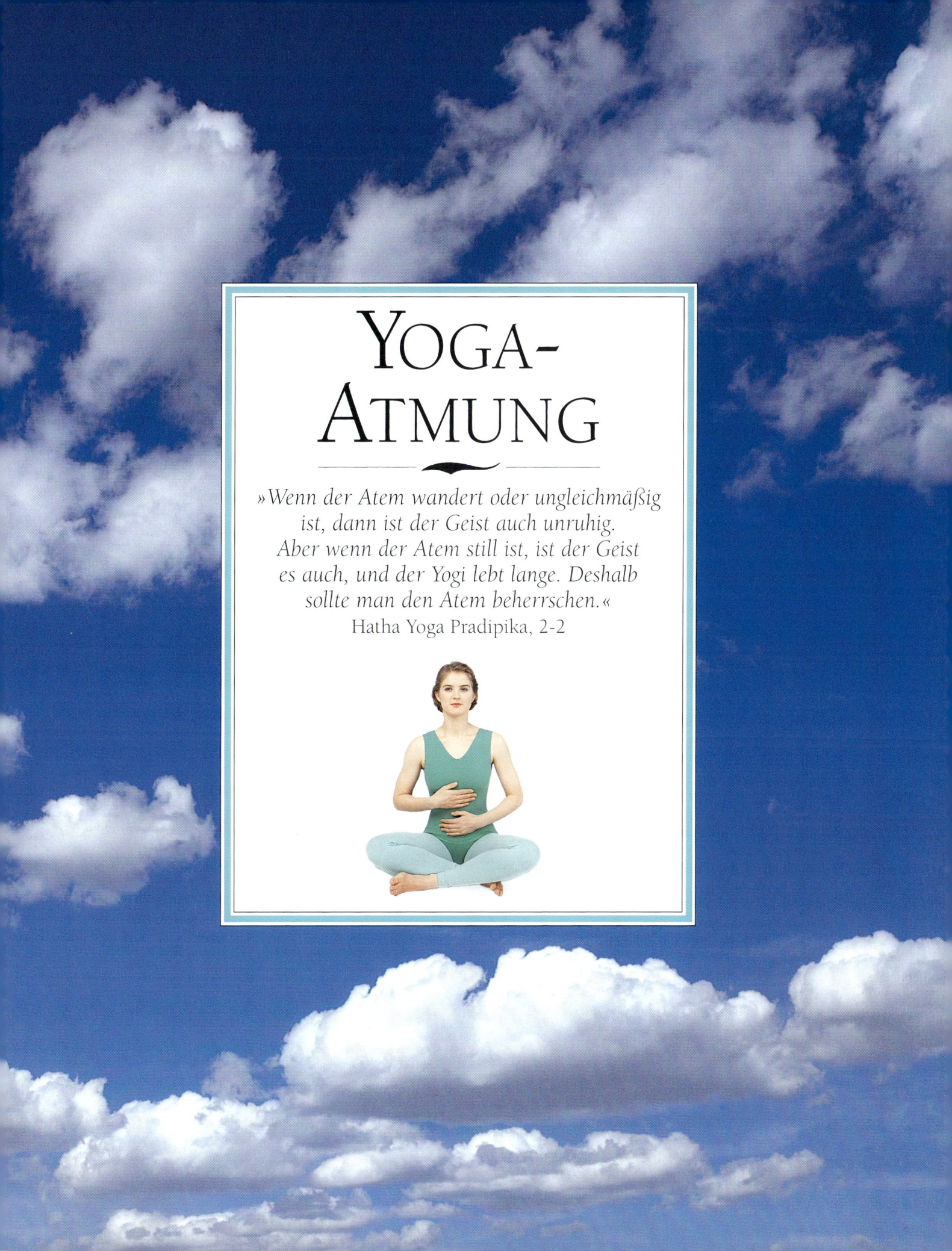

GEISTIGE UND KÖRPERLICHE ASPEKTE DER ATMUNG

Niemand kann länger als ein paar Minuten leben, ohne zu atmen, doch viele Menschen sind sich der Bedeutung richtiger Atmung nicht bewußt. Geistig und körperlich falsch zu atmen heißt, daß viele von uns nur einen Bruchteil ihrer potentiellen Atemmöglichkeiten nutzen.

ATMUNG UND DURCHBLUTUNG

Wir entnehmen unseren Brennstoff aus der Nahrung. Die Körperzellen spalten die chemischen Stoffe in den Nahrungsmitteln in einfachere Bestandteile auf, setzen Energie frei und produzieren Wasser und Kohlendioxid als Abfallstoffe. Für diesen Prozeß, den Stoffwechsel, benötigen wir Sauerstoff. Wenn wir einatmen, füllt sich unsere Lunge mit Luft, und der Sauerstoff wird in den Blutkreislauf aufgenommen. Gleichzeitig wird das Kohlendioxid aus dem Blut in die Lunge abgegeben, um ausgeatmet zu werden. Das sauerstoffreiche Blut fließt zum Herzen zurück und wird von dort in den ganzen Körper gepumpt und für den Stoffwechsel genutzt.

STRÖMENDER SAUERSTOFF

Sauerstoff wird von den roten Blutkörperchen in das Blut transportiert. Sie enthalten ein Eiweiß, das Hämoglobin, das den Sauerstoff bindet und ihn im Blut an die Stelle bringt, wo er gebraucht wird. Dann wird der Sauerstoff wieder freigegeben, so daß er von den Körperzellen genutzt werden kann.

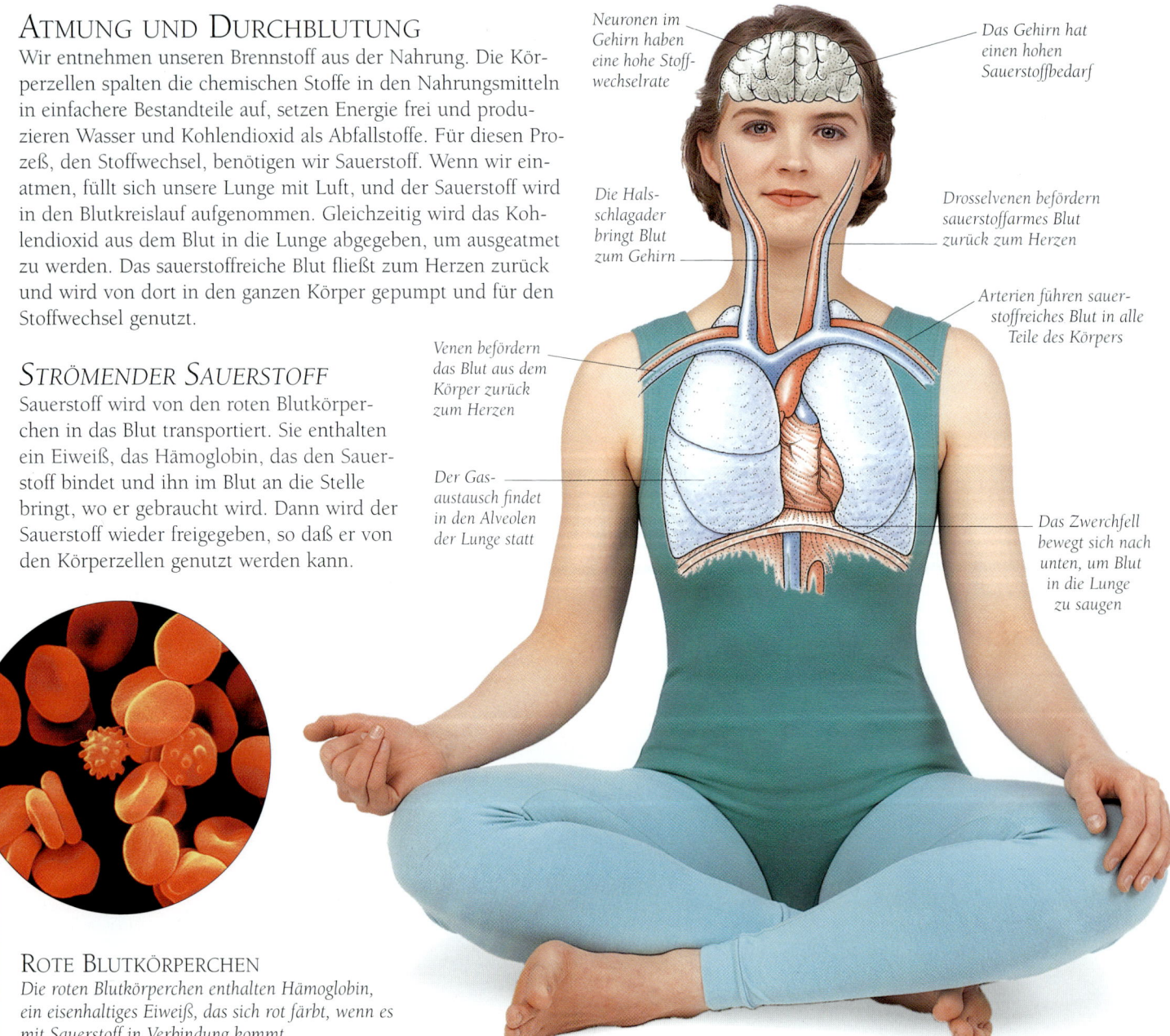

Neuronen im Gehirn haben eine hohe Stoffwechselrate

Das Gehirn hat einen hohen Sauerstoffbedarf

Die Halsschlagader bringt Blut zum Gehirn

Drosselvenen befördern sauerstoffarmes Blut zurück zum Herzen

Arterien führen sauerstoffreiches Blut in alle Teile des Körpers

Venen befördern das Blut aus dem Körper zurück zum Herzen

Der Gasaustausch findet in den Alveolen der Lunge statt

Das Zwerchfell bewegt sich nach unten, um Blut in die Lunge zu saugen

ROTE BLUTKÖRPERCHEN
Die roten Blutkörperchen enthalten Hämoglobin, ein eisenhaltiges Eiweiß, das sich rot färbt, wenn es mit Sauerstoff in Verbindung kommt.

GEISTIGE ASPEKTE

Gehirnzellen haben eine hohe Stoffwechselrate, so daß das Gehirn verhältnismäßig mehr Sauerstoff braucht als alle anderen Organe. Bei Streß sollte man deshalb tief Luft holen; dem Gehirn ausreichend Sauerstoff zuzuführen, ist tasächlich eine der besten Methoden, Streß abzubauen. Sauerstoffmangel kommt dem Verlust von geistigem Gleichgewicht, von Konzentration und Beherrschung der Gefühle gleich.

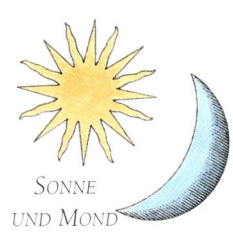

SONNE
UND MOND

GEISTIGE WIRKUNGEN RICHTIGER ATMUNG

▶ Bessere Konzentration und geistige Klarheit.
▶ Verbessert die Fähigkeit, mit komplexen Situationen umzugehen, ohne in Streß zu geraten.
▶ Bessere Beherrschung der Gefühle und mehr Ausgeglichenheit.
▶ Bessere Körperbeherrschung und Koordination.

RECHTE GEHIRNHÄLFTE

beruhigend

intuitiv

simultan

ganzheitlich

introvertiert

gefühlsbetont

subjektiv

weiblich

kalt

Mond

Shakti

Yin

Ida Nadi

ganzheitlich und nonverbal

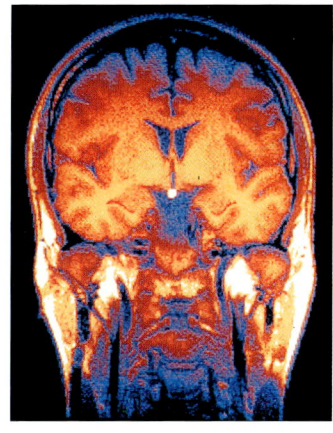

DIE ZWEI GEHIRNHÄLFTEN
Sie kontrollieren nicht nur je eine Körperhälfte, sondern übernehmen auch bestimmte andere Funktionen und sind verantwortlich für unterschiedliche Aspekte des Lebens. Diese Auflistung zeigt einige ihrer Eigenschaften. Yoga-Atemübungen helfen, das Gleichgewicht zwischen den beiden Hälften aufrechtzuerhalten.

LINKE GEHIRNHÄLFTE

aggressiv

logisch

zielgerichtet

analytisch

extrovertiert

rational

objektiv

männlich

warm

Sonne

Shiva

Yang

Pingala Nadi

mathematisch und verbal

KÖRPERLICHE ASPEKTE

Richtige Atmung erfolgt in einer Dreiphasenbewegung. Die Einatmung bewirkt, daß das Zwerchfell den Bauch dehnt, wodurch sich der untere Teil der Lunge mit Luft füllt. Dann weiten die Zwischenrippenmuskeln den Brustkorb und füllen den mittleren Teil der Lunge mit Luft; schließlich heben sich die Schlüsselbeine, wodurch Luft in den oberen Teil der Lunge fließt. Die meisten von uns atmen nur mit diesem Teil der Lunge. Sie verweigern damit dem Körper den lebenswichtigen Sauerstoff. Gleichzeitig verhindern sie die vollständige Ausscheidung von Schadstoffen.

KÖRPERLICHE WIRKUNGEN RICHTIGER ATMUNG

▶ Versorgt den Körper mit ausreichend Sauerstoff, damit alle Körperzellen richtig und effizient funktionieren. Mit zuwenig Sauerstoff kann kein richtiger Stoffwechsel stattfinden. Nährstoffe, einschließlich kostbarer Vitamine und Mineralstoffe, werden vergeudet.

▶ Ermöglicht es dem Körper, sich aller schädlichen gasförmigen Stoffwechselreste zu entledigen, insbesondere Kohlendioxid.

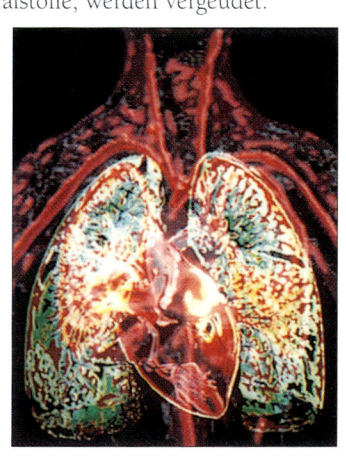

GASAUSTAUSCH ▷
Sauerstoff wird aus der Luft in die Lunge und über die Lungenbläschen in das Blut aufgenommen. Gasförmige Abfallstoffe, in den Zellen angesammelt und an das Blutplasma abgegeben, gelangen über das Blut in die Lunge. Von dort werden sie ausgeatmet.

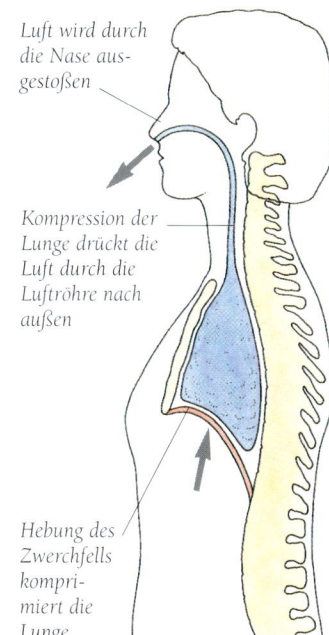

Luft wird durch die Nasenlöcher eingesogen

Luft fließt die Luftröhre hinunter und füllt die Lunge

Zwerchfell bewegt sich nach unten und dehnt die Lunge aus

Luft wird durch die Nase ausgestoßen

Kompression der Lunge drückt die Luft durch die Luftröhre nach außen

Hebung des Zwerchfells komprimiert die Lunge

EINATMUNG
Richtige Atmung hängt hauptsächlich von der Bewegung des Zwerchfells ab. Wenn es sich nach unten bewegt, dehnt sich der Bauch aus und saugt frische Luft durch Nase, Luftröhre und Bronchien in die aus zahlreichen kleinen Bläschen bestehende Lunge.

AUSATMUNG
Die Yoga-Atmung legt den Nachdruck auf die Ausatmung. Wenn sich das Zwerchfell hebt, wird die verbrauchte Luft mit Hilfe der Zwischenrippenmuskulatur aus der Lunge gepreßt. Dadurch werden zahlreiche Abfallprodukte des Körpers ausgeschieden und der Organismus gereinigt.

DIE PRANISCHEN WIRKUNGEN DER YOGA-ATMUNG

Der Atem wird als die äußerliche Manifestation von Prana angesehen, der Lebenskraft bzw. -energie, die durch den physischen Körper fließt, sich aber eigentlich im Astralkörper befindet. Indem Sie den Atem beherrschen, können Sie lernen, die feinstofflichen Energien im Körper zu kontrollieren, um schließlich die volle Beherrschung über den Geist zu erlangen.

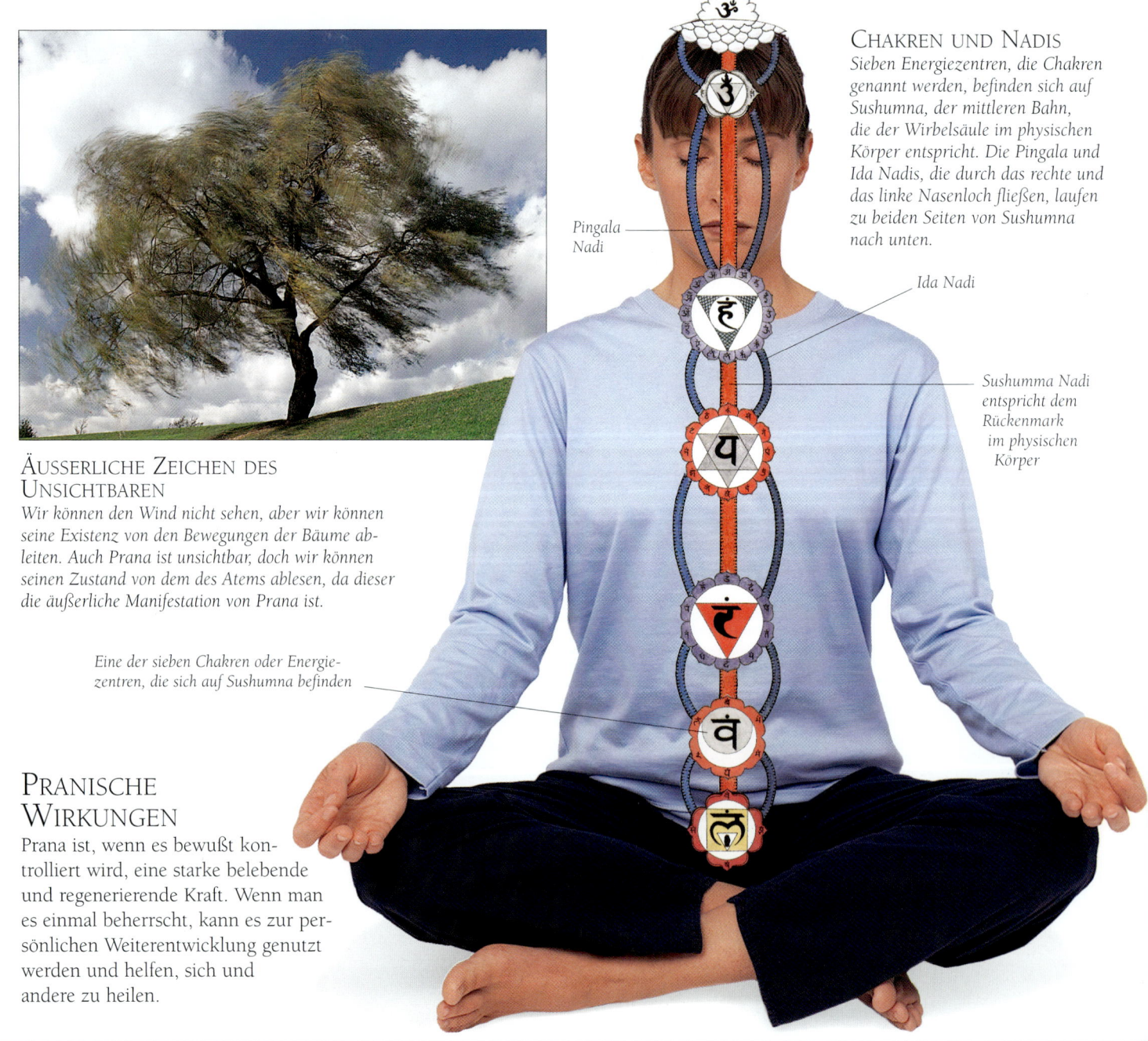

CHAKREN UND NADIS
Sieben Energiezentren, die Chakren genannt werden, befinden sich auf Sushumna, der mittleren Bahn, die der Wirbelsäule im physischen Körper entspricht. Die Pingala und Ida Nadis, die durch das rechte und das linke Nasenloch fließen, laufen zu beiden Seiten von Sushumna nach unten.

Pingala Nadi

Ida Nadi

Sushumma Nadi entspricht dem Rückenmark im physischen Körper

Eine der sieben Chakren oder Energiezentren, die sich auf Sushumna befinden

ÄUSSERLICHE ZEICHEN DES UNSICHTBAREN
Wir können den Wind nicht sehen, aber wir können seine Existenz von den Bewegungen der Bäume ableiten. Auch Prana ist unsichtbar, doch wir können seinen Zustand von dem des Atems ablesen, da dieser die äußerliche Manifestation von Prana ist.

PRANISCHE WIRKUNGEN
Prana ist, wenn es bewußt kontrolliert wird, eine starke belebende und regenerierende Kraft. Wenn man es einmal beherrscht, kann es zur persönlichen Weiterentwicklung genutzt werden und helfen, sich und andere zu heilen.

DIE CHAKREN

Die Stellen in der pranischen Hülle des Astralkörpers (siehe Seite 8), an denen viele Nadis oder Astralnerven zusammenlaufen, werden Chakren genannt. Wir können sie uns wie eine Telefonzentrale vorstellen, mit vielen Drähten, die hinein- und herausführen. Die Chakren repräsentieren das Schwingungsniveau des Astralkörpers, das immer feinstofflicher wird, je höher man steigt. Mit Atemübungen oder Pranayama versuchen Yogis, ihr Schwingungsniveau zu erhöhen. Das Energiemuster des Chakra wird von bestimmten Farben und einer gewissen Anzahl Lotusblättern repräsentiert. Auf jedem Blütenblatt steht einer der 50 Buchstaben des Sanskrit-Alphabets, und einer der Buchstaben stellt den zentralen Klang oder das Mantra dar.

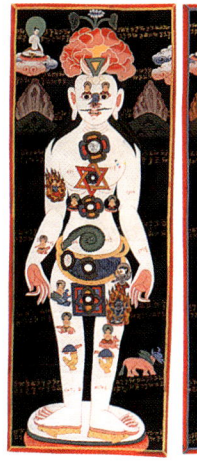
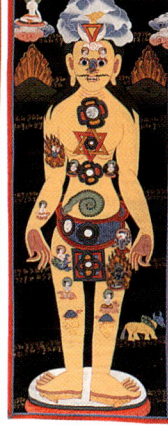

◁ CHAKRA-SCHAUBILD
Alte Darstellungen der Chakren zeigen Kundalini als eingerollte Schlange. Schlingen stehen für potentielle Energie, und Kundalini ist das spirituelle Potential eines jeden Individuums. Verschiedene Yoga-Techniken und -Übungen helfen dem Yoga-Schüler, sein spirituelles Potential auszuschöpfen.

DIE NADIS

Für den ernsthaften Yoga-Schüler ist die Reinigung der Nadis von äußerster Wichtigkeit, um den gesunden Prana-Fluß zu gewährleisten. Energieblockaden in diesen astralen Nervenbahnen oder Meridianen können zu körperlichen oder geistigen Erkrankungen führen. Insofern wirken Yoga-Übungen ähnlich wie Akupunktur, denn sie stärken und reinigen die Nadis. Von den 72 000 Nadis, die es gibt, sind Sushumna, Ida und Pingala für den Yogi besonders wichtig. Im Alltag fließt das meiste Prana entweder durch Ida oder Pingala. Nur beim Meditieren strömt es durch Sushumna. Yoga-Atemübungen helfen, die Energieströme auszugleichen.

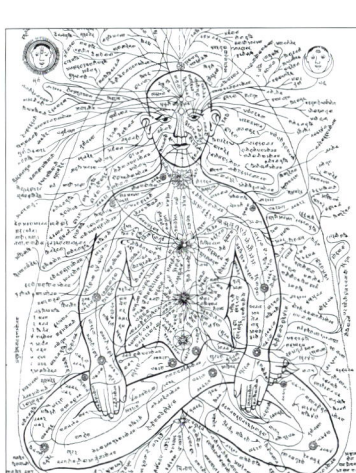

◁ KARTE DER NADIS
Viele alte Schriften zeigen die Energiemuster innerhalb des astralen bzw. feinstofflichen Körpers. Dies sind die Nadis, die astralen Nervenbahnen, durch die das Prana, die Lebensenergie, fließt. In der Akupunktur werden sie Meridiane genannt.

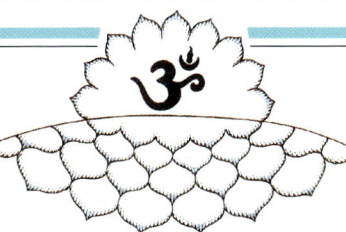

SAHASRARA-CHAKRA
Das siebte und höchste Chakra wird durch einen tausendblättrigen Lotus dargestellt, Symbol des Unendlichen.

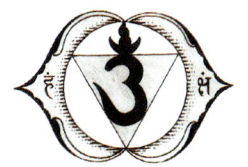

AJNA-CHAKRA
In der Mitte der Stirn angesiedelt, wird dieses Chakra häufig das »dritte Auge« genannt. OM ist sein Urmantra.

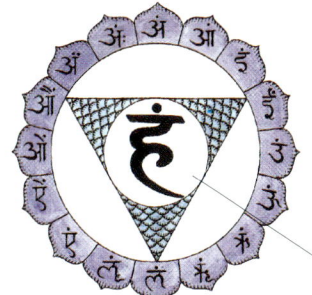

VISHUDDHA-CHAKRA
Dieses fünfte Energiezentrum im Astralkörper befindet sich an einer Stelle, die dem Halsansatz im physischen Körper entspricht.

Das Urmantra dieses Chakra ist Ham

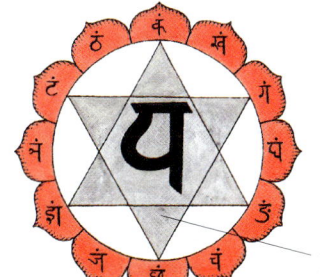

ANAHATA-CHAKRA
Wenn man sich während der Meditation auf das Anahata-Chakra oder Herzzentrum konzentriert, empfindet man solch reine Gefühle wie zum Beispiel kosmische Liebe.

In den zwei Dreiecken, die für Shiva und Shakti stehen, steht das Mantra

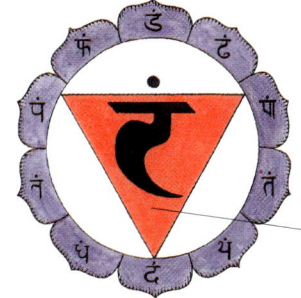

MANIPURA-CHAKRA
Auf der Höhe des Nabels angesiedelt, entspricht Manipura dem Sonnengeflecht im physischen Körper.

In einem nach unten weisenden Dreieck steht das Mantra Ram

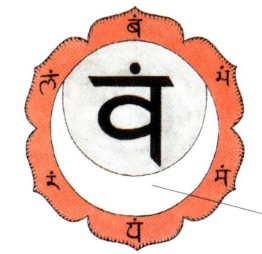

SVADHISHTHANA-CHAKRA
Dieses zweite Chakra mit sechs Blütenblättern befindet sich auf Sushumna im Genitalbereich.

In einem zunehmenden Mond steht das Mantra Vam

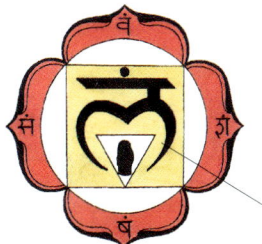

MULADHARA-CHAKRA
In diesem untersten Chakra, an der Basis der Wirbelsäule, befindet sich die schlafende Kundalini (spirituelles Potential).

Das Mantra dieses Chakra ist Lam

ATEMÜBUNGEN

Bei Yoga-Atemübungen oder Pranayama wird der Atem als ein wichtiges Bindeglied zwischen den physischen und geistigen Aspekten gesehen. Pranayama reinigt und stärkt den physischen Körper, doch es ist vor allem wichtig für den Geist, den es beruhigt und frei macht.

DIE BAUCHATMUNG

Üben Sie die *Bauchatmung* auf dem Rücken liegend in der *Totenstellung* (siehe Seite 16). Werden Sie sich der Atmung bewußt, die nun tief und langsam ist. Das Zwerchfell richtig einsetzen, um die Luft in den untersten und größten Teil der Lunge zu ziehen. Spüren, wie der Bauch sich beim Einatmen langsam hebt und beim Ausatmen langsam senkt.

Spüren, wie der Bauch sich bei der tiefen Atmung hebt und senkt

Gesicht ist entspannt; Mund schließen und ruhig durch die Nase atmen

Beine und Füße sind entspannt

Hände liegen entspannt neben dem Körper; eine Hand auf den Bauch legen, um seine Bewegung zu spüren

Es ist wichtig, Schultern und Nacken zu entspannen

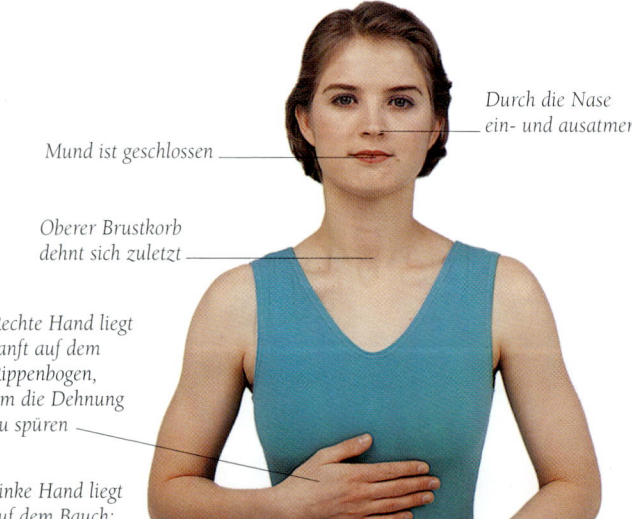

Durch die Nase ein- und ausatmen

Mund ist geschlossen

Oberer Brustkorb dehnt sich zuletzt

Rechte Hand liegt sanft auf dem Rippenbogen, um die Dehnung zu spüren

Linke Hand liegt auf dem Bauch; er dehnt sich bei der Einatmung zuerst

◁ VOLLSTÄNDIGE YOGA-ATMUNG

Um zu überprüfen, ob Sie richtig atmen, sitzen Sie mit gekreuzten Beinen und legen eine Hand auf den Bauch, die andere auf das Zwerchfell. Langsam einatmen und spüren, wie sich erst der Bauch und dann die Rippen dehnen. Schließlich den obersten Teil der Brust mit Luft füllen. Beim Ausatmen entweicht die Luft zuerst aus dem unteren Teil der Lunge, dann aus dem mittleren und zuletzt aus dem oberen. Regelmäßig diese »richtige« Art zu atmen üben.

DAS FÜLLEN DER LUNGE ▷

Bei der vollständigen Yoga-Atmung findet die Einatmung in drei Phasen statt. Erst senkt sich das Zwerchfell in die Bauchhöhle und zieht somit Luft in den unteren Teil der Lunge. Dann dehnen die Zwischenrippenmuskeln den Brustkorb und ziehen Luft in den mittleren Teil der Lunge. Schließlich gelangt Luft in den oberen Teil der Lunge. Diese Atmung wird Schlüsselbein-Atmung genannt.

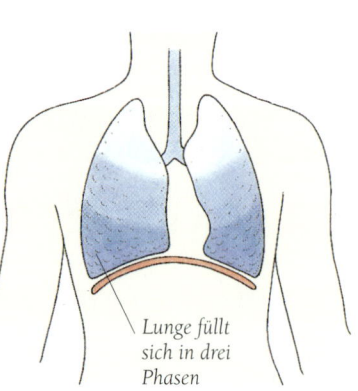

Lunge füllt sich in drei Phasen

DIE WECHSELSEITIGE NASENATMUNG – ANULOMA VILOMA

Die Hauptwirkung dieser *wechselseitigen Nasenatmung* oder *Anuloma Viloma* ist, den Atmungsapparat zu kräftigen. Da die Ausatmung doppelt so lang dauert wie die Einatmung, werden verbrauchte Luft und Abfallprodukte aus dem gesamten Körper über die Lunge ausgeschieden. Die *wechselseitige Nasenatmung* beruhigt den Geist; Sie sollten die Übung täglich mindestens zehnmal ausführen. Beginnen Sie mit der rechten Hand in *Vishnu Mudra*, mit dem Daumen auf dem rechten Nasenloch. Versuchen Sie beim Ausatmen die Lunge vollständig zu leeren.

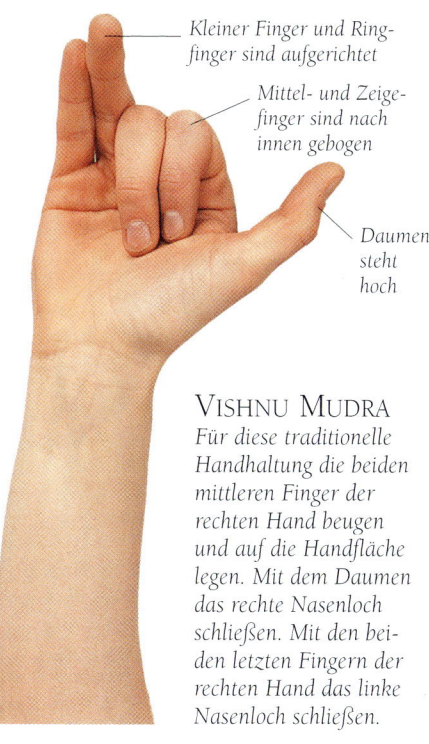

Kleiner Finger und Ringfinger sind aufgerichtet

Mittel- und Zeigefinger sind nach innen gebogen

Daumen steht hoch

VISHNU MUDRA
Für diese traditionelle Handhaltung die beiden mittleren Finger der rechten Hand beugen und auf die Handfläche legen. Mit dem Daumen das rechte Nasenloch schließen. Mit den beiden letzten Fingern der rechten Hand das linke Nasenloch schließen.

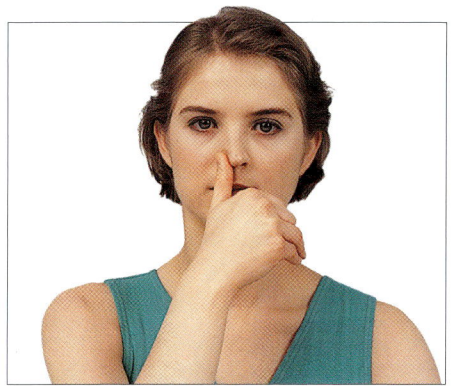

1 Rechtes Nasenloch schließen. Durchs linke ausatmen und einatmend bis 4 zählen.

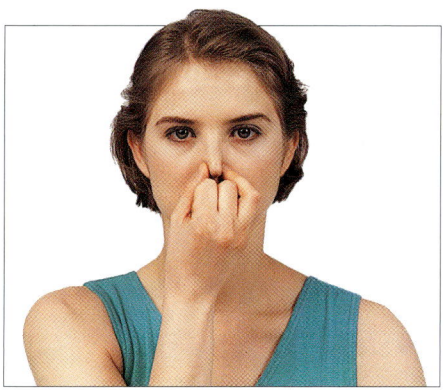

2 Nun linkes Nasenloch schließen. Bis 16 zählen und dabei Atem anhalten.

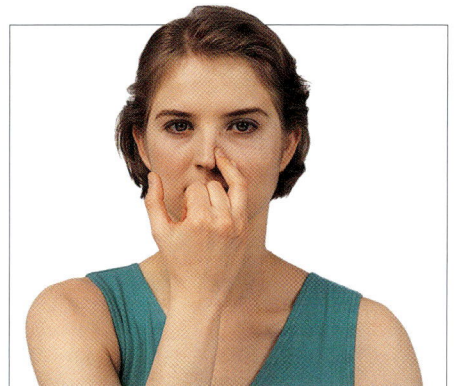

3 Rechtes Nasenloch öffnen und bei der vollständigen Ausatmung bis 8 zählen.

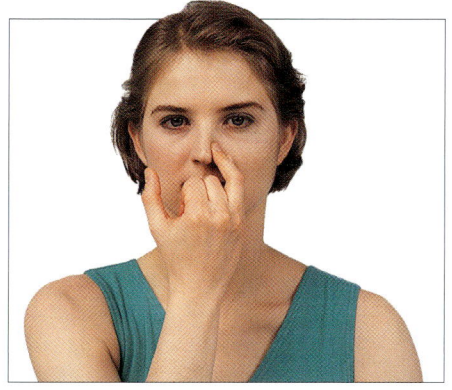

4 Linkes Nasenloch schließen. Durch das rechte einatmen und bis 4 zählen.

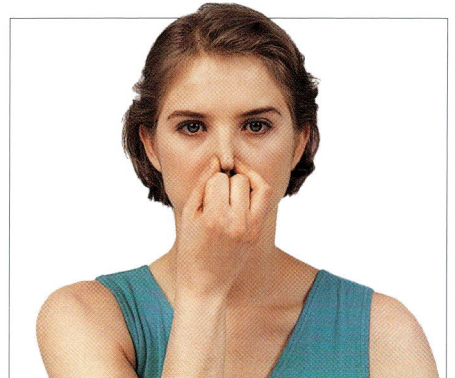

5 Nun beide Nasenlöcher schließen. Den Atem anhalten und bis 16 zählen.

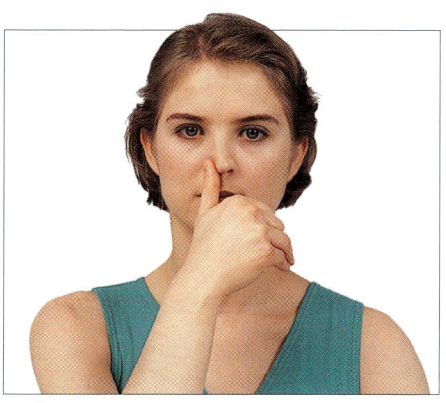

6 Linkes Nasenloch öffnen und beim Ausatmen bis 8 zählen.

ZÄHLEN
Benutzen Sie die linke Hand, um die Runden zu zählen: nacheinander jeden Teil der Finger mit der Daumenspitze berühren.

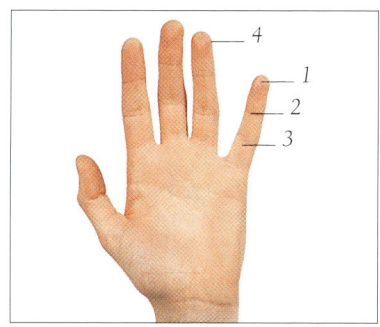

4
1
2
3

△ Mit dem oberen Teil des kleinen Fingers beginnen. Nach zehn Runden sind Sie beim oberen Teil des Zeigefingers angelangt.

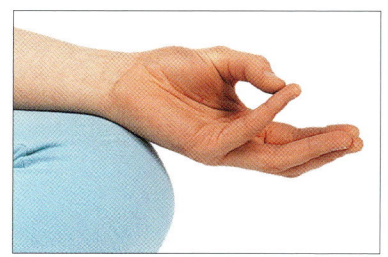

△ Linke Hand beim Zählen entspannt auf das linken Knie legen.

REINIGUNGSTECHNIKEN

Da körperliche Reinlichkeit die Reinheit des Geistes fördert, haben die Yogis sechs Methoden oder Shad Kriyas entwickelt, um den physischen Körper zu reinigen. Diese einfachen Übungen unterstützen die natürliche Ausscheidung von Schlacken- und Giftstoffen und verhelfen zur Linderung vieler körperlicher und geistiger Beschwerden.

NASENREINIGUNG – NETI

Neti reinigt Nase, Nasengänge und Nebenhöhlen. Wenn man diese einfache Hygieneübung täglich ausführt, wirkt man damit den Folgen von Umweltverschmutzung, Staub und Pollen entgegen. Es ist besonders gut für diejenigen, die unter Asthma, Allergien und anderen Atembeschwerden leiden.

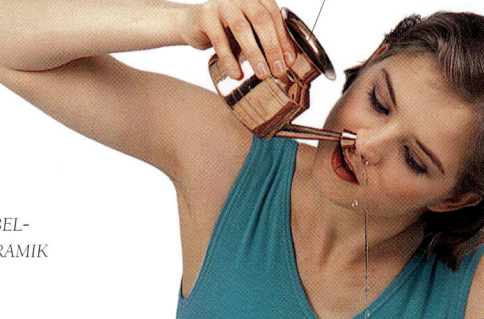

1/2 Teelöffel Meersalz in einer Tasse lauwarmem Wasser auflösen

NETI-SCHNABEL-KANNE AUS KERAMIK

KUPFERNE NETI-SCHNABELKANNE

DIE NASENREINIGUNG
Kopf nach links neigen, Atem anhalten. Mit einer Neti-Schnabelkanne Wasser in das rechte Nasenloch gießen, so daß es aus dem linken herausfließt. Schneuzen und die Übung auf der anderen Seite wiederholen.

DARMREINIGUNG – BASTI

Basti reinigt den unteren Teil des Dickdarms, indem man ein Vakuum schafft, das Wasser einsaugt. Sich in eine mit Wasser gefüllte Wanne setzen und mit Hilfe der Bauchmuskeln ein Vakuum erzeugen (*Nauli* – siehe Seite 115). Früher verwendete man einen kleinen Bambusstock, um den Schließmuskel offenzuhalten; eine moderne Alternative besteht darin, einen kleinen Plastikschlauch von etwa 1 cm Durchmesser zu verwenden. *Basti* ist nicht dasselbe wie ein Einlauf, bei dem mittels Druck Wasser in den Enddarm eingeführt wird. Da *Basti* die Bauchmuskulatur stärkt, anstatt sie zu schwächen, kann man es regelmäßig ausführen.

MAGENREINIGUNG – DHAUTI

Dhauti reinigt die Speiseröhre und den Magen, indem es überschüssigen Schleim und Essensreste von den Magenwänden entfernt. Verwenden Sie hierfür eine 5 m lange, 5 cm breite Gazerolle, die Sie – wie für *Neti* – in eine Salzwasserlösung tauchen. Bei Ihrem ersten Versuch nicht mehr als 30 cm Gaze schlucken und sich nach und nach steigern, bis Sie die ganzen 5 m schlucken können.

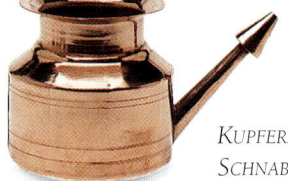

SCHALE MIT SALZ-WASSERLÖSUNG

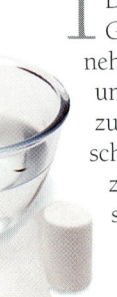

MEERSALZ   *5 CM BREITE GAZE*

1 Das eine Ende der Gaze in den Mund nehmen und kauen, um die Schluckreaktion zu provozieren. Kauen und schlucken, bis nur noch ein kurzes Stück aus dem Mund schaut.

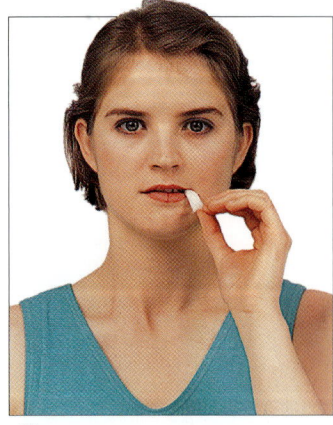

2 Den Stoff einige Minuten im Magen behalten und dabei möglichst *Nauli* ausführen, um die Magenwände zu reinigen. Dann die Gaze wieder herausziehen. *Dhauti* zweimal wöchentlich nüchtern ausführen.

BAUCHKREISEN – *NAULI*

Nauli massiert und stärkt alle inneren Organe und konzentriert außerdem das Prana im Bereich des Sonnengeflechts (Solarplexus). Es wird vielleicht einige Zeit in Anspruch nehmen, bis Sie es beherrschen, da verschiedene Bauchmuskeln unter Kontrolle gebracht werden müssen, doch es ist eine äußerst wirksame Übung bei allen Magen-Darm-Beschwerden oder -Schwächen. Sie stehen mit gespreizten Beinen und leicht angewinkelten Knien. Die Hände liegen auf den Oberschenkeln. Regelmäßig ausgeführt verbessert *Nauli* die Haltung und stärkt die Muskeln, die man für Atmung und Ausscheidung braucht.

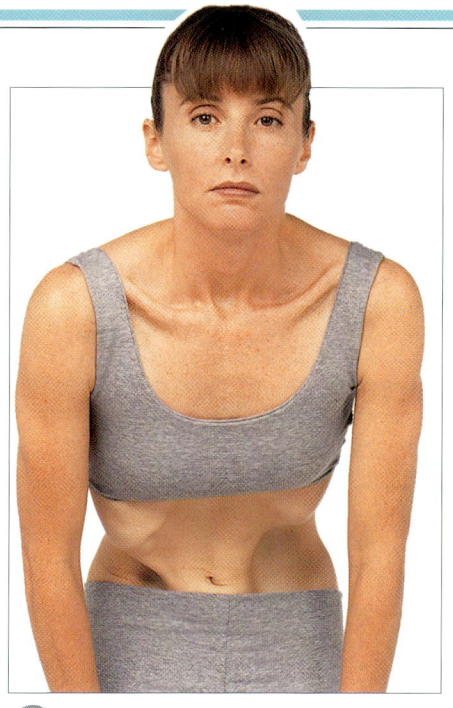

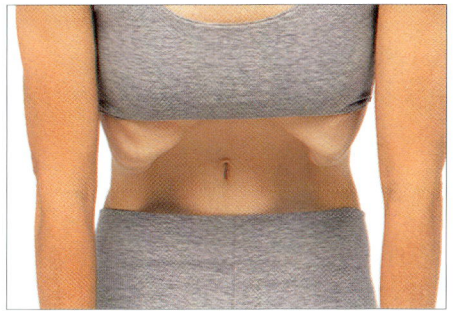

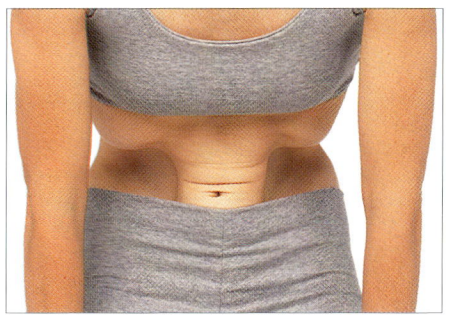

1 Sich im Stehen leicht nach vorn beugen und die Hände auf die Oberschenkel legen. Tief ein- und vollständig ausatmen, dabei auf die Oberschenkel drücken. Mit leerer Lunge das Zwerchfell hochziehen.

2 Ohne wieder einzuatmen die Bauchmuskeln in der Mitte zusammenziehen und nach vorn drücken, so daß in der Mitte des Bauches ein Muskelstreifen entsteht. Die Muskeln ein- und ausziehen.

3 Versuchen, den Bauch kreisen zu lassen. Die rechte Hand drückt stärker auf den rechten Oberschenkel, um den Muskel nach links zu bewegen und umgekehrt. Eine wellenartige Bewegung entstehen lassen.

REINIGUNG DES ATMUNGSAPPARATS – *KAPALABHATI*

Diese Atemübung reinigt die Nasengänge sowie die Lunge und hilft dem Körper, große Mengen Kohlendioxid und andere Giftstoffe auszuscheiden. Die vermehrte Sauerstoffaufnahme reichert das Blut an und erneuert das Körpergewebe. Die Bewegung des Zwerchfells hingegen massiert Magen, Leber und Bauchspeicheldrüse.

STARREN – *TRATAK*

Eine Kerze auf Armlänge entfernt in Augenhöhe vor sich plazieren und 1 bis 3 Minuten lang in die Flamme starren, ohne zu blinzeln. Die Augen beginnen zu tränen und werden mit den Tränenkanälchen gereinigt. Nun die Augen schließen und sich die Flamme an einer Stelle zwischen den Augenbrauen vorstellen. *Tratak* verbessert Sehkraft und Konzentration, und kann zur Vorbereitung auf die Meditation dienen.

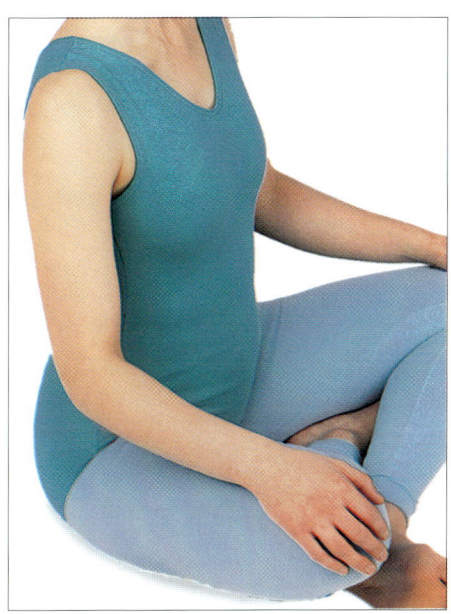

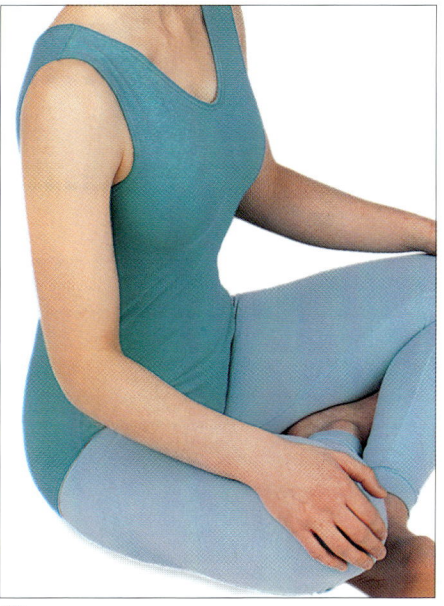

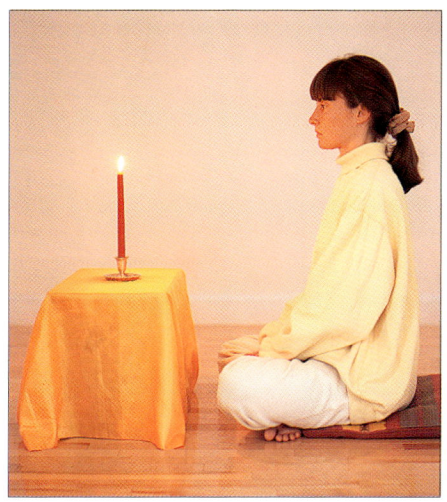

VERBESSERUNG DER KONZENTRATION

1 Bauchmuskeln schnell zusammenziehen, so daß das Zwerchfell sich hebt und die verbrauchte Luft ausgestoßen wird.

2 Bauch entspannen, die Luft wieder in die Lunge strömen lassen. 20- bis 50mal in 3 bis 5 Runden wiederholen.

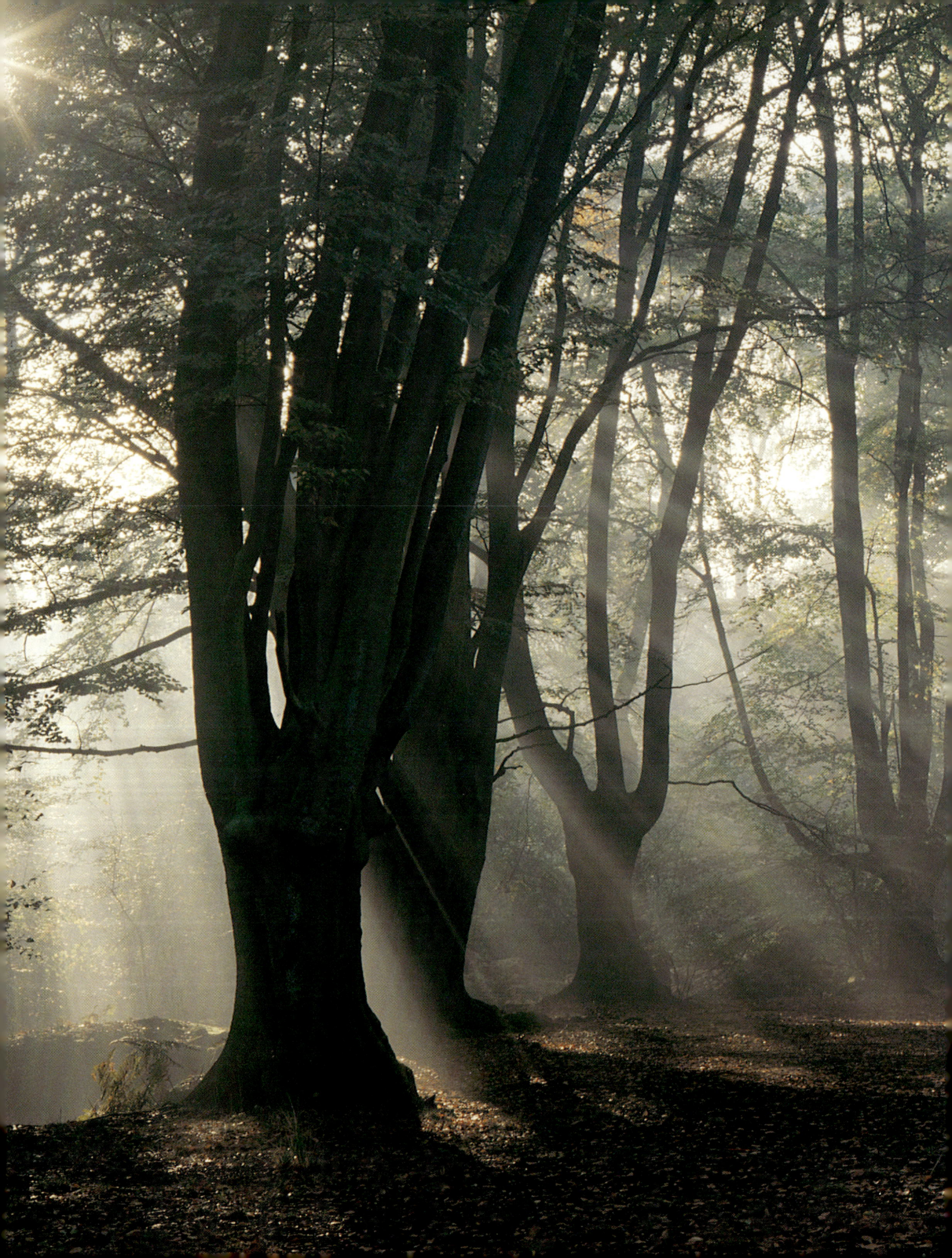

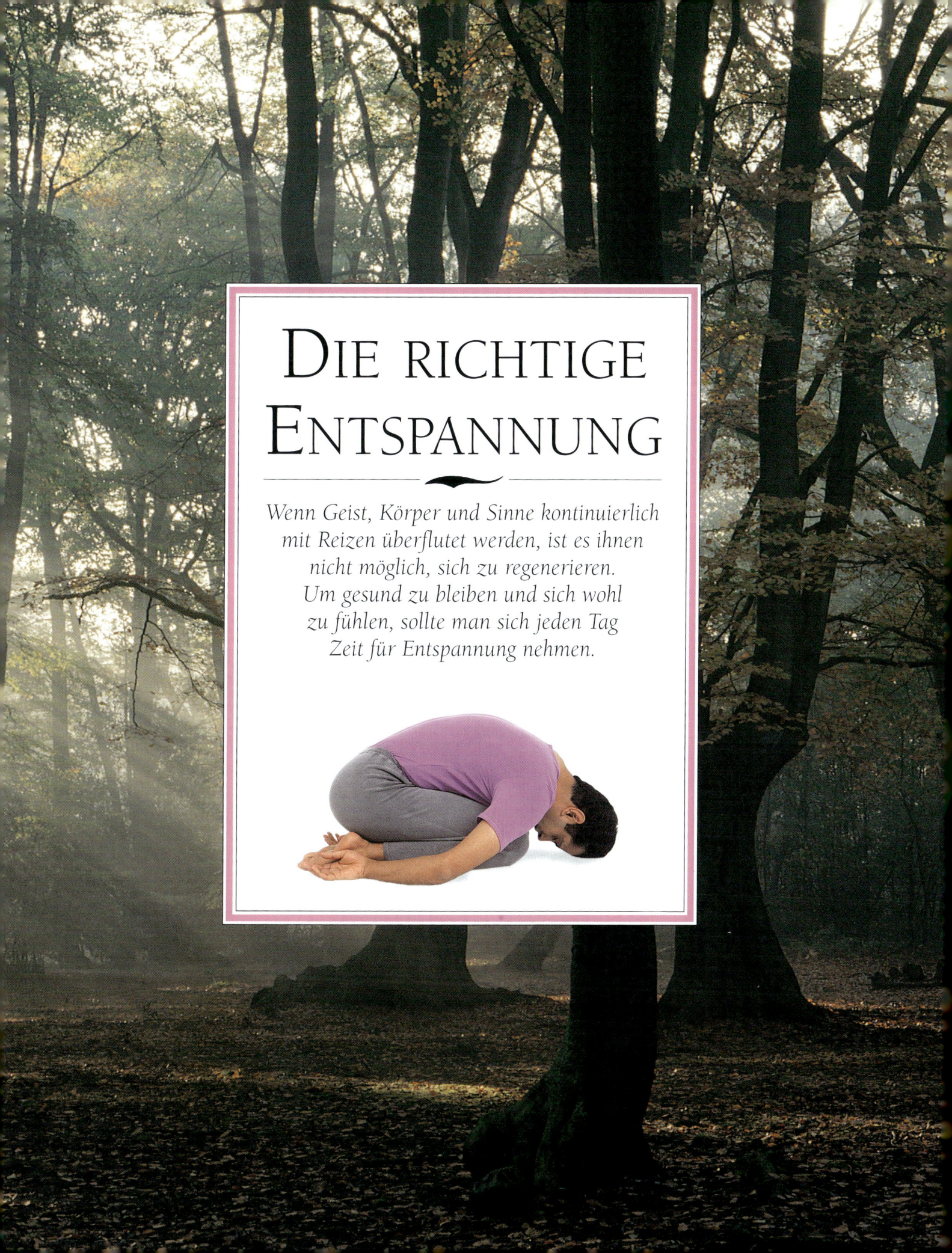

DIE RICHTIGE ENTSPANNUNG

Wenn Geist, Körper und Sinne kontinuierlich
mit Reizen überflutet werden, ist es ihnen
nicht möglich, sich zu regenerieren.
Um gesund zu bleiben und sich wohl
zu fühlen, sollte man sich jeden Tag
Zeit für Entspannung nehmen.

SPANNUNG ODER ENTSPANNUNG?

Körper und Geist erfahren wahre Entspannung, wenn wenig oder keine Energie verbraucht wird. Das ist der natürliche Weg, sich zu regenerieren. Da jede Tätigkeit – bewußt oder unbewußt – Energiereserven verbraucht, ist Entspannung eine Voraussetzung für Gesundheit und inneren Frieden. Ohne die richtige Entspannung werden Körper und Geist überlastet und damit ineffektiv.

AKTIVITÄT BEDEUTET ENERGIEVERBRAUCH

Um das Prinzip der Entspannung zu verstehen, ist es sinnvoll zu begreifen, was Spannung ist. Alle Tätigkeiten verursachen eine Art von Streß, und obwohl niemand völlig streßfrei leben kann, schwächen unnötige Spannungen Körper und Geist. Jede Aktivität besteht aus mehreren Phasen. Zunächst werden alle Reize über die Sinne wahrgenommen und über das Nervensystem zum Gehirn weitergeleitet. Dieses analysiert dann die Reize und entscheidet, ob und wenn ja, wie darauf reagiert werden soll. Das Gehirn schickt den beteiligten Muskeln einen Befehl, um die Tätigkeit – mit zusätzlicher Energie – auszuführen. Durch den von der Energie verstärkten Impuls kommt es zu Muskelkontraktion und -aktion. Viele Aspekte des heutigen Lebens erschweren die Entspannung. Wir werden derart mit Reizen überflutet, daß die meisten von uns, ohne es zu wissen, große Mengen an Energie vergeuden. Einer der Schlüssel zur Entspannung ist, die Anzahl der Reize, denen wir ausgesetzt sind, zu verringern.

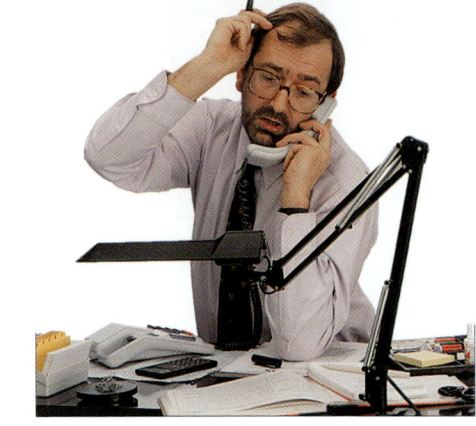

ARBEITSBEDINGUNGEN
Unter den heutigen Lebensbedingungen sind Geist und Muskeln ständig angespannt. Dadurch werden Energiereserven verbraucht, was die unterschiedlichsten Streßsymptome bedingt.

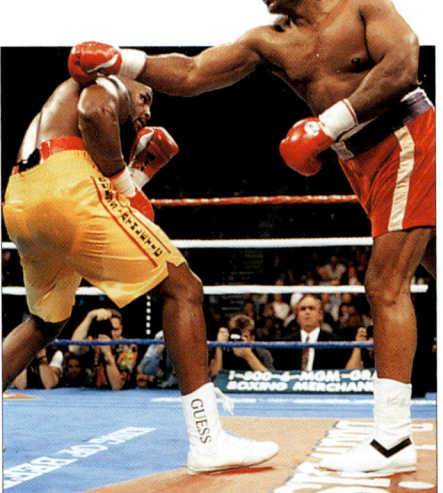

UNTERHALTUNG
Filme, Fernsehsendungen sowie Sportveranstaltungen sind häufig voller Gewalt. Auch wenn viele sie als Entspannung betrachten, so haben sie in Wirklichkeit den gegenteiligen Effekt.

FREIZEIT ▷
Alkohol, Drogen und laute Musik sind das Freizeitvergnügen vieler Menschen; doch sie dienen nicht der Entspannung, sondern lassen den Körper noch angespannter zurück.

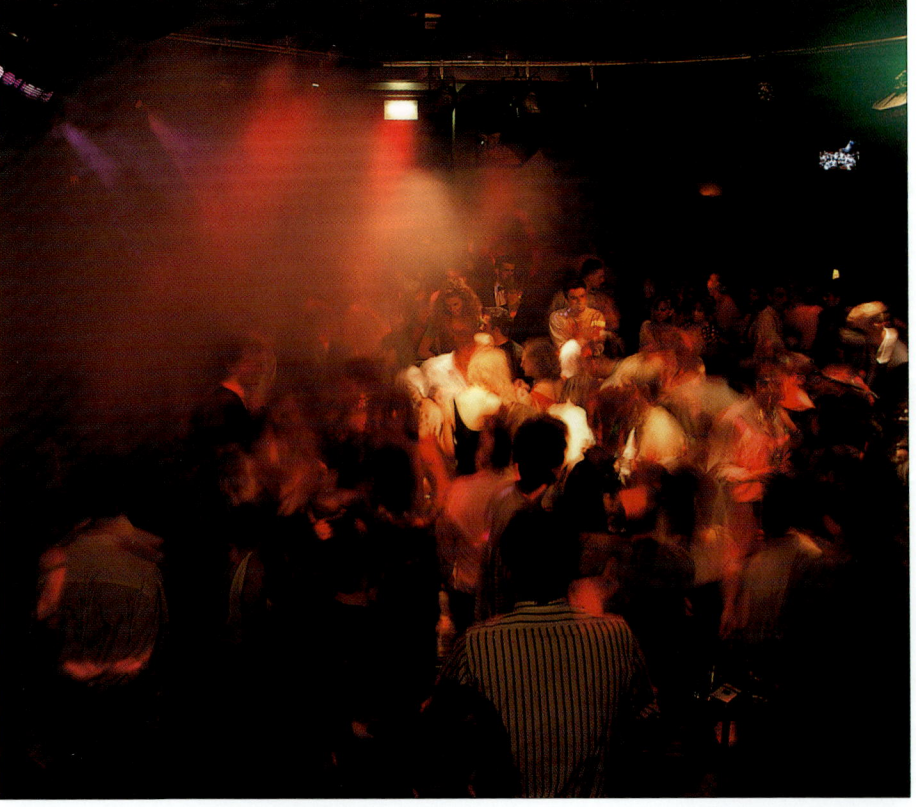

PHYSISCHE ENTSPANNUNG

Manche Formen von körperlicher Übung erhöhen das Energieniveau des Organismus, doch das nützt nichts, wenn wir die Muskeln andauernd in Aktionsbereitschaft halten, auch wenn es nicht nötig ist. Viele Menschen haben ständig angespannte Muskeln, die sich nicht einmal nachts entkrampfen, so daß rund um die Uhr Energie verbraucht wird.

Yoga-Asanas sind Techniken zur Muskelentspannung. Menschen, die häufig Asanas ausführen, brauchen weniger Schlaf und fühlen sich doch ausgeruht. Sie fallen sehr viel schneller in einen tiefen Schlaf, wenn sie zu Bett gehen. Tiefschlaf regeneriert Körper und Geist, leichter Schlaf bzw. Träumen verbraucht Energie.

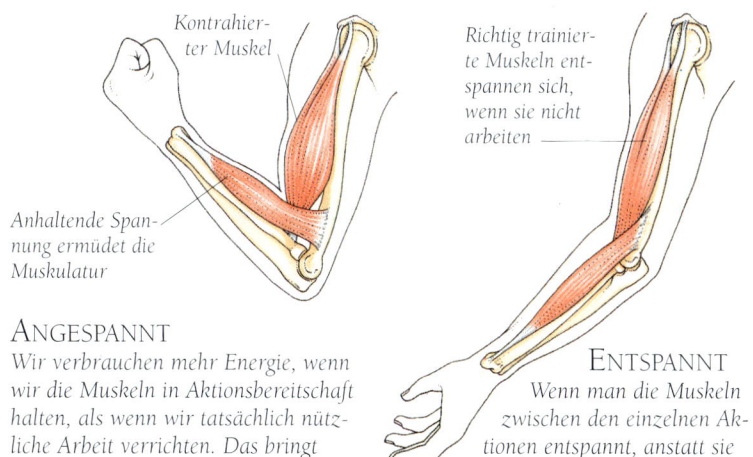

Kontrahierter Muskel

Anhaltende Spannung ermüdet die Muskulatur

Richtig trainierte Muskeln entspannen sich, wenn sie nicht arbeiten

ANGESPANNT
Wir verbrauchen mehr Energie, wenn wir die Muskeln in Aktionsbereitschaft halten, als wenn wir tatsächlich nützliche Arbeit verrichten. Das bringt die Muskeln unnötig unter Streß – sie können sich nicht mehr entspannen.

ENTSPANNT
Wenn man die Muskeln zwischen den einzelnen Aktionen entspannt, anstatt sie ständig angespannt zu lassen, werden sie effizienter arbeiten.

GEISTIGE ENTSPANNUNG

Überflutet man den Geist ständig mit Reizen, wird er überlastet und erschöpft. Vielleicht merken wir gar nicht, daß wir es tun, aber wenn wir uns Gedanken und Sorgen machen, verbrauchen wir enorm viel Energie. Die Spannung, die daraus resultiert, kann mehr Energie verbrauchen als körperliche Arbeit. Wenn man sich zuviel sorgt, braucht man seinen Energievorrat auf. Das hat geistige Erschöpfung zur Folge, die wiederum das Auslaugen des physischen Körpers verursacht. Es ist deshalb von größter Bedeutung, jeden Tag Zeit zu reservieren, um sich auszuruhen und mit neuer Energie aufzuladen.

Sobald Sie eine geistige Anspannung bemerken, sollten Sie einige Minuten langsam und gleichmäßig atmen und sich auf den Atem konzentrieren. Yoga-Atemübungen werden Ihre Fähigkeit fördern, den Geist aus eigener Kraft zu beruhigen. Indem körperliche auf geistige Entspannung folgt, erfahren Sie inneren Frieden.

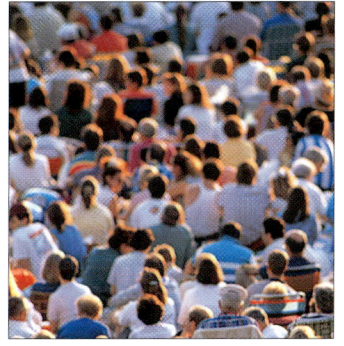

SCHRITT HALTEN
Versuchen, mit dem schnellen Tempo und der Komplexität des heutigen Lebens »Schritt zu halten« führt zur gedankenlosen Verschwendung von Energiereserven. Körper und Geist wird die Möglichkeit genommen, sich zu regenerieren.

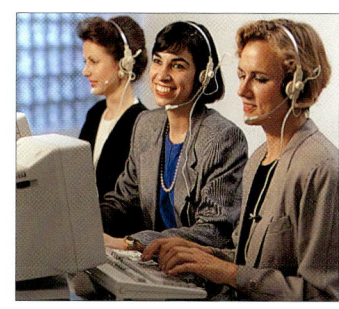

GEISTIGE ARBEIT
Jemand arbeitet effizient, wenn er in der Lage ist, es entspannt zu tun. Zu Anfang muß man sich bewußt darum bemühen, doch bald wird es zu einer positiven Gewohnheit. Asanas, Pranayama und Meditation trainieren Körper und Geist, sich zu entspannen und zu konzentrieren.

SPIRITUELLE ENTSPANNUNG

Völlige geistige und körperliche Entspannung kann man nur erreichen, wenn man innerlich mit einer höheren Kraft verbunden ist. Solange wir uns mit diesem Körper und Geist identifizieren, glauben wir auf uns allein gestellt zu sein. So wird es immer Anspannung und Zukunftssorgen geben. Wenn wir uns aber mit der göttlichen Kraft verbinden, erfahren wir, daß alles Glück von innen heraus kommt. Die Yoga-Techniken ermöglichen es, diese innere Verbindung herzustellen und alle Mauern einzureißen, die uns sowohl voneinander als auch von unserem wahren Selbst trennen.

MEDITATION
Es gehört zum Wesen des Geistes, daß er unstet ist und dabei sehr viel Energie verbraucht. In der Meditation wird der Geist auf einen Punkt gerichtet, »fokussiert«, und wir erfahren vollkommene Stille und Frieden. Dies entspannt Geist und Körper und baut Streß ab.

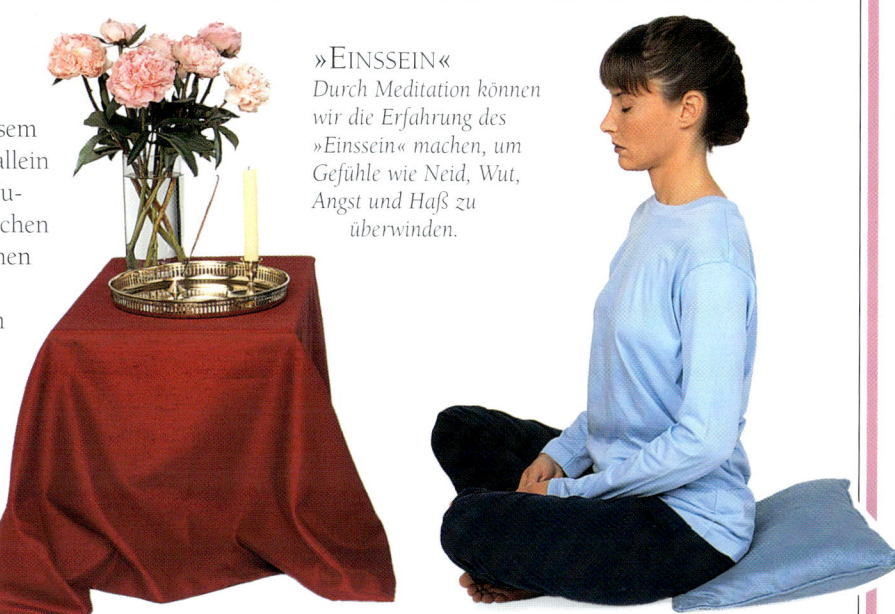

»EINSSEIN«
Durch Meditation können wir die Erfahrung des »Einssein« machen, um Gefühle wie Neid, Wut, Angst und Haß zu überwinden.

ENTSPANNUNGSTECHNIKEN

Obwohl Entspannung im allgemeinen nur als ein körperlicher Zustand angesehen wird, reichen ihre Wurzeln bis in den Astral- und sogar bis in den Kausalkörper. Deshalb kann sich der Körper auch nicht durch den Genuß von Alkohol oder Drogen entspannen. Richtige, vollständige Entspannung stellt sich nur dann ein, wenn sich Körper, Geist und Seele in Einklang befinden.

ENTSPANNUNGSHALTUNGEN

Asanas arbeiten nicht nur mit dem Körper, sondern auch mit dem Geist. Durch Konzentration werden die Muskeln so trainiert, daß sie wieder entspannt arbeiten können. Manche Entspannungshaltungen werden vor, zwischen und nach anderen Asanas eingenommen, um für einen ungehinderten Fluß des Prana (Lebensenergie) durch den Körper zu sorgen.

DIE STELLUNG DES KINDES ▷

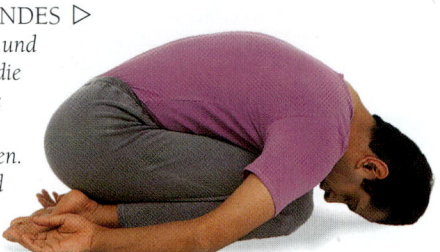

Sich mit geschlossenen Beinen und Füßen auf die Fersen setzen, die Stirn liegt auf dem Boden. Die Hände mit den Handflächen nach oben neben die Füße legen. Ruhig durch die Nase ein- und ausatmen und sich in die Stellung versenken.

◁ DIE TOTENSTELLUNG

Sich flach auf den Rücken legen, die Beine sind mindestens 50 cm gespreizt. Die Arme befinden sich etwa in einem 45-Grad-Winkel zum Körper. Es sollte keine Energie kosten, den Körper in dieser Stellung zu halten. Die Aufmerksamkeit auf den Atem richten. Spüren, wie der Bauch sich beim Einatmen hebt und beim Ausatmen senkt.

AUF DEM BAUCH LIEGEN ▷

Auf dem Bauch liegend die Hände aufeinanderlegen, den Kopf zur Seite drehen und eine Wange auf die Hände legen. Die Augen schließen und tief durchatmen, wie in der Totenstellung. Dabei spüren, wie der Unterleib beim Einatmen auf den Boden drückt und sich beim Ausatmen wieder hebt.

ATMEN, UM SICH ZU ENTSPANNEN

Yoga-Atemübungen setzen den Atem als Mittel ein, um eine größere Kontrolle des Geistes über den Körper zu erlangen. Gehen Sie mehrmals täglich Ihren Körper im Geist durch. Wenn Sie irgendwo Spannung bemerken, lassen Sie sie bewußt los. Wenden Sie Autosuggestion an, um sie aus Ihrem Körper zu »atmen«. Stellen Sie sich zum Beispiel beim Einatmen vor, daß Sie Prana aus der Luft aufnehmen und es bewußt an jede beliebige Stelle im Körper leiten. Spüren Sie, daß bei jeder Ausatmung ein wenig Spannung aus dem Körper fließt. Wenn man nicht richtig atmet, ist das Gehirn das erste Organ, das unter Sauerstoffmangel leidet – und man ist schneller gestreßt. Denken Sie immer daran, »tief Luft zu holen«, wenn Sie unter Druck stehen.

VOLLSTÄNDIGE YOGA-ATMUNG

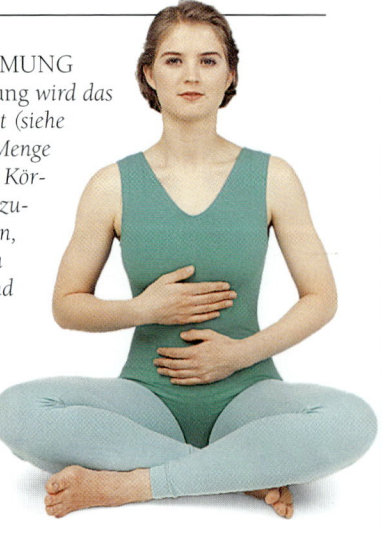

Bei der vollständigen Yoga-Atmung wird das gesamte Lungenvolumen eingesetzt (siehe Seite 112), so daß die maximale Menge Luft eingeatmet und dadurch dem Körper so viel Sauerstoff wie möglich zugeführt wird. Dies erlaubt es Zellen, Geweben und Organen optimal zu funktionieren, anstatt erschöpft und gestreßt zu sein. Außerdem kann der Körper durch die vollständige Yoga-Atmung optimal Abfallstoffe ausscheiden.

STRESSFREIE ERNÄHRUNG

Was, wann, wo und wie Sie essen hat großen Einfluß auf den entspannten (oder gestreßten) Zustand von Körper und Geist. Essen Sie langsam und entspannt. Überlasten Sie den Körper nicht. Ernähren Sie sich einfach und nährstoffreich, und befolgen Sie die Prinzipien, die im Kapitel über vegetarische Ernährung (Seite 124–151) beschrieben werden. Eine fleischlose Ernährung, die reich an Ballaststoffen sowie frischem Obst und Gemüse ist, belastet den Körper am wenigsten und wird dabei allen energetischen Grundbedürfnissen gerecht. Nehmen Sie Ihre Mahlzeiten regelmäßig ein, und essen Sie weder zwischen den Mahlzeiten noch vor dem Schlafengehen.

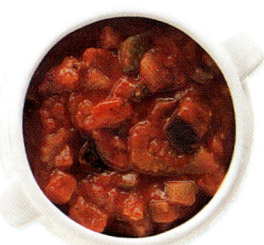
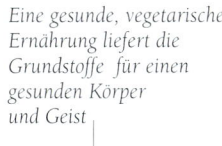
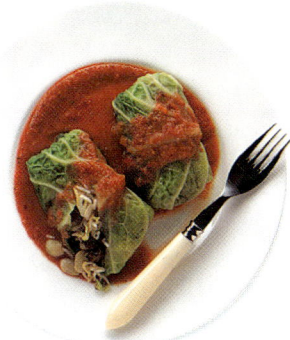

Eine gesunde, vegetarische Ernährung liefert die Grundstoffe für einen gesunden Körper und Geist

MASSVOLL ESSEN

Über den Hunger zu essen ist die Hauptursache vieler Erkrankungen, besonders von Kreislauf- und Verdauungsstörungen. Man darf zu Recht sagen, daß die meisten Menschen ihre Gräber mit ihren eigenen Zähnen graben. Das yogische Ideal ist es, den Magen zur Hälfte mit Nahrung und zu einem Viertel mit Flüssigkeit zu füllen und das letzte Viertel leer zu lassen, so daß die Verdauung ungestört stattfinden kann. Yogis glauben, daß das Geheimnis von Gesundheit und Glück darin liegt, immer ein bißchen Hunger zu haben.

ENTSPANNUNG IM SCHLAF

Obwohl manche Menschen bis zu zwölf Stunden pro Nacht schlafen, wachen viele von ihnen erschöpft auf. Das liegt daran, daß sie nicht so einfach in den erholsamen Zustand des Tiefschlafs gelangen. Wenn Sie Schwierigkeiten haben einzuschlafen oder am Morgen nicht ausgeruht sind, versuchen Sie Körper und Geist durch Autosuggestion zu entspannen. Legen Sie sich ins Bett, und folgen Sie den Schritten bei der *Endentspannung* (Seite 104–105).

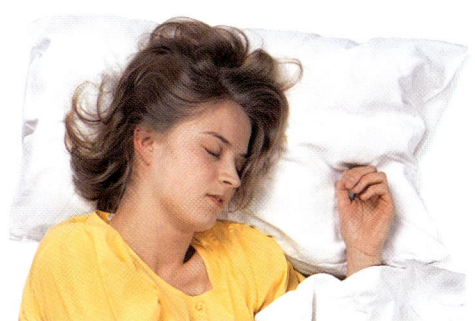

TRAUMZUSTAND
In leichtem Schlaf, dem Traumzustand, wird eher Energie verbraucht als generiert.

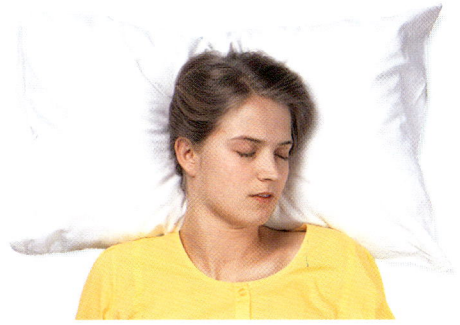

TIEFSCHLAF
Der Tiefschlaf ist für den Körper die beste Gelegenheit, sich zu regenerieren.

GEISTIGE EINSTELLUNG

Es ist wichtig, sich klar zu werden, daß der Hauptstreß im Leben nicht von den äußeren Situationen herrührt, sondern von der eigenen geistigen und gefühlsmäßigen Reaktion darauf. Mit Pranayama, Asanas und Meditation lernen Sie, den Geist zu kontrollieren und so wenig Streß wie möglich zuzulassen. Positives Denken (Seite 154–155) ist die Fähigkeit, sich vom Geschehen zurückzuziehen und ein »stummer Zeuge« zu sein. Das bedeutet häufig, sich mit der Situation selbst auseinanderzusetzen und nicht mit der gefühlsmäßigen Reaktion darauf. Mit der richtigen geistigen Einstellung können Sie besser mit potentiellen Streßsituationen umgehen und sie vielleicht in lehrreiche oder gar freudige Erfahrungen umwandeln.

IN DER STILLE ENTSPANNEN

Andere Menschen zu treffen und sich mit ihnen auszutauschen, verbraucht viel Energie. Was das bedeutet, machen die meisten Menschen sich nicht klar. Selbst wenn sie allein sind, werden sie sich eher vor den Fernseher setzen und ihre Sinne stimulieren, als diese Gelegenheit zu nutzen, sich zu erholen. Es gibt aber keinen besseren Balsam als Stille, um die überreizten Nerven zu beruhigen und den Alltagsstreß abzubauen.

EIN RUHIGER AUGENBLICK
Für Ihr körperliches und seelisches Wohlbefinden ist es wichtig, sich jeden Tag Zeit zu nehmen: Ruhig dasitzen, lesen, inspirierende Musik hören oder den Geist auf eine entspannende Tätigkeit richten.

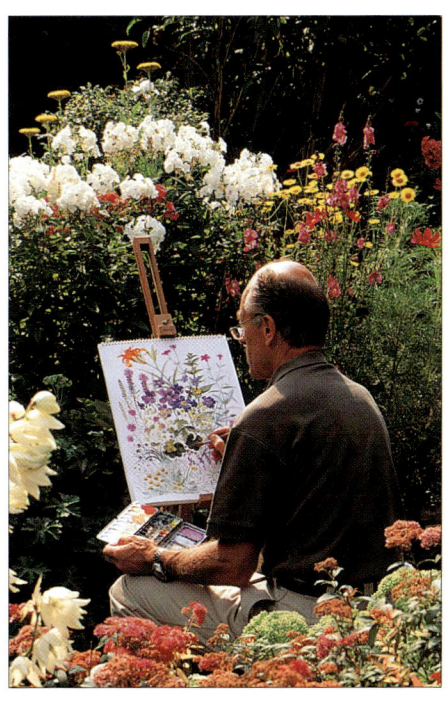

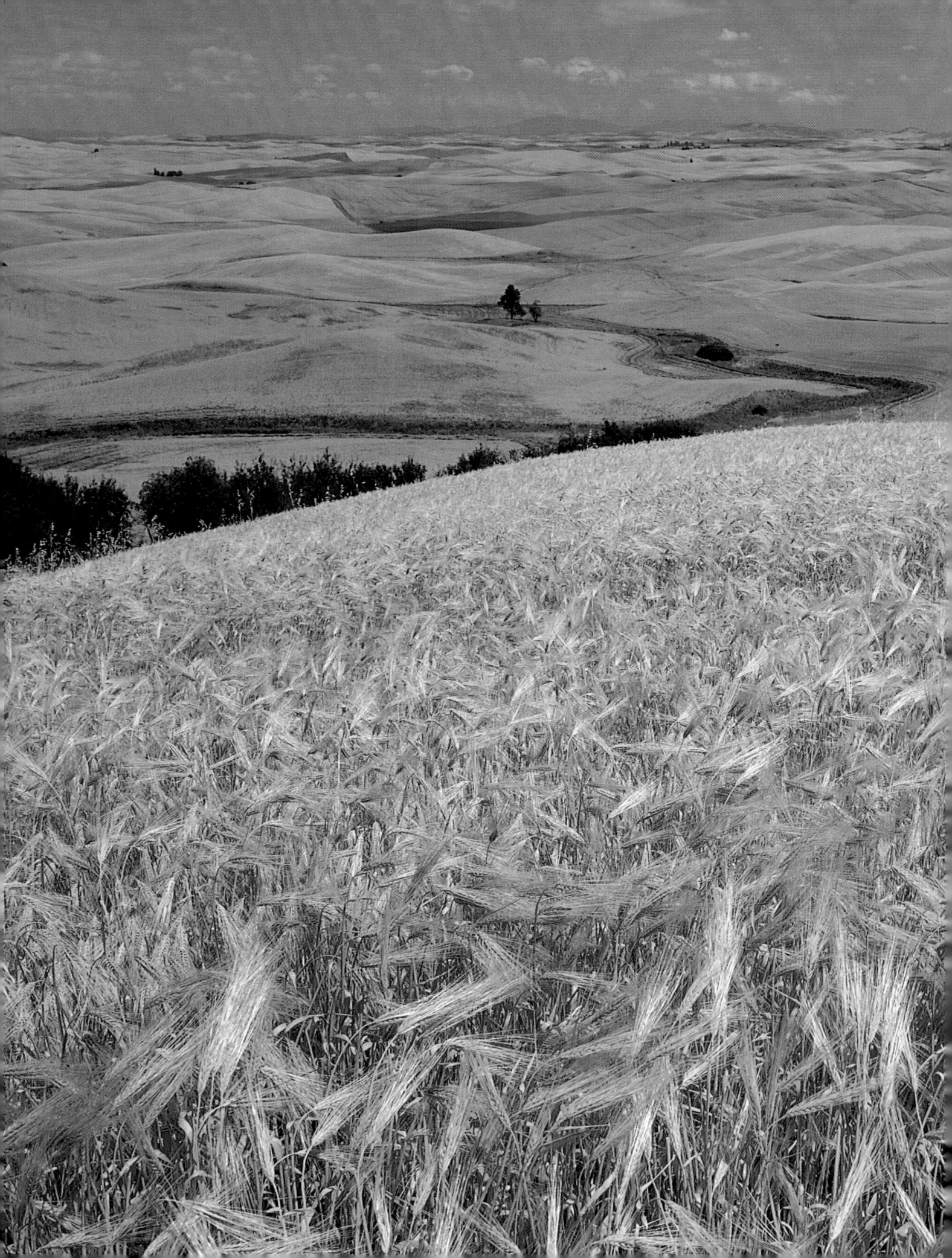

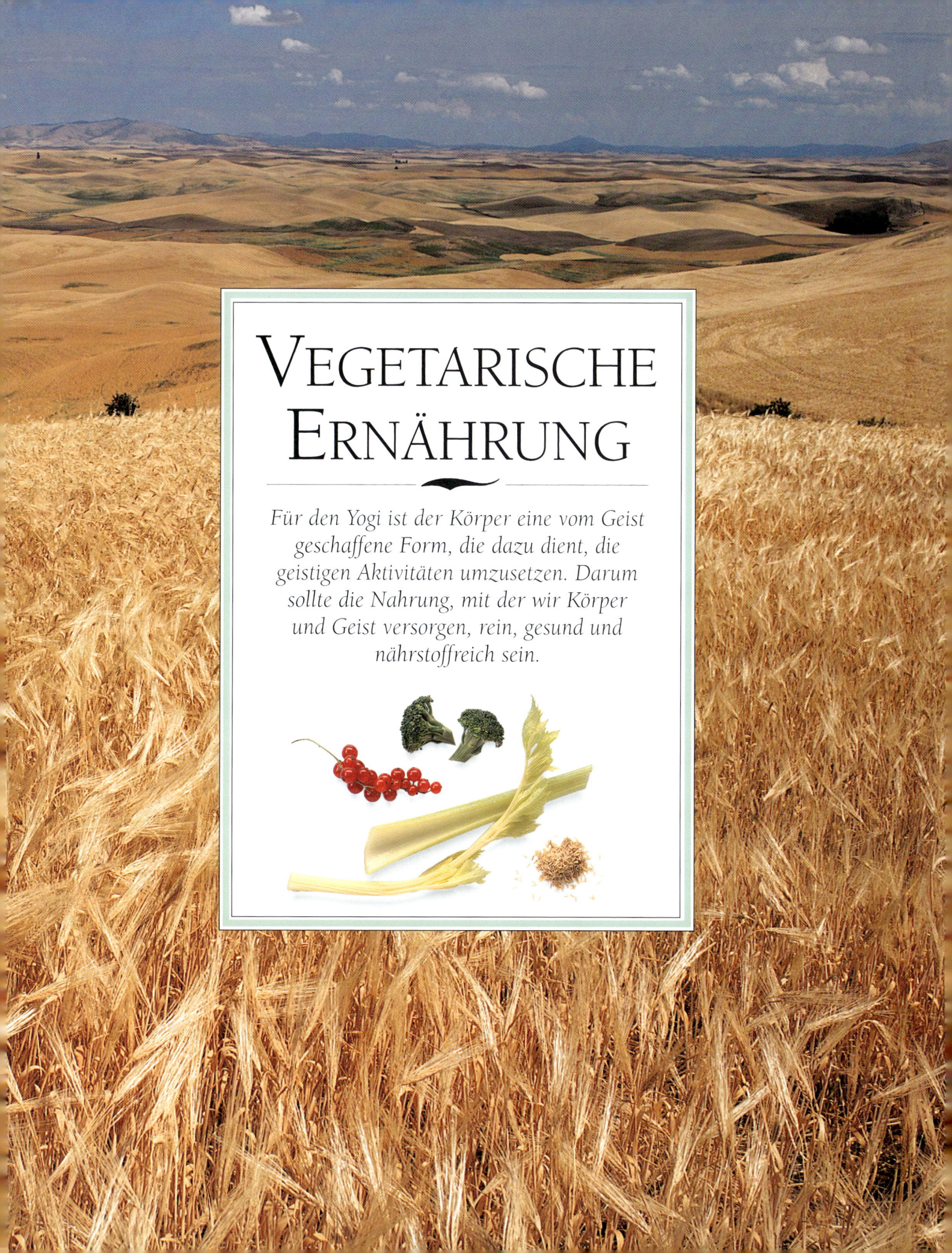

VEGETARISCHE ERNÄHRUNG

Für den Yogi ist der Körper eine vom Geist geschaffene Form, die dazu dient, die geistigen Aktivitäten umzusetzen. Darum sollte die Nahrung, mit der wir Körper und Geist versorgen, rein, gesund und nährstoffreich sein.

WAS NAHRUNG UNS GEBEN MUSS

Der menschliche Körper braucht aus zwei Gründen Nahrung – als Brennstoff, um Energie zu erzeugen, und als Rohstoff, um sich zu regenerieren. Eine reine, vegetarische Ernährungsweise liefert zum einen den Brennstoff, damit der Körper reibungslos funktioniert, und zum anderen die meiste Energie. Zugleich enthält diese Nahrung am wenigsten Zusatzstoffe.

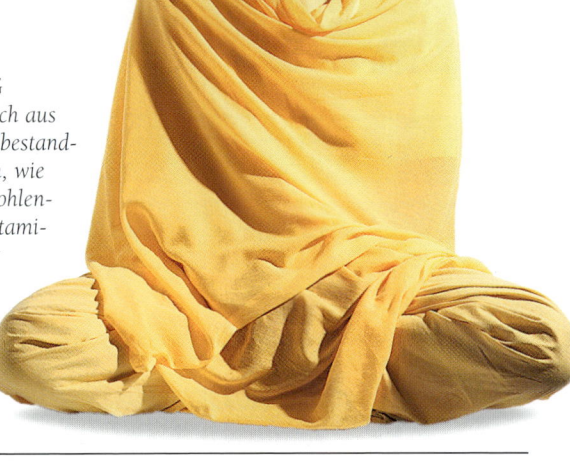

ENERGIE ZUM LEBEN

Unser Körper braucht regelmäßig Brennstoff, den wir uns in Form von Nahrung zuführen. Diese wird in Magen und Darm verdaut und in verwertbare Stoffe aufgespalten. Die Nährstoffe werden vom Körper aufgenommen und über das Blut zu den Zellen transportiert.

RICHTIGE ERNÄHRUNG
Nahrung setzt sich aus mehreren Grundbestandteilen zusammen, wie Ballaststoffen, Kohlenhydraten und Vitaminen. Der Körper braucht sie alle, um optimal funktionieren zu können.

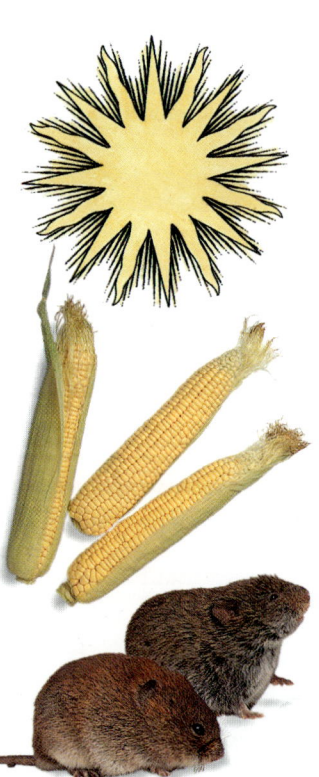

DIE SONNE
Unsere Energie kommt von der Sonne. Je näher unsere Nahrungsmittel dieser Quelle sind, desto energiespendender sind sie. Menschen können nur Prana und Vitamin D direkt von der Sonne beziehen.

PFLANZEN
Durch Photosynthese können Pflanzen Sonnenenergie in Materie umwandeln. Getreide, zum Beispiel Mais, kann Energie in einer Form speichern, die wir leicht aufnehmen und verwerten können.

VEGETARIER
Tiere können ihre Energie nicht direkt von der Sonne beziehen; sie müssen sie über Pflanzen aufnehmen. Pflanzenfressende Tierarten, auch der Mensch, sind an diese Ernährung angepaßt und erhalten ihre Energie aus zweiter Hand.

KARNIVOREN
Fleischfresser erhalten ihre Energie aus dritter Hand. Auf jeder Stufe der Lebensmittelpyramide geht Energie verloren. Die Energie, die Fleischfresser aus ihrer Nahrung beziehen, hat weniger Substanz als die Energie, die Pflanzenfresser aufnehmen.

BALLASTSTOFFE

Ballaststoffe sind der unverdauliche Teil der Pflanzen in unserer Nahrung. Sie sind wichtig für unsere Gesundheit, weil sie die Verdauung anregen und zugleich Schadstoffe absorbieren. Fleisch enthält keine Ballaststoffe, und durch den Verarbeitungsprozeß werden sie auch aus vollwertiger Kost entfernt. Die Aufnahme von zu wenig Ballaststoffen ist eine der Ursachen vieler moderner Leiden.

BALLASTSTOFFREICHE NAHRUNG
Ballaststoffe sind in Obst, Gemüse und Getreide enthalten.

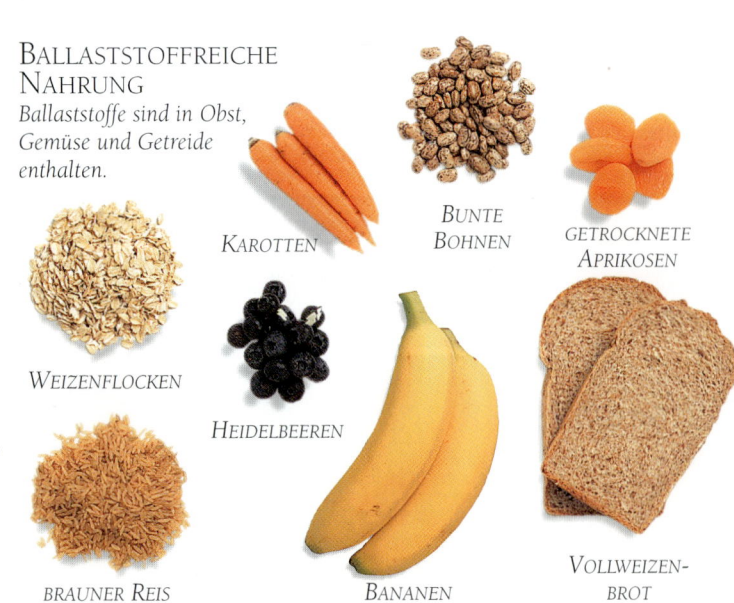

KAROTTEN

BUNTE BOHNEN

GETROCKNETE APRIKOSEN

WEIZENFLOCKEN

HEIDELBEEREN

BRAUNER REIS

BANANEN

VOLLWEIZEN-BROT

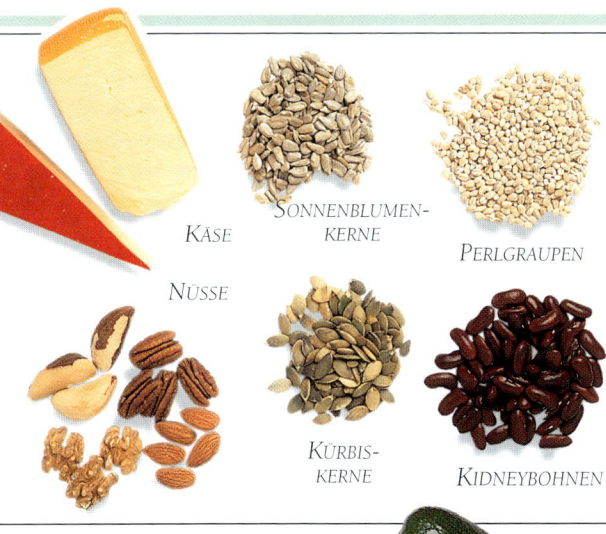

PROTEINE

Diese stickstoffhaltigen Verbindungen benötigen wir, um Gewebe zu bilden und den Körper zu regenerieren. Durch den Abbau von Eiweiß entsteht Stickstoff, den der Körper ausscheiden muß. Fleischprodukte, wie etwa Innereien, enthalten einen besonders hohen Prozentsatz an bestimmten Proteinen; der Ausscheidungsprozeß kann die Nieren belasten und somit ihre Funktionsfähigkeit einschränken. Spätere Schwierigkeiten sind vorprogrammiert.

KÄSE

SONNENBLUMEN-KERNE

PERLGRAUPEN

NÜSSE

KÜRBIS-KERNE

KIDNEYBOHNEN

PROTEINE – FAKTEN
Eiweiß besteht aus 20 »Bausteinen«, den Aminosäuren. Das Essen verschiedener eiweißhaltiger Nahrungsmittel garantiert die Versorgung mit allen notwendigen Aminosäuren. Die Behauptung, Vegetarier erhielten nicht ausreichend Eiweiß, stimmt nicht, das Gegenteil ist der Fall (links): Fleischesser bekommen zuviel davon!

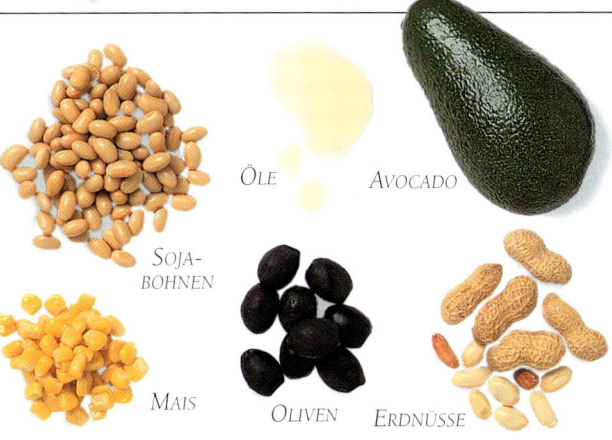

FETTE

Mit Fetten baut der Körper seine Energiereserven auf. Geringe Fettmengen erlauben es ihm, lebenswichtige fettlösliche Vitamine, wie die Vitamine A, D, E und K, zu speichern. Der Körper braucht auch Fett, um ein Schutzpolster für die inneren Organe anzulegen und zu erhalten und die schützenden Markscheiden, die die Nerven umgeben, aufzubauen.

NERV IN SCHÜTZENDER MARKSCHEIDE

SOJA-BOHNEN

MAIS

ÖLE

OLIVEN

AVOCADO

ERDNÜSSE

FETTE – FAKTEN
Fette bestehen aus gesättigten und ungesättigten Fettsäuren. Regelmäßiger Konsum gesättigter Fettsäuren, hauptsächlich in tierischen Produkten enthalten, überlastet den Körper und kann Herzleiden verursachen. Die Fettsäuren in Nüssen, Obst und Gemüse (links) sind ungesättigt.

KOHLENHYDRATE

Diese Verbindungen sind die chemische Form, in der Pflanzen Energie speichern, weshalb Kohlenhydrate als Hauptenergielieferant in der Nahrung gelten. Einfache Kohlenhydrate können vollständig abgebaut und in Energie umgewandelt werden. Andere, komplexere (einschließlich einiger Stärken) sind unverdaulich und wirken wie Ballaststoffe, das heißt, sie tragen dazu bei, die Gesundheit des Darms zu erhalten.

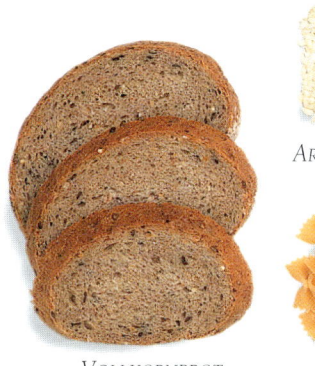
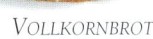
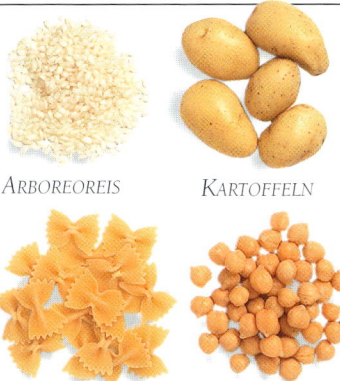

VOLLKORNBROT

ARBOREOREIS

KARTOFFELN

NUDELN

KICHERERBSEN

KALORIEN – FAKTEN
Viele Kohlenhydrate werden im Verdauungstrakt in Zucker umgewandelt. Am besten ißt man sie vollwertig (links), da sie auch andere Nährstoffe liefern. Lebensmittel, die nur einfache Kohlenhydrate enthalten, wie raffinierter Zucker, Süßigkeiten und Alkohol, liefern nur »leere« Kalorien.

VITAMINE UND MINERALSTOFFE

Der Körper benötigt kleine Mengen Vitamine und Mineralstoffe, um richtig zu funktionieren. Pflanzen produzieren Vitamine (sehr komplexe Substanzen) und nehmen Mineralstoffe (Grundelemente) auf, so daß eine ausgewogene vegetarische Ernährung für eine ausreichende Menge dieser lebenswichtigen Substanzen sorgt.

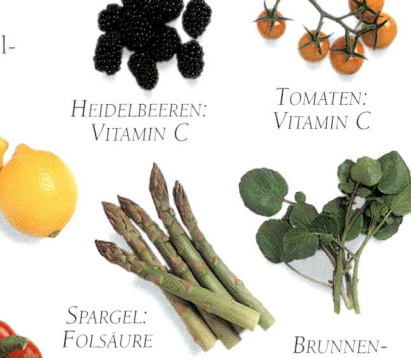

KAROTTENSAFT: VITAMIN A

ROTE PAPRIKA: EISEN

HEIDELBEEREN: VITAMIN C

ZITRONEN: VITAMIN C

TOMATEN: VITAMIN C

SPARGEL: FOLSÄURE

BRUNNEN-KRESSE: KALIUM

SELLERIE: NATRIUM

VITAMINE – FAKTEN
Es gibt vegetarische Quellen (links) für alle lebenswichtigen Vitamine und Mineralstoffe, aber alles Obst und Gemüse so frisch essen und so wenig kochen wie möglich. Zu langes Verarbeiten und Kochen können selbst bei den nährstoffreichsten Nahrungsmitteln die wesentlichen Bestandteile zerstören.

WARUM VEGETARISCHE ERNÄHRUNG?

Yogis betrachten den Körper als das Fahrzeug der Seele und behandeln ihn deshalb ausgesprochen respektvoll und sorgsam. Sie sind sehr darum bemüht, die Prinzipien, die sich in jeglichem Leben wiederfinden, und die Einheit, die den verschiedenen Erscheinungsformen der Welt zugrunde liegt, zu verstehen. Um dieses Gleichgewicht aufrechtzuerhalten, essen sie einfache, vegetarische Kost, die den Organismus mit lebensnotwendiger Energie versorgt sowie Körper und Geist rein hält.

DENKEN SIE AN IHRE GESUNDHEIT

Der menschliche Verdauungstrakt ist bestens auf eine vegetarische Ernährungsweise eingerichtet. Vegetarier haben einen sehr niedrigen Cholesterinspiegel, und es treten weniger Herzbeschwerden auf. Sie erkranken 40 Prozent weniger häufig an Krebs und leiden seltener unter Arthritis, Fettleibigkeit, ernährungsbedingtem Diabetes, Verstopfung, Gallensteinen, hohem Blutdruck, Lebensmittelvergiftung und vielen anderen Krankheiten.

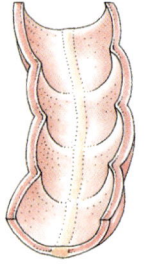 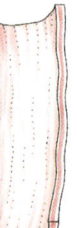

MENSCHLICHER DARM

DARM EINES FLEISCHFRESSERS

◁ VERDAUUNGSSYSTEME
Zwischen dem Verdauungssystem von Fleischfressern und dem von Menschen bestehen bemerkenswerte Unterschiede. Der menschliche Dünndarm ist 5,5 bis 7 m lang, ein Vielfaches der Länge dessen von Karnivoren. Der Darm von Fleischfressern ist gerade und glatt, der menschliche hat Taschen, um soviel wie möglich aus der vegetarischen Nahrung zu ziehen.

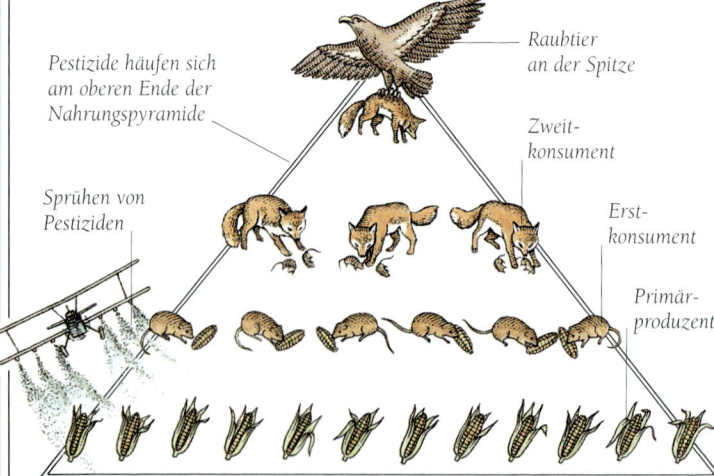

Pestizide häufen sich am oberen Ende der Nahrungspyramide

Raubtier an der Spitze

Zweit-konsument

Sprühen von Pestiziden

Erst-konsument

Primär-produzent

GIFTPYRAMIDE

UMWELTVERSCHMUTZUNGSPYRAMIDE
Die vielen Chemikalien, Pestizide und Antibiotika, mit denen man Getreide besprüht, werden von Tieren über die Nahrung aufgenommen. Je weiter oben man sich in der Nahrungskette befindet, desto konzentrierter sind die Schadstoffe – ein Effekt, der als biologische Verstärkung bekannt ist.

WAS LEBENSMITTEL ENTHALTEN

In dieser Tabelle weisen die farbigen Rechtecke den Fett-, Ballaststoff- und Cholesteringehalt verschiedener Nahrungsmittel aus. Die Skala reicht von einem Rechteck (sehr niedriger Gehalt) zu vier Rechtecken (sehr hoher Gehalt). Die Tabelle zeigt, daß in vegetarischen Nahrungsmitteln nur wenig Fett und Cholesterin enthalten sind, dafür aber viele Ballaststoffe, die sich kaum in tierischen Produkten finden.

FARBKODIERUNG
- 🟥 FLEISCH
- 🟦 FISCH
- 🟨 HÜLSENFRÜCHTE
- 🟩 OBST & GEMÜSE

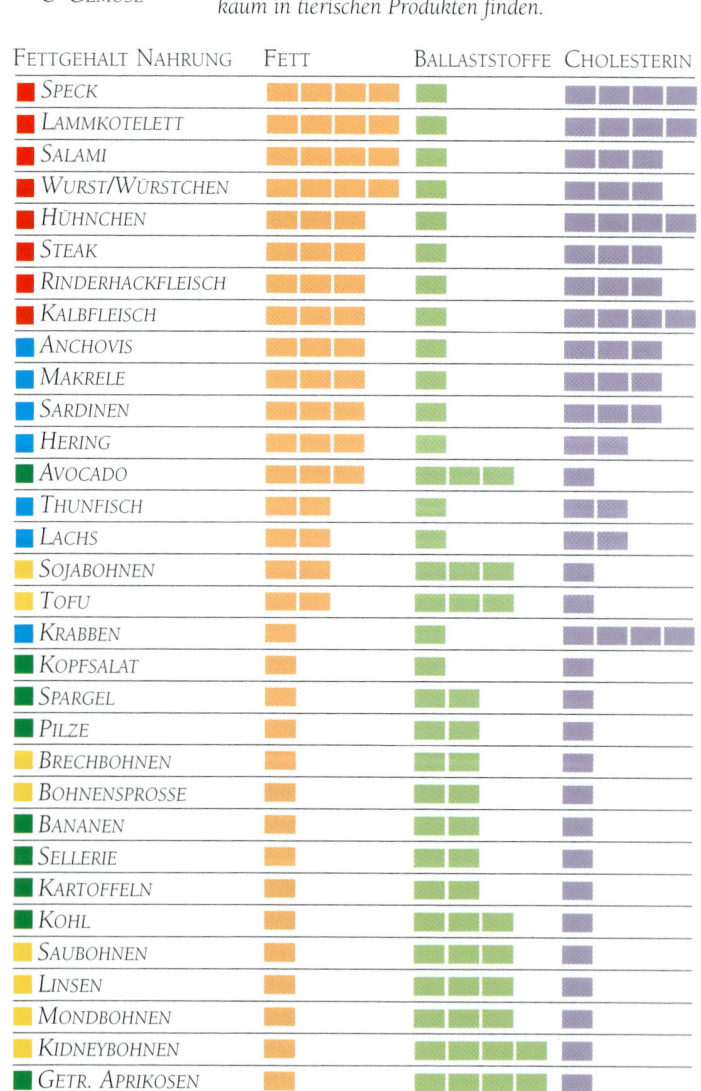

FETTGEHALT NAHRUNG	FETT	BALLASTSTOFFE	CHOLESTERIN
🟥 SPECK	■■■■	■	■■■
🟥 LAMMKOTELETT	■■■	■	■■■■
🟥 SALAMI	■■■■	■	■■■
🟥 WURST/WÜRSTCHEN	■■■■	■	■■■
🟥 HÜHNCHEN	■■	■	■■■
🟥 STEAK	■■	■	■■■
🟥 RINDERHACKFLEISCH	■■	■	■■■
🟥 KALBFLEISCH	■■	■	■■■
🟦 ANCHOVIS	■■	■	■■■■
🟦 MAKRELE	■■■	■	■■■
🟦 SARDINEN	■■■	■	■■■
🟦 HERING	■■	■	■■
🟩 AVOCADO	■■	■■■	■
🟦 THUNFISCH	■	■	■■
🟦 LACHS	■	■	■■
🟨 SOJABOHNEN	■	■■	■
🟨 TOFU	■	■■	■
🟦 KRABBEN	■	■	■■■■
🟩 KOPFSALAT	■	■	■
🟩 SPARGEL	■	■	■
🟩 PILZE	■	■	■
🟨 BRECHBOHNEN	■	■	■
🟨 BOHNENSPROSSE	■	■	■
🟩 BANANEN	■	■	■
🟩 SELLERIE	■	■	■
🟩 KARTOFFELN	■	■	■
🟩 KOHL	■	■■	■
🟨 SAUBOHNEN	■	■■	■
🟨 LINSEN	■	■■	■
🟨 MONDBOHNEN	■	■■	■
🟨 KIDNEYBOHNEN	■	■■■	■
🟩 GETR. APRIKOSEN	■	■■	■

ETHIK UND ÖKOLOGIE

Es gibt viele ethische Gründe, sich vegetarisch zu ernähren. Wenn man Yoga praktiziert, ist einer der wichtigsten das Prinzip von Ahimsa, das heißt Gewaltlosigkeit. Als das erste der Yamas von Raja-Yoga (siehe Seite 7) muß das Prinzip, allen Lebewesen gegenüber keine Gewalt anzuwenden, immer befolgt werden. Gewaltlosigkeit gegenüber Lebewesen muß man auch als Gewaltlosigkeit gegenüber der Umwelt verstehen, wenn es darum geht, die Erde zu schützen. Es gibt schon zu viele Beispiele mutwilliger Zerstörung.

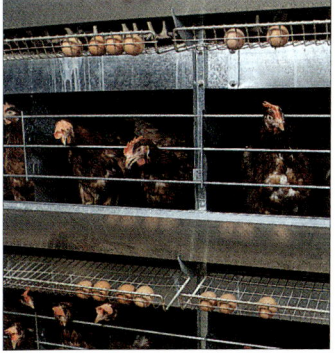 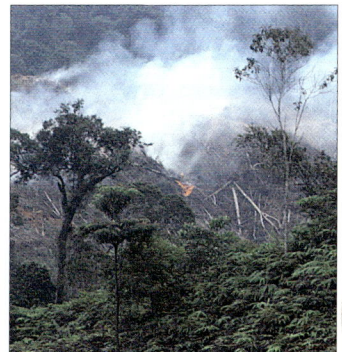

RESPEKTIEREN SIE TIERE
Alle Ängste und Schmerzen, die Schlachttiere erleiden, nehmen wir auf, wenn wir ihr Fleisch essen, und deshalb fällt es uns immer schwerer, unsere eigenen Gefühle zu beherrschen.

RESPEKTIEREN SIE DIE ERDE
Jedes Jahr wird auf der Welt ein Stück Regenwald abgeholzt, das größer ist als ein Drittel der Fläche der Bundesrepublik, hauptsächlich, um daraus Weideflächen für Schlachttiere zu gewinnen.

FINANZIELLE GRÜNDE

Fleischproduktion ist ein sehr teurer und verschwenderischer Prozeß. Wenn man Hülsenfrüchte und Getreide zu Fleisch macht, indem man sie Tieren verfüttert, gehen 90 Prozent des Eiweißes, 96 Prozent des Energiegehalts, alle Ballaststoffe und alle Kohlenhydrate verloren. Am Fleischpreis kann man diese Verschwendung ablesen.

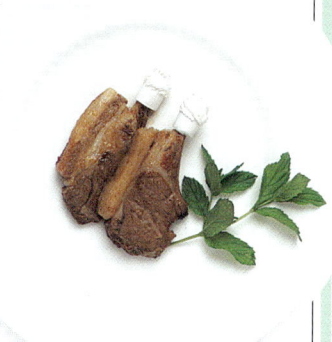

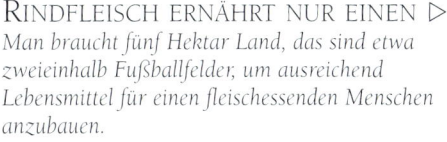

TEURER GESCHMACK
Eine Ernährung auf der Grundlage von Fleisch ist teurer als vegetarische Ernährung und weit weniger nahrhaft. Für den Preis von zwei Lammkoteletts kann man die Zutaten für eine komplette vegetarische Mahlzeit mit Suppe, Salat, Haupt- und Nachspeise für eine Person kaufen. Die vegetarische Variante ist gesünder und von den Nährstoffen her ausgewogener.

POLITISCHE GRÜNDE

Heute leben etwa 800 Millionen Menschen auf der Erde, und alle zwei Sekunden stirbt ein Kind an Unterernährung. Jährlich sterben bis zu 60 Millionen Menschen in Entwicklungsländern an Hunger und damit zusammenhängenden Krankheiten. Lebensmittel werden in ärmeren Ländern systematisch an Tiere verfüttert, so daß man deren Fleisch an die reicheren Länder verkaufen kann. Gleichzeitig geben Menschen in den Industrienationen Unsummen für Schlankheitsmittel aus, weil sie zu viel essen. In einer Welt mit begrenzter Anbaufläche ist es unsinnig, Fleisch zu produzieren, wenn man mit Getreide oder Hülsenfrüchten sehr viel mehr Menschen ernähren könnte.

RINDFLEISCH ERNÄHRT NUR EINEN ▷
Man braucht fünf Hektar Land, das sind etwa zweieinhalb Fußballfelder, um ausreichend Lebensmittel für einen fleischessenden Menschen anzubauen.

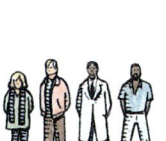 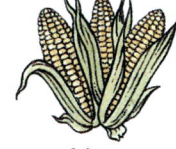

EINER!   RINDFLEISCH

MAIS ERNÄHRT FÜNF ▷
Mit fünf Hektar Land könnte man fünf Personen ernähren, wenn man darauf Mais für Menschen statt für Tiere anbauen würde.

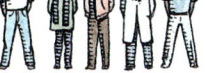 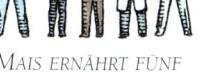 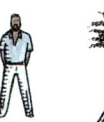

MAIS ERNÄHRT FÜNF   MAIS

SOJA ERNÄHRT DREISSIG ▽
Ein fünf Hektar großes Sojabohnenfeld würde am meisten Nahrung liefern, nämlich für dreißig Personen.

WEIZEN ERNÄHRT ZWÖLF ▷
Wenn man auf einem fünf Hektar großen Feld Weizen anbauen würde, könnte man mit der Ernte zwölf Personen ernähren.

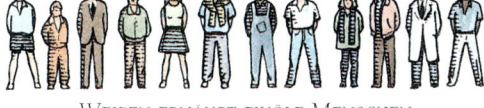 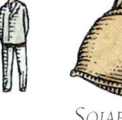

WEIZEN ERNÄHRT ZWÖLF MENSCHEN   WEIZEN

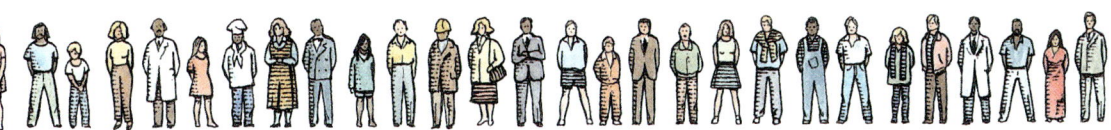
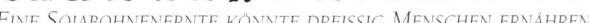

EINE SOJABOHNENERNTE KÖNNTE DREISSIG MENSCHEN ERNÄHREN   SOJABOHNEN

WIR SIND, WAS WIR ESSEN

Durch Yoga entfaltet sich unsere wahre innere Natur, und unsere Ernährungsweise
spielt bei diesem Prozeß eine wichtige Rolle. Die Yoga-Schriften unterscheiden
drei Arten von Nahrung: *sattvige* oder reine, *rajasige* oder anregende
und *tamasige* oder unreine und verfaulte.
Die Yoga-Ernährung basiert auf reinen,
sattvigen, Nahrungsmitteln.

HYPERAKTIVITÄT – *RAJAS*

Die Yoga-Ernährung vermeidet alle Stoffe, die
übermäßig anregend, *rajasig*, wirken. Zwiebeln,
Knoblauch, Kaffee, Tee und Tabak sind *rajasig*,
ebenso stark gewürzte und gesalzene Speisen
sowie viele Fertiggerichte und Snacks. Raffinierter Zucker, gesüßte Limonaden und Schokolade sind ebenfalls *rajasig*. *Rajasige* Nahrungsmittel erwecken animalische Leidenschaften,
machen den Geist unruhig und die Person über-
aktiv. Sie zerstören das Gleichgewicht von
Körper und Geist, das eine wichtige Voraussetzung für Glück ist.

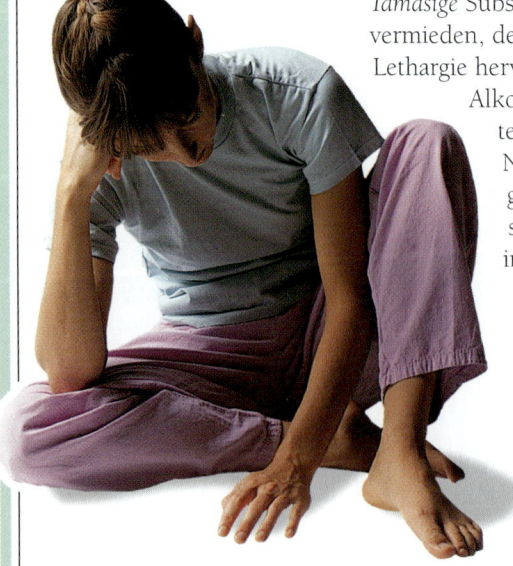

RAJASIGE
NAHRUNGSMITTEL
*»Scharf, sauer, salzig, allzu heiß,
streng, unmilde, brennender Art –
Das liebt der Leidenschaftliche, das
schafft ihm Krankheit, Weh und
Schmerz.«* Bhagawadgita, 17-9

RAJASIGES VERHALTEN
*Rajasige Nahrungsmittel überreizen Geist und
Körper, verursachen physischen und geistigen
Streß und begünstigen Kreislauf- und Nerven-
leiden.*

TRÄGHEIT – *TAMAS*

Tamasige Substanzen werden in der Yoga-Ernährung
vermieden, denn sie rufen Gefühle von Schwere und
Lethargie hervor. Fleisch, Fisch, Eier, Drogen und
Alkohol sind *tamasig*, ebenso wie zu lang gekochte und abgepackte Nahrungsmittel. Andere *tamasige*
Nahrung sind fermentierte, angebrannte, gebratene, ge-
grillte oder mehrfach aufgewärmte Nahrungsmittel und
solche mit Konservierungsstoffen. Pilze gehören auch
in diese Kategorie, da sie im Dunkeln wachsen.

TAMASIGES VERHALTEN
*Eine tamasige Ernährung ist weder Geist noch
Körper zuträglich. Man wird davon träge und
faul, ohne hohe Ideale, Ziele und Motivation.
Solche Menschen neigen dazu, unter chronischen
Erkrankungen und Depressionen zu leiden.
Zuviel essen ist tamasig.*

TAMASIGE NAHRUNGSMITTEL
*»Was abgestanden, unschmackhaft,
stinkend und schon verdorben ist, Über-
bleibsel und Unreines, das liebt das Volk
der Finsternis.«*
Bhagawadgita, 17-10

ESSENSREGELN

»Die Reinheit des Geistes hängt von der Reinheit der Nahrungsmittel ab.« – Swami Sivananda

▶ Versuchen, die Mahlzeiten immer zu denselben Zeiten einzunehmen, aber wenn Sie zu einer Mahlzeit keinen Hunger haben, bis zur nächsten Mahlzeit warten.

▶ Langsam essen, und das Essen genießen. Daran denken, daß die Verdauung im Mund beginnt, und sorgfältig kauen.

▶ Nicht mehr als vier oder fünf unterschiedliche Speisen pro Mahlzeit zu sich nehmen. Komplexe Mischungen sind schwerverdaulich. Nicht zwischen den Mahlzeiten naschen.

▶ Den Körper nicht überladen. Den Magen zur Hälfte mit fester Nahrung, zu einem Viertel mit flüssiger füllen, das verbleibende Viertel bleibt leer.

▶ Während der Mahlzeit ruhig bleiben. Versuchen, schweigend zu essen.

▶ Die Ernährung nach und nach umstellen.

▶ Bevor Sie essen, an Gott denken, der in allen Nahrungsmitteln und Spender aller Gaben ist.

▶ Versuchen, einen Tag in der Woche zu fasten.

▶ Mindestens einmal täglich Rohkost essen.

▶ Essen Sie, um zu leben – und nicht andersherum.

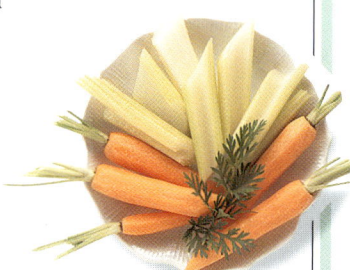

REINHEIT – SATTVA

Die Yoga-Ernährung besteht aus *sattvigen* Nahrungsmitteln, die den Geist beruhigen und den Verstand schärfen. Dies sind reine, vollwertige und von Natur aus schmackhafte Speisen, ohne Konservierungsstoffe und andere Zusätze. Dazu gehören frische und getrocknete Früchte und Beeren, reine Fruchtsäfte, rohes oder leicht gekochtes Gemüse, Salate, Getreide, Hülsenfrüchte, Nüsse, Samen, Vollkornbrot, Honig, frische Kräuter, Kräutertees und Milchprodukte. *Sattvige* Ernährung ist leichtverdaulich, liefert ein Maximum an Energie und steigert Vitalität, Kraft und Ausdauer. Sie bekämpft Erschöpfung, selbst wenn die Arbeit anstrengend und schwierig ist. Yogis glauben, daß die Nahrungsvorlieben eines Menschen den Grad seiner geistigen Reinheit widerspiegeln und diese Vorlieben sich im Lauf der spirituellen Entwicklung ändern.

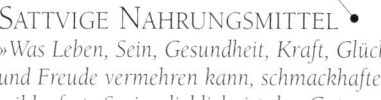

SATTVIGE NAHRUNGSMITTEL

»Was Leben, Sein, Gesundheit, Kraft, Glück und Freude vermehren kann, schmackhafte, milde, feste Speise, lieblich, ist den Guten lieb.«
Bhagawadgita, 17-8

SATTVIGES VERHALTEN

Durch sattvige Ernährung wird der Geist rein und ruhig und der Körper beruhigt und ernährt. Sie fördert Heiterkeit, Gelassenheit sowie geistige Klarheit und hilft, den ganzen Tag über im Gleichgewicht zu bleiben.

SUPPEN

Suppen sind nahrhaft, sättigend und leicht zuzubereiten. Sie sind eine preiswerte Art, eine große Familie zu ernähren; man kommt mit sehr einfachen Zutaten aus, und selbst für Vielbeschäftigte sind sie eine leicht herzustellende Mahlzeit. Man kann eine große Menge unterschiedlicher Gemüse verwenden: Aus Pastinaken, Steckrüben und Rüben wird eine wärmende Brühe zubereitet, besonders wenn man Getreide oder Hülsenfrüchte hinzufügt. Für leichte Sommersuppen nimmt man Brunnenkresse, Tomaten, Zucchini, Kopfsalat und schmeckt das Ganze mit frischen Kräutern ab.

POTAGE CRESSONIÈRE

Eine schmackhafte Suppe, die man an heißen Sommertagen kalt serviert.

ZUTATEN
3 mittelgroße Kartoffeln
1¹/₂ Liter Wasser
225 ml Milch oder (nach Wunsch) Sahne
¹/₂ Bund Brunnenkresse
¹/₄ Teelöffel geriebene Muskatnuß
Salz und Pfeffer

Die Kartoffeln schälen, in Würfel schneiden und in einen großen Kochtopf legen. Mit kaltem Wasser bedecken, zum Kochen bringen und zugedeckt 8-10 Minuten auf kleiner Flamme sieden lassen oder bis die Kartoffeln gar sind. Die Kartoffeln aus dem Wasser nehmen (Kochwasser bleibt im Topf, nicht wegschütten) und in einer großen Schüssel pürieren; nach Wunsch Milch oder Sahne hinzufügen. Sie wieder in den Topf mit dem Kochwasser legen, die kleingeschnittene Brunnenkresse und die geriebene Muskatnuß hinzufügen. Gut umrühren und 10 Minuten köcheln lassen. Mit Pfeffer und Salz abschmecken und mehr Milch hinzufügen, wenn die Suppe Ihnen zu dickflüssig erscheint. Diese Suppe wird heiß serviert; aber vielleicht schmeckt Sie Ihnen auch besser eisgekühlt: Es ist ein sehr einfaches und gesundes Gericht. Für die eisgekühlte Variante die Suppe erst erkalten lassen und dann bis zum Servieren in den Kühlschrank stellen. **Für vier Personen**

POTAGE CRESSONIÈRE

SÄMIGE MAISSUPPE

Eine dickflüssige, cremige Suppe, die man zusammen mit Salat und Vollkornbrot als Mahlzeit servieren kann.

ZUTATEN
4 frische Maiskolben
¹/₄ Weißkohl, kleingeschnitten
3 mittelgroße Kartoffeln, gewürfelt
850 ml kaltes Wasser
175 ml Sojamilch
Pfeffer und Salz

Die Körner vom Mais schaben und mit dem Weißkohl und den Kartoffeln mit Wasser bedecken, aufkochen lassen und dann zugedeckt auf kleiner Flamme weiterköcheln, bis die Kartoffeln gar sind. Pürieren, Sojamilch hinzufügen und mit Pfeffer und Salz abschmecken. Wieder aufwärmen, aber nicht aufkochen lassen. Die Suppe sofort servieren. **Für vier Personen**

GEMÜSESUPPE

Diese Suppe kann man sehr leicht für beliebig viele Personen zubereiten. Einfach die Mengenangaben mit der Anzahl der Personen multiplizieren.

ZUTATEN (PRO PERSON)
¹/₂ Teelöffel Öl
200 g gemischtes Gemüse, gewürfelt
200 ml Wasser
50 g Spinat oder Blattgemüse der Saison, nicht zu klein geschnitten
Salz oder Tamari

Das Öl in einem Kochtopf erhitzen, das Gemüse sautieren. Das Wasser zugießen und aufkochen lassen. Zudecken und 20 Minuten köcheln. Den Spinat oder das Blattgemüse hinzufügen und weitere 5 Minuten kochen lassen. Mit Salz oder Tamari abschmecken und servieren. **Für beliebig viele Personen**

MISOSUPPE

Verschiedene Arten von Miso geben dem jeweiligen Gericht einen unterschiedlichen Geschmack: Leichter Miso ist duftend und süß; rotbrauner ist aromatisch und schmackhaft und dunkler würzig und salzig. Kaufen Sie immer das Beste, denn es lohnt sich.

ZUTATEN
2 Teelöffel Pflanzenöl
2 Teelöffel geriebene Ingwerwurzel
700 g Gemüse
(Kohl, Sellerie, Möhren, Kartoffeln,
Kohlrüben, Pastinake, Rüben, Blätterkohl),
kleingehackt oder in Scheiben geschnitten
1 Eßlöffel getrocknete Wakame-Meeresalgen
1 Liter Wasser oder Gemüsebrühe
4 Eßlöffel leichtes Miso
2 Eßlöffel kleingehackte Petersilie

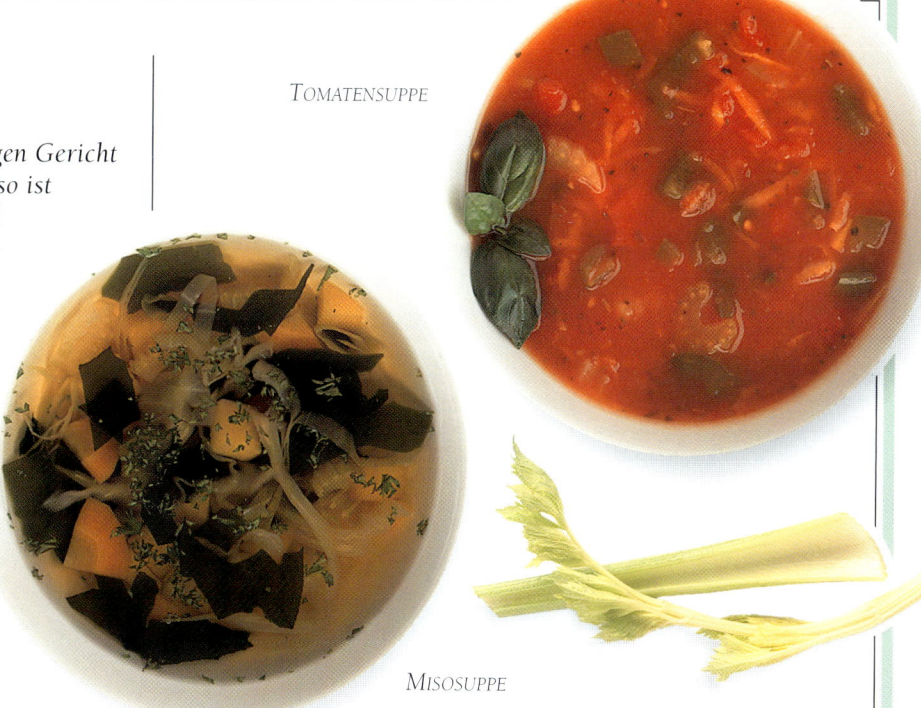

MISOSUPPE

Das Öl in einem Wok oder einer großen Pfanne erhitzen. Den Ingwer und das Gemüse hineingeben und 5 Minuten sautieren. In der Zwischenzeit die Meeresalgen 4–6 Minuten einweichen und in große Stücke schneiden. Das Wasser bzw. die Brühe und die geschnittenen Wakame-Algen zum Gemüse in die Pfanne geben. Zudecken, aufkochen lassen und dann auf kleiner Flamme 15 Minuten kochen oder bis das Gemüse gerade zart ist. Das Miso mit etwa 8 Eßlöffeln Gemüsebrühe verdünnen, in die Brühe rühren und die Pfanne vom Feuer nehmen. Die Suppe mit der Petersilie garnieren und sofort servieren. Nicht wieder aufwärmen. **Für vier bis sechs Personen**

VERSCHIEDENE METHODEN, SUPPE ZU KOCHEN

▶ Bei der ersten Grundmethode zur Zubereitung von Suppen Gemüse kleinschneiden und dann in Butter oder Öl sautieren. Das zieht das Aroma aus dem Gemüse. Wenn es zart ist, Wasser und Gewürze wie Lorbeerblätter, Pfeffer und Salz hinzufügen. Die Suppe aufkochen lassen und dann etwa 25 Minuten auf kleiner Flamme weiterkochen.

▶ Eine andere Art, Suppen zuzubereiten, ist, das Wasser über das rohe, kleingeschnittene Gemüse und die Gewürze zu gießen. Die Suppe aufkochen lassen und dann etwa 25 Minuten auf kleiner Flamme weiterkochen.

▶ Für eine herzhaftere Suppe Hülsenfrüchte hinzufügen, doch diese müssen möglicherweise zuvor eingeweicht werden. Außerdem muß man diese Suppe länger kochen – bis zu einer Stunde.

▶ Die Suppe vor dem Servieren mit Miso abzuschmecken, ist eine praktische Art, Aroma und Nährstoffe hinzuzufügen. Miso wird aus Bohnen und/oder Getreide hergestellt und ist eine hervorragende Eiweißquelle. In Japan verwendet man Miso gegen Erkältungen und zur Hautreinigung. Miso ist, etwa wie Hefe, ein lebender Organismus und sollte deshalb nie gekocht oder aufgewärmt werden.

TOMATENSUPPE

TOMATENSUPPE

Diese einfache Suppe wird am besten aus frischen Tomaten zubereitet und mit Mittelmeerkräutern gewürzt.

ZUTATEN
2 Teelöffel Öl
1 grüne Paprikaschote, kleingeschnitten
2 Stangen Sellerie, kleingeschnitten
1 geraspelte Karotte
1 Teelöffel getrockneter Oregano
1 1/2 Teelöffel getrocknetes Basilikum
2 Büchsen à 400 g oder 1 kg frische Tomaten, kleingeschnitten
1 1/2 Teelöffel Salz
Schwarzer Pfeffer
600 ml heißes Wasser oder Gemüsebrühe

Das Öl in einer großen Pfanne erhitzen und das kleingeschnittene Gemüse 5 Minuten bei mittlerer Hitze sautieren. Die Kräuter zugeben und weitere 5 Minuten kochen lassen. Tomaten, Salz und Pfeffer hinzufügen und aufkochen lassen. Danach 20 Minuten bei kleiner Flamme köcheln. Die Suppe abschmecken und sofort servieren. **Für sechs Personen**

VARIANTEN: Um die Suppe einzudicken, können Sie zusammen mit dem Gemüse auch etwas Mehl hineingeben. Gut umrühren, wenn Sie das Wasser oder die Gemüsebrühe hinzufügen. Für eine sahnige Tomatensuppe Milch oder Sojamilch mit etwas Suppe vermischen, wenn sie gekocht ist, diese dann in den Topf geben und gut umrühren. Die Suppe wieder erwärmen, aber nicht aufkochen. Für eine noch herzhaftere Suppe 150 g gekochtes Getreide (z. B. Reis, Mais oder Hirse) hineingeben.

SALATE, DIPS UND DRESSINGS

Salate aus rohen Früchten und Gemüse sollten, als Ergänzung zu Hauptmahlzeiten oder als eigene Mahlzeit, einen Großteil des Speisezettels ausmachen, ob man sich nun vegetarisch ernährt oder nicht. Sie sind eine wichtige Vitamin-, Mineral- und Ballaststoffquelle und geben jeder Mahlzeit Abwechslung und Geschmack. Wenn man sie mit Sprossen (wie Alfalfa, Mungobohnen oder Linsen), Nüssen, Weizenkeimen, Samen (einschließlich Sesamsamen, Sonnenblumenkernen und Kümmel) oder selbst Trockenhefe garniert, kann man unzählige Varianten zaubern.

GRUNDSALATSAUCE

Diese einfache Salatsauce gibt jedem Salat Pfiff, und man braucht nur wenige Minuten, um sie zuzubereiten.

ZUTATEN
50 ml pflanzliches oder Olivenöl
50 ml Zitronensaft
1 Teelöffel Tamari oder Meersalz
1 Eßlöffel frische oder getrocknete Kräuter (nach Wunsch)

Alle Zutaten in einen Behälter mit Schraubdeckel geben und kräftig schütteln, um sie zu vermischen. Die Sauce über den Salat gießen. **Ergibt 150 ml**

PEPERONATA

Ein knuspriger, sehr schmackhafter Salat, den Sie als Vorspeise oder Beilage servieren können.

ZUTATEN
110 ml Olivenöl
4 große Paprikaschoten, rot, gelb, grün oder orange, in ca. 2,5 cm breite Juliennestreifen geschnitten
50 g schwarze griechische oder grüne italienische Oliven, in Scheiben geschnitten
2 Eßlöffel Kapern, kleingehackt, wenn sie groß sind (nach Wunsch)
Meersalz

Das Öl in einer großen Pfanne oder einem Wok erhitzen. Die Paprikaschoten hineingeben und sie unter Rühren kurz anbraten, bis sie weich sind. Oliven und Kapern hinzufügen und weitere 2 Minuten kochen. Die Sauce mit Meersalz abschmecken. **Für vier bis sechs Personen**

JOGHURT-DRESSING

Diese Kombination von süß und scharf paßt besonders gut zu Paprikaschoten.

ZUTATEN
50 ml Pflanzen- oder Olivenöl
Saft einer halben Orange
50 ml Joghurt
1¹/₂ Teelöffel Tamari

Alle Zutaten mischen, bis die Sauce sämig ist. **Ergibt 150 ml**

PEPERONATA

JOGHURT-DRESSING

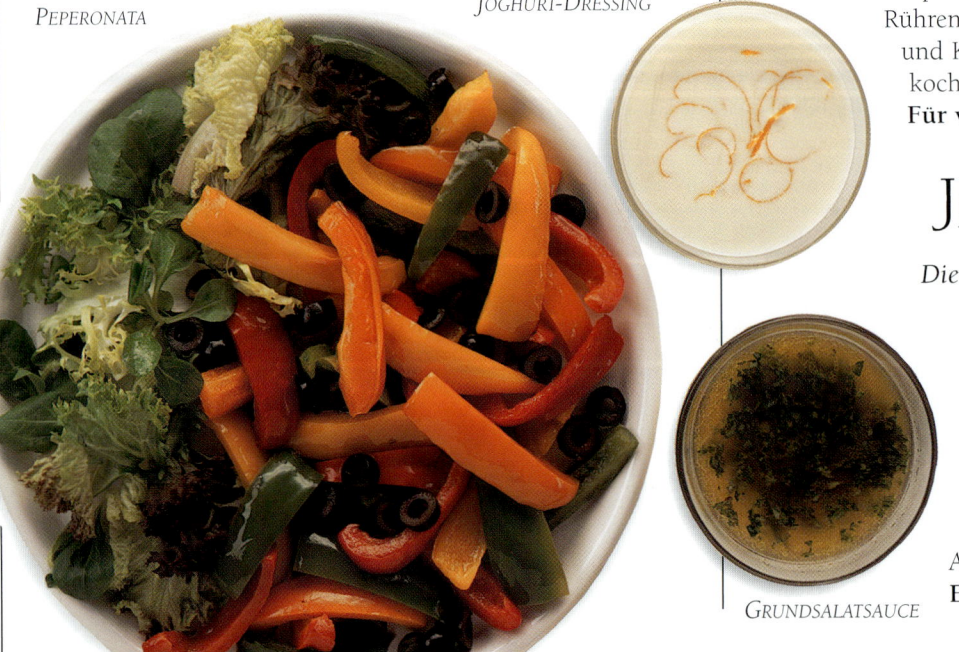

GRUNDSALATSAUCE

HUMMUS-BI-TAHIN

Ein schmackhafter Dip, der zusammen mit Rohkost von frischem Gemüse als Mahlzeit dienen kann

ZUTATEN

175 g Kichererbsen
50 ml Tahin
$1/2$ Teelöffel Chilipulver
1 Teelöffel Salz
Saft einer Zitrone
1 Eßlöffel Olivenöl
$1/2$ Teelöffel Paprikapulver
$1/2$ Teelöffel gemahlener Kümmel
1 Teelöffel kleingehackte Petersilie

Die Kichererbsen über Nacht in kaltem Wasser einweichen. Abgießen und sie in viel frischem Wasser bei mittlerer Hitze kochen, bis sie gar sind (etwa 45 Minuten bis 1 Stunde). Das Kochwasser abgießen und einige Löffel davon aufbewahren. Wenn die Kichererbsen abgekühlt sind, in der Küchenmaschine zermahlen, bis sie weich und cremig sind. Wenn die Mischung zu fest ist, etwas von dem Kochwasser zugießen. Tahin, Chilipulver, Salz und Zitronensaft zufügen und die Zutaten gut mixen. Den Hummus in ein flaches Schälchen geben, das Olivenöl darübergießen und mit Paprika, gemahlenem Kümmel und kleingehackter Petersilie garnieren. Das Ganze mit warmem Fladenbrot, Oliven, Rohkost oder jedem beliebigen Salat servieren.
Ergibt 450 ml

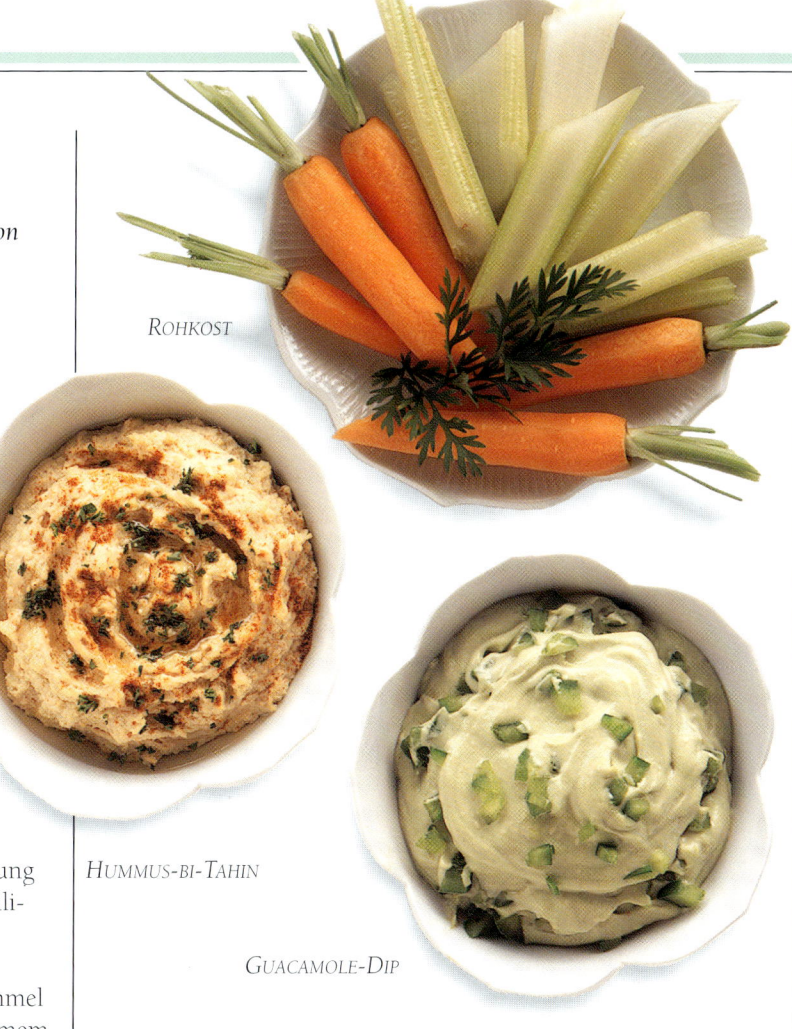

ROHKOST

HUMMUS-BI-TAHIN

GUACAMOLE-DIP

WALDORFSALAT

Diese etwas abgewandelte Version des Salats, der im New Yorker Hotel Waldorf Astoria kreiert wurde, ist wunderbar knusprig.

ZUTATEN

4 entkernte Äpfel, gewürfelt
Saft einer Zitrone
50 g Walnüsse, kleingehackt
2 Karotten, geraspelt
75 g Rosinen
2 Stangen Sellerie, kleingeschnitten
225 ml Joghurt, saure Sahne oder Mayonnaise ohne Eier
5 oder 6 große Kopfsalatblätter

Alle Zutaten außer dem Kopfsalat mit einer Gabel vermischen. Die Mischung mindestens 1 Stunde in den Kühlschrank stellen, damit sie fest wird. In einer großen Schüssel oder in Schälchen auf einem Bett von Salatblättern servieren.
Für vier Personen

GUACAMOLE-SALAT ODER -DIP

Wenn Sie Avocados mögen, wird Ihnen dieses etwas pikante, traditionelle mexikanische Gericht schmecken.

ZUTATEN

1 große Avocado
Saft einer Zitrone
$1^1/2$ Eßlöffel Joghurt
$1/4$ Teelöffel gemahlener Koriander
$1/4$ Teelöffel gemahlener Kümmel
1 Messerspitze Cayennepfeffer
Meersalz
$1/2$ kleingeschnittene grüne Paprika (nach Wunsch)

Die Avocado schälen, den Kern entfernen und in große Stücke schneiden. Zusammen mit dem Zitronensaft in den Mixer geben, bis die Mischung geschmeidig ist. Joghurt, Gewürze und Meersalz hinzufügen und gut vermischen. Die Guacamole in ein Schälchen geben und (gegebenenfalls) vorsichtig eine Hälfte der grünen Paprika daruntermischen, die andere zum Garnieren aufbewahren. Guacamole kann man auf einem Bett von Tortillachips als Salat oder als Dip für Rohkost wie Sellerie und Karotten servieren.
Ergibt 300 ml

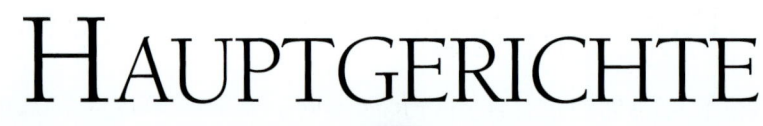

HAUPTGERICHTE

Yoga-Küche sollte so einfach, frisch und energiereich wie möglich sein. Die vorgestellten appetitanregenden Rezepte sind leicht zuzubereiten, und man muß nicht auf Fertiggerichte zurückgreifen. Betrachten Sie sie als Vorschläge, die Sie Ihrem eigenen Geschmack anpassen.

UPPAMA

Diese Variante des traditionellen südindischen Frühstücks kann man pur oder mit Joghurt servieren.

ZUTATEN
250 g grober Hartweizengrieß
110 ml Öl
1 große Kartoffel, gewürfelt
$^{1}/_{2}$ Teelöffel schwarze Senfkörner
$^{1}/_{2}$ Teelöffel Fenchelsamen oder Kümmel
1 Teelöffel kleingeschnittener Ingwer
1 bis 2 grüne kleingeschnittene Chilischoten mit Kernen,
kleingeschnitten (nach Wunsch)
2 Tomaten, in große Stücke geschnitten
$^{1}/_{4}$ grüne Paprikaschote, kleingeschnitten
50 g Kohl, kleingeschnitten
1 Karotte, kleingeschnitten
ca. 1 Liter frisches gekochtes Wasser
$^{1}/_{4}$ Teelöffel Salz
2 Eßlöffel kleingeschnittener frischer Koriander
2 Teelöffel Ghee oder Butter

Den Grieß etwa 3 Minuten leicht in einer Pfanne trockenrösten, ab und zu umrühren, damit er nicht anbrennt, und dann auf die Seite stellen. Der Grieß sollte dampfen und leicht geröstet riechen. Das Öl in einer großen, tiefen Bratpfanne erhitzen und die gewürfelte Kartoffel darin fritieren; dann auf Küchenpapier abtropfen lassen und zur Seite stellen. Die Senfkörner und Fenchelsamen bzw. den Kümmel zum Öl in die Pfanne geben; die Hitze reduzieren, sobald sie zu knistern beginnen und platzen. Dann den kleingehackten Ingwer, die Chilischoten und die Tomaten hinzufügen. Gut umrühren und das restliche Gemüse in die Pfanne geben.

Auf kleiner Stufe 5 Minuten kochen. Das Gemüse sollte zart, aber noch bißfest sein. Das Wasser, Salz und den kleingehackten Koriander hinzufügen und umrühren. Den Grieß in die Pfanne geben und kräftig rühren, damit er nicht klumpt. Die fritierten Kartoffelwürfel und das Ghee bzw. Butter in die Pfanne geben und alles vermischen. Wenn Ihnen die Mischung zu trocken erscheint, noch etwas Wasser hinzugießen. Die Pfanne vom Feuer nehmen und sofort servieren. **Für vier Personen**

ROSINEN-CHUTNEY

Eine schnelle und schmackhafte Würze, die leicht zuzubereiten ist. Man kann sie zu jedem Gemüse- oder Getreidegericht servieren.

ZUTATEN
150 g Rosinen
2 Eßlöffel heißes Wasser
$1^{1}/_{2}$ Teelöffel kleingehackter Ingwer
$^{1}/_{4}$ Teelöffel Cayennepfeffer
$^{1}/_{4}$ Teelöffel Salz
Saft einer halben Zitrone

Die Rosinen 15 Minuten in dem heißen Wasser einweichen. Dann alle Zutaten in einen Mixer geben, zuletzt den Zitronensaft. Mixen, bis es eine grobe Paste ist. **Ergibt 150 ml**

GURKEN-RAITA

Von dieser frischen und erfrischenden Beilage kann man sich unzählige Varianten ausdenken.

ZUTATEN
150 ml Naturjoghurt
1 Eßlöffel Zitronensaft
$^{1}/_{2}$ Teelöffel Salz
1 Messerspitze Cayennepfeffer
$^{1}/_{2}$–1 Teelöffel geriebene Ingwerwurzel
$^{1}/_{2}$ Gurke, geraspelt
1 Messerspitze gemahlener Kümmel
2 Eßlöffel kleingeschnittene frische Korianderblätter

Das Naturjoghurt, den Zitronensaft, das Salz, den Cayennepfeffer und den Ingwer vermischen. Die Gurke mit dieser Mischung verrühren und den Kümmel darüberstreuen. Mit dem Koriander garnieren. **Ergibt 500 ml**

VARIANTEN: Anstelle von Gurke kann man kleingeschnittene Tomaten, gewürfelte gekochte Kartoffeln, gewürfelte rote und grüne Paprikaschoten mit Kernen oder auch Banane verwenden.

BYRIANI-REIS

Dieses nordindische Gericht kann man als einfache Familien-mahlzeit servieren oder als Gang eines festlichen Abendessens.

ZUTATEN
2 Teelöffel Ghee oder Butter
1 grüne Paprikaschote mit Kernen, kleingehackt
4 ganze Gewürznelken
4 Kardamomkapseln
Eine 5 cm lange Zimtstange, in 3 Stücke gebrochen
1 große Tomate, kleingeschnitten
150 g ungekochter Basmati-Reis
2 Teelöffel Salz
$^1/_4$ Teelöffel Cayennepfeffer (nach Wunsch)
$^1/_2$ kleine Aubergine, gewürfelt
2 Karotten, gewürfelt
110 g frische oder tiefgefrorene Erbsen
110 g Blumenkohl
725 ml Wasser

Die Butter oder das Ghee in einer großen Pfanne zerlassen und die grüne Paprikaschote unter ständigem Rühren 2 Minuten darin garen. Die Gewürze hinzufügen, umrühren und das Ganze ein paar Minuten kochen. Die Tomate in die Pfanne rühren und weitere 5 Minuten kochen. Den Reis dazugeben und mit Salz und (gegebenenfalls) Cayennepfeffer abschmecken. Den Reis mit Sauce bedecken. Gemüse und Wasser hinzufügen, umrühren und aufkochen lassen. Die Pfanne mit einem gut schließenden Deckel zudecken und 20 Minuten auf kleiner Stufe kochen lassen. Die Kochplatte abschalten und den Reis noch 10 Minuten zugedeckt ziehen lassen. Den Deckel nicht öffnen, bevor die volle Zeit verstrichen ist. **Für sechs Personen**

KOKOSNUSS-CHUTNEY

Eine scharfe Würze, die gut zu Uppama, Dosas (siehe Seite 136) oder jedem anderen Gericht im indischen Stil paßt.

ZUTATEN
1 Eßlöffel Öl
$^3/_4$ Teelöffel schwarze Senfkörner
110 g frische Kokosnuß, geraspelt
150 ml Wasser
$^1/_2$ Teelöffel gemahlene getrocknete Chillies oder frische grüne Chilischoten, mit Kernen und kleingehackt
2-3 Eßlöffel Zitronensaft
$^1/_2$ Teelöffel Salz

Das Öl in einer Pfanne mit Deckel erhitzen. Die Senfkörner hineingeben und rösten, bis sie zu knistern beginnen und aufplatzen. Darauf achten, daß sie nicht anbrennen. Die Pfanne vom Feuer nehmen und zur Seite stellen. Die Kokosnuß, das Wasser und die zermahlenen Chillies oder kleingehackten Chilischoten in einen Mixer geben und pürieren, bis die Mischung geschmeidig ist. Wenn nötig, mehr Wasser hinzufügen. Das Ganze in ein Schälchen geben und die Senfkörner, das Öl, den Zitronensaft und das Salz darunterrühren. **Ergibt 500 ml**

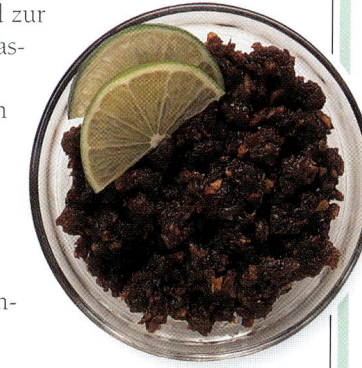

ROSINEN-CHUTNEY

GURKEN-RAITA

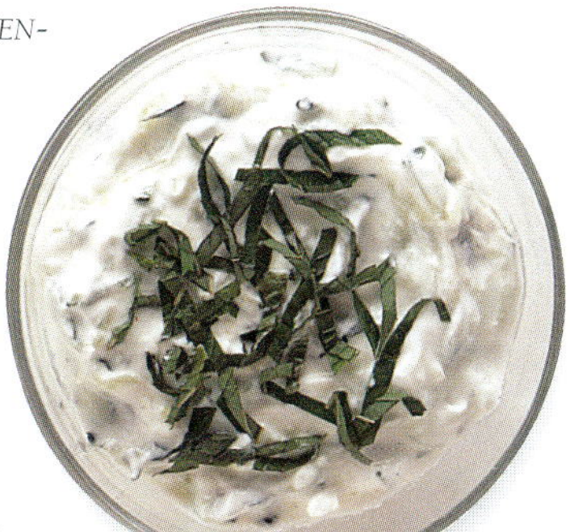

BYRIANI-REIS

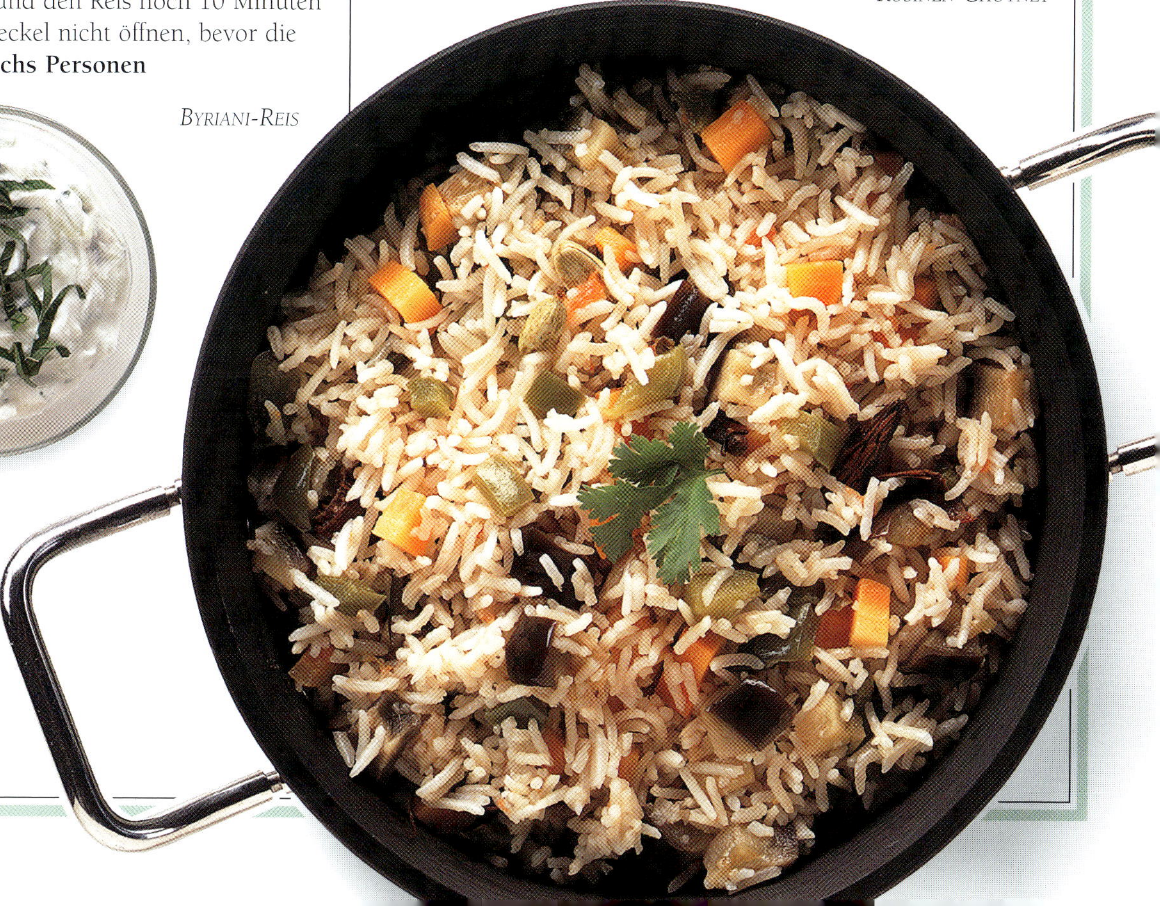

KOKOSNUSS-CHUTNEY

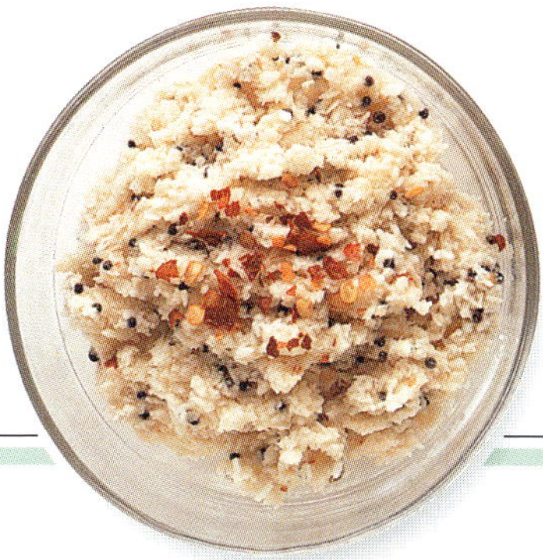

INDISCHES DHAL

*Dhal ist ein eiweißreiches Nationalgericht,
das man zusammen mit Reis auf dem gesamten
indischen Subkontinent ißt.*

ZUTATEN

*175 g rote Linsen, gelbe oder grüne Schälerbsen
oder halbe gelbe Mungobohnen
725 ml Wasser
2 Eßlöffel Öl
$^1/_2$ Teelöffel schwarze Senfkörner
1 Teelöffel Kümmel
1 Eßlöffel kleingehackte scharfe
grüne Chilischote mit Kernen (nach Wunsch)
4 ganze Gewürznelken
1 Teelöffel Salz
$^1/_2$ Teelöffel Kurkuma*

Die Linsen, Schälerbsen oder Mungobohnen in Wasser kochen, bis sie breiig sind (20–30 Minuten). In der Zwischenzeit das Öl in einer Pfanne erhitzen und die Senfkörner hineingeben. Wenn sie aufzuplatzen beginnen, den Kümmel hinzufügen und kurz anbraten, aber nicht anbrennen lassen. Die kleingehackte Chilischote (gegebenenfalls), die Gewürznelken, das Salz und das Kurkuma hinzufügen, einige Minuten anbraten. Die gebratene Gewürzmischung an die Linsen, Erbsen oder Mungobohnen geben, gut umrühren und vorsichtig wieder erwärmen.
Für vier bis sechs Personen

VARIANTEN: Während sie kochen, den Linsen eines oder mehrere gewürfelte Gemüse hinzufügen, zum Beispiel Zucchini, Tomaten und/oder grüne Paprika.
Nach Wunsch kurz vor dem Servieren kleingehackte frische Korianderblätter an das Gericht geben. Manche Leute bevorzugen sehr dünnflüssiges Dhal. Wenn Ihnen diese Mischung zu dick ist, Wasser hinzufügen, bis sie die gewünschte Konsistenz erreicht hat, und wieder erwärmen.

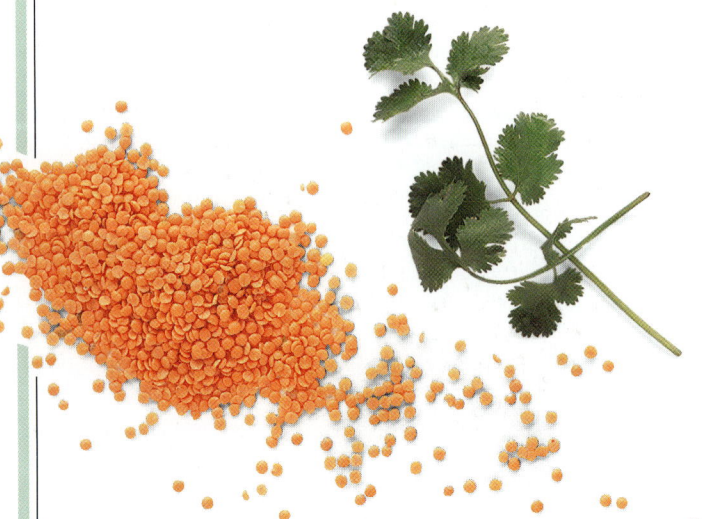

DOSAS

*Servieren Sie Dosas warm mit Kokosnuß-Chutney
(siehe Seite 135) oder gefüllt mit Currygemüse (siehe unten).*

ZUTATEN

*225 g brauner oder Basmati-Reis
75 g Urid Dhal (linsenartige Bohnen,
die man in indischen Lebensmittelgeschäften erhält)
einige Bockshornkleesamen (nach Wunsch)
Salz, Wasser, Öl*

Den Reis, das Urid Dhal und gegebenenfalls die Bockshornkleesamen über Nacht in viel Wasser einweichen. Das meiste Wasser abgießen und die Mischung in einem Mixer pürieren, bis es eine geschmeidige, etwas grießartige Masse ist. Das Salz und genügend Wasser hinzufügen, um daraus einen dünnen Teig herzustellen. Diesen 24 Stunden bei Zimmertemperatur stehenlassen, damit sich der Dosa-Geschmack entfalten kann.
Etwas Öl in eine beschichtete Pfanne geben und erhitzen. Ein wenig Teig in die Mitte der Pfanne gießen. Leicht mit einem Löffel darauf drücken, so daß der Teig nach außen läuft und einen dünnen, großen Pfannkuchen bildet. Während er fest wird, nach und nach Öl auf den Pfannkuchen träufeln. Wenn die Unterseite knusprig und goldbraun ist, den Pfannkuchen wenden und die andere Seite backen. **Ergibt 4 oder 5 Pfannkuchen**

CURRYGEMÜSE

*Dies ist ein Grundrezept, das man mit dem Gemüse
der jeweiligen Jahreszeit abwandeln kann.*

ZUTATEN

*2 Eßlöffel Öl
1 Teelöffel schwarze Senfkörner
1 Tomate, kleingeschnitten
$^1/_4$ Teelöffel Kurkuma
1 Teelöffel Currygewürz
1 Teelöffel Salz
1 ganzer Blumenkohl, in Röschen
2 Kartoffeln, gewürfelt und halbgar gekocht
50 ml Wasser
Zitronensaft nach Geschmack*

Das Öl in einer großen Pfanne erhitzen. Die Senfkörner hineingeben, zudecken und rösten, bis sie aufplatzen. Die Hitze reduzieren und die Tomate hinzufügen. Zugedeckt dünsten, bis sie weich ist. Kurkuma, Curry und Salz in die Pfanne geben, dann die Blumenkohlröschen; vorsichtig umrühren, um sie mit den Kräutern zu bedecken. Kartoffeln, Wasser und Zitronensaft hinzufügen. Zugedeckt bei mittlerer Hitze kochen lassen. Vorsichtig umrühren, bis die Kartoffeln und der Blumenkohl weich zu werden beginnen (etwa 15–20 Minuten). **Für sechs Personen**

LASAGNE

Ein bekanntes und sehr beliebtes Gericht;
Veganer können den Käse weglassen.

ZUTATEN

175 g Spinat, gedünstet und ausgedrückt
Ein 250-g-Stück fester Tofu, zerkrümelt und abgetropft
Salz und frischgemahlener schwarzer Pfeffer
2 mittelgroße Zucchini, in Juliennestreifen geschnitten
1 mittelgroße rote Paprika,
in Juliennestreifen geschnitten
Olivenöl
1 kg Tomatensauce (siehe Seite 143)
6 getrocknete Lasagnenudeln, gekocht und abgetropft
120 g geriebener Emmentaler oder Gruyère
2 Eßlöffel geriebener Parmesankäse oder Hefe
2 Teelöffel Sonnenblumenkerne oder Sesamsamen

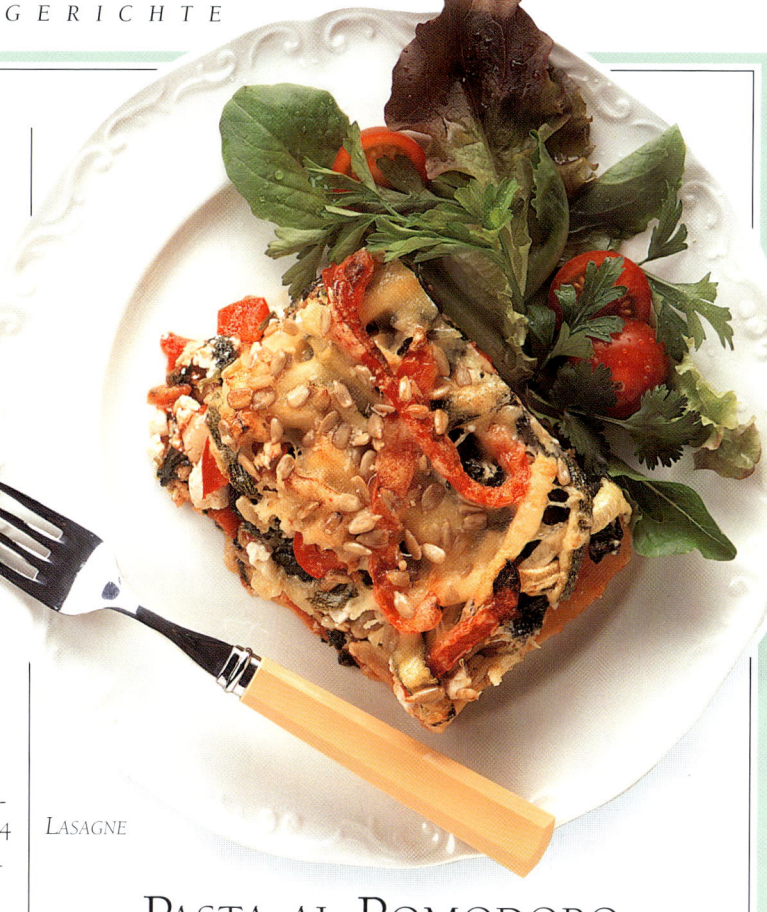

LASAGNE

Den Spinat kleinschneiden, mit dem Tofu vermischen und mit
Pfeffer und Salz abschmecken. Die Zucchini sautieren und 3 Minuten in dem Öl marinieren. Backofen auf 180 Grad/Gas Stufe 4
vorheizen. Eine Schicht Tomatensauce in eine eingefettete Backform von 20 x 25 cm geben. Diese mit einer Schicht Lasagnenudeln, der Hälfte der Spinat-Tofu-Mischung und der Hälfte der
Zucchini und roten Paprika bedecken. Die Hälfte des geriebenen
Käses darüberstreuen. Das Ganze wiederholen, zum Schluß
Parmesankäse/Hefe darüberstreuen, darauf die Sonnenblumen-
kerne/Sesam. 50–60 Minuten backen. **Für vier Personen**

GRIECHISCHES GEMÜSE

Servieren Sie das Gemüse mit einfachem gekochtem Reis
oder Nudeln, dicken Scheiben frischem Brot und
einem typischen griechischen Salat.

ZUTATEN

3 Eßlöffel Olivenöl
10 kleine neue Kartoffeln, gewaschen
4 mittelgroße Zucchini, in 5-cm-Juliennestreifen geschnitten
4 mittelgroße Tomaten, kleingeschnitten
2 Eßlöffel frischer kleingehackter oder
2 Teelöffel getrockneter Dill
600 ml Wasser
Salz und Pfeffer

Das Öl in einer großen Pfanne mit Deckel erhitzen. Die Kartoffeln
sautieren, bis sie anfangen, weich zu werden. Zucchini, Tomaten
und Dill hinzufügen. Alles mit kaltem Wasser bedecken, aufkochen lassen, die Pfanne zudecken und das Gemüse bei geringer Hitze kochen, bis es gar ist. Ab und zu vorsichtig umrühren.
Wenn nötig, etwas mehr Wasser hinzufügen. Das Ganze mit
Pfeffer und Salz abschmecken. **Für sechs Personen**

PASTA AL POMODORO

Ein einfaches, schnelles Gericht, das recht exotisch
und sehr gut schmeckt.

ZUTATEN

2 Eßlöffel Olivenöl
$^1/_2$ Teelöffel getrocknete Chillies
1 große rote Paprikaschote, in 1,5 cm breite Längsstreifen
geschnitten
2 Büchsen à 400 g Eiertomaten
2 Eßlöffel Tomatenpüree
175 g griechische oder italienische schwarze Oliven
2 Eßlöffel spanische Kapern
Salz und frischgemahlener Pfeffer
500 g Penne oder Rigatoni

Das Öl in einem Kochtopf oder einer tiefen Pfanne erhitzen. Die
Chillies hineingeben und einige Sekunden lang unter Rühren
garen, damit sie nicht anbrennen. Die Streifen rote Paprika hinzufügen und etwa 10 Minuten zugedeckt bei geringer Hitze
kochen, bis sie weich sind. Die Tomaten hinzufügen, mit einem
hölzernen Kochlöffel zerdrücken, und das Tomatenpüree hinein-
rühren. Das Ganze aufkochen lassen, die Hitze reduzieren und
ohne Deckel noch etwa 30 Minuten köcheln lassen. Ab und
zu umrühren. Die Oliven und Kapern hinzufügen und weitere
5 Minuten garen lassen. Mit Pfeffer und Salz abschmecken. In
der Zwischenzeit die Nudeln in kochendem Salzwasser kochen,
bis sie *al dente* sind. Das Wasser abgießen und die Nudeln sofort
mit der Sauce servieren. **Für sechs Personen**

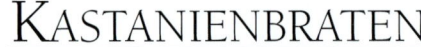

GEFÜLLTE KOHLROULADEN

*Diese schmackhaften Rouladen sind mit Kümmel gewürzt
und werden mit Tomatensauce serviert.*

ZUTATEN

*1 großer Wirsingkohl
1 Teelöffel Kümmel
1 Eßlöffel Olivenöl oder 15 g Butter
75 g gekochter Reis
2 Eßlöffel Rosinen (nach Wunsch)
200 g gekochte Lima- oder andere Bohnen
Salz und Pfeffer
500 g Tomatensauce (siehe Seite 143)*

Den Backofen auf 180 Grad/Gas Stufe 4 vorheizen. Sechs große
äußere Blätter vom Kohl abtrennen. Die Blätter abspülen und
dünsten, bis sie ein wenig zusammenfallen (etwa 3–4 Minuten).
Ein Viertel des verbleibenden Kohls kleinschneiden und den
Rest für ein anderes Rezept aufbewahren. Den kleingeschnittenen Kohl zusammen mit dem Kümmel 10 Minuten in Olivenöl
oder Butter sautieren. Den Topf vom Feuer nehmen und den
gekochten Reis, gegebenenfalls die Rosinen sowie die gekochten
Bohnen hinzufügen, die Mischung abschmecken.

Einen Löffel der Reismischung auf jedes Kohlblatt geben. Die
Blätter zusammenrollen, die Enden nach innen falten und fest
mit einem Zahnstocher verschließen. Dann eng aneinander in
eine leicht gefettete Backform legen, mit der Tomatensauce bedecken und etwa 30 Minuten backen.
Für sechs Personen

KASTANIENBRATEN

*Dieses reichhaltige, stärkende Festmahl ist besonders gut
für Feierlichkeiten aller Art geeignet, eventuell zusammen
mit gebackenen Pastinaken, Rosenkohl und einer Sauce.*

ZUTATEN

*175 g Kastanien in der Schale
175 g Hirse
150 g gemischte Nüsse, z. B. Mandeln,
Para- und Erdnüsse
150 ml Öl
2 kleine Karotten, geraspelt
$1/2$ kleiner Kohlkopf, in feine Streifen geschnitten
2 kleine Stangen Sellerie, in Scheiben geschnitten
$1/2$ Brokkoli, in Röschen
1 Teelöffel kleingehackte, frische gemischte Kräuter
2 Eßlöffel Tomatenpüree
2 Eßlöffel Tahin
Schwarzer Pfeffer
Salz oder Tamari nach Geschmack
1 Eßlöffel Mandelflocken
1 Eßlöffel Kürbiskerne*

Die Kastanien kochen, bis sie weich sind. Das Wasser abgießen
und aufbewahren, um es als Brühe zu verwenden. Einen großen
Topf kaltes Wasser zum Kochen bringen. Die Hirse hineingeben
und 10–15 Minuten auf kleiner Flamme kochen, bis sie gar ist.
Die gemischten Nüsse zerkleinern, bis sie etwa wie große Brotkrümel sind, und bei 200 Grad/Gas Stufe 6 etwa 10 Minuten im
Ofen rösten, dabei einmal nach 5 Minuten umrühren. Den Ofen
auf 180 Grad/Gas Stufe 4 herunterdrehen.

Das Öl in einem großen Topf erhitzen; die geraspelten Karotten, den in Streifen geschnittenen Kohl und die Selleriestangen
hineingeben. Zudecken und etwa 10 Minuten auf kleiner
Flamme kochen. Wenn das Gemüse beinahe gar ist, die
Brokkoliröschen dazugeben und kochen, bis sie weich
sind (etwa 10 Minuten). Die gemischten Kräuter, das
Tomatenpüree, das Tahin, die gekochten Kastanien, die
Hirse, die gerösteten Nüsse und den schwarzen Pfeffer dazugeben. Die Mischung gut durchrühren, damit
die Zutaten wirklich vermischt sind. Mit Salz oder
Tamari abschmecken. Die Mischung portionsweise in
einen Mixbecher geben und mixen, bis die Zutaten
grobgeraspelt und teigig sind. Die Mischung in eine
große Kasserolle füllen und mit Mandelflocken und
Kürbiskernen garnieren. Etwa 35–40 Minuten backen.

Den Kastanienbraten serviert man am besten mit
Miso-Mandel- oder Tomatensauce (siehe Seite 143).
Hierfür benutzt man das Kochwasser der Kastanien als
Brühe. **Für sechs Personen**

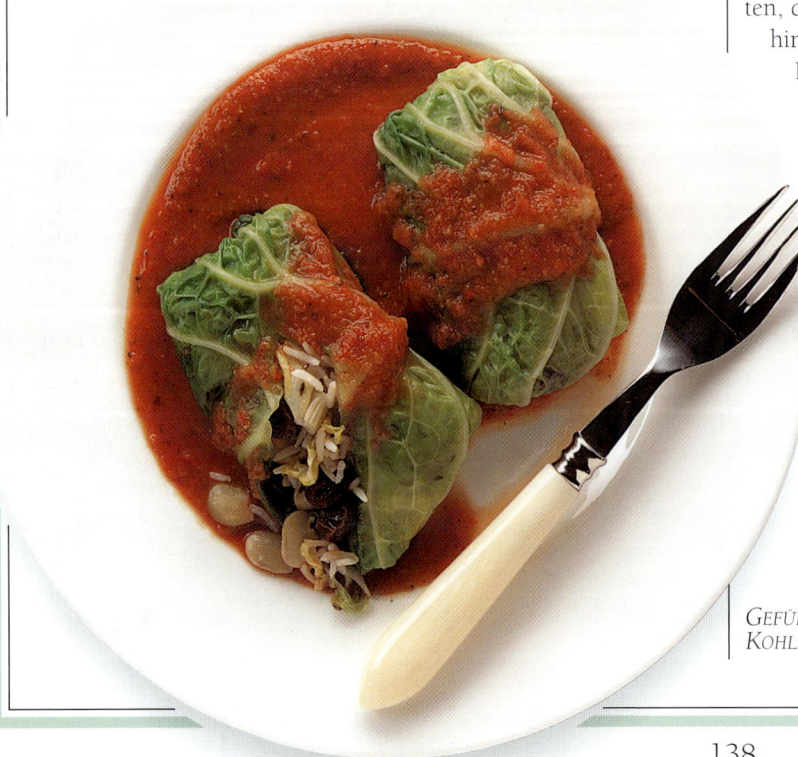

*GEFÜLLTE
KOHLROULADEN*

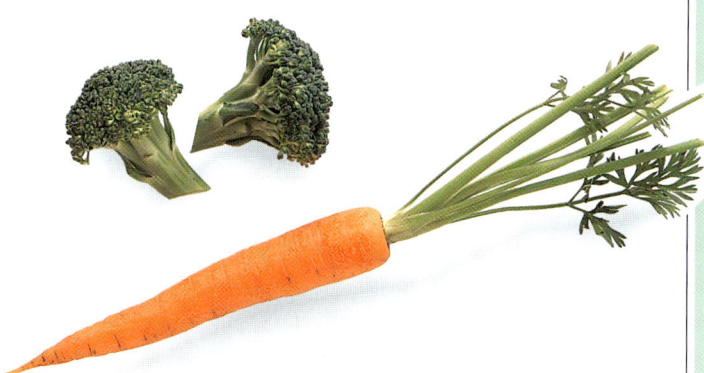

VEGETARISCHER AUFLAUF

*Eine herzhafte Mischung aus Bohnen und Gemüse, mit einer
knusprigen braunen Kruste überbacken – eine interessante
vegetarische Variante des traditionellen Auflaufs mit Fleisch.*

ZUTATEN

*225 g Asukibohnen
225 g grüne Linsen, abgespült
2 Eßlöffel Öl
2 Karotten, geraspelt
1/4 großer Rotkohl, kleingehackt oder geraspelt
1 Teelöffel gemahlener Kümmel
1 Teelöffel gemahlener Zimt
1 Eßlöffel frischer, kleingehackter Thymian
1/2 Teelöffel frisch geriebene Muskatnuß
2 Pastinaken, gewürfelt
1/2 Brokkoli, in kleine Röschen zerteilt
1/4 Blumenkohl, in kleine Röschen zerteilt
4 Eßlöffel Tomatenpüree
400 g Tomaten aus der Büchse, kleingeschnitten oder püriert
Salz und Pfeffer
120–150 ml Apfelsaftkonzentrat*

KRUSTE

*225 g Steckrüben, gewürfelt
450 g Kartoffeln, gewürfelt
1 Pastinake, gewürfelt
10 g Butter oder Margarine
1–2 Eßlöffel Sojamilch
2 Eßlöffel kleingehackte, frische Petersilie
1–2 Eßlöffel Tahin*

Die Asukibohnen über Nacht in viel kaltem Wasser einweichen.
Abgießen und die Bohnen zusammen mit den Linsen und mindestens der doppelten Menge Wasser in einen großen Topf geben, 10 Minuten kochen lassen. Dann 20 Minuten auf kleiner
Stufe weiterkochen, bis sie gar sind. Das Wasser abgießen.

Das Öl in einem großen Topf erhitzen; die Karotten, den Kohl,
Gewürze und Kräuter hineingeben. Unter häufigem Rühren
5 Minuten kochen. Die Pastinaken hinzufügen und weitere
5 Minuten kochen; dann den Brokkoli, den Blumenkohl, das
Tomatenpüree und die Tomaten hinzufügen. Mit Pfeffer und Salz
abschmecken und 5 Minuten kochen. Die Bohnen, Linsen und
den Apfelsaft hinzufügen. Die Mischung sollte weich sein, aber
nicht flüssig.

Für die Kruste die gewürfelten Steckrüben, Kartoffeln und
Pastinaken garen, bis sie weich sind. Abgießen und zusammen
mit Butter oder Margarine und Sojamilch pürieren. Die kleine-
hackte Petersilie mit dem Tahin vermischen und unter das pü-
rierte Gemüse rühren. Die Linsen-Gemüse-Mischung in eine mit
Öl gefettete Backform geben und sie mit der Krusten-Mischung
bedecken. Etwa 35–40 Minuten bei 190 Grad/Gas Stufe 5 backen,
bis die Kruste goldbraun und knusprig ist. **Für sechs Personen**

KARTOFFEL-ZUCCHINI-PFANNE

*Zusammen mit Vollkornbrot schmeckt dieses Gericht
von sämigen Zucchini mit einer Käse-Kartoffelkruste
hervorragend.*

ZUTATEN

*25 g Sonnenblumenkerne
1/2 Teelöffel Tamari
700 g Kartoffeln, geschält und gewürfelt
3 große Zucchini, abgerieben und gewürfelt
2 Eßlöffel kleingehacktes frisches Basilikum
3 Eßlöffel Milch
15 g Butter
Pfeffer und Salz
75 g geriebener Emmentaler oder Gruyère
1/2 Teelöffel Paprika*

Den Backofen auf 180 Grad/Gas Stufe 4 vorheizen. Die Sonnenblumenkerne 5 Minuten rösten und dann mit dem Tamari vermischen. In der Zwischenzeit die Kartoffeln garen, abgießen und
zur Seite stellen. Die Zucchini leicht dünsten und dann in eine
eingefettete Backform geben. Die Sonnenblumenkerne und die
kleingehackte Petersilie über die Zucchini streuen.

Die Kartoffeln zusammen mit der Milch und der Butter pürieren, mit Pfeffer und Salz abschmecken und über die Zucchini in
der Backform löffeln. Den Käse und das Paprikapulver darüberstreuen. 25–30 Minuten backen, bis der Käse goldbraun ist und
Bläschen wirft. **Für vier bis sechs Personen**

ERBSEN, BOHNEN UND LINSEN KOCHEN

Erbsen, Bohnen und Linsen sind, zusammen mit Getreide,
eine wichtige Nährstoffquelle, wenn man sich vegetarisch
ernährt. Die meisten muß man in kaltem Wasser einweichen, bevor man sie kocht. Den Vorgang kann man beschleunigen, indem man die Hülsenfrüchte aufkochen
läßt und dann einweicht. Hülsenfrüchte in einem großen
Topf mit Deckel auf kleiner Stufe kochen, bis sie gar sind.
Ab und zu umrühren, damit sie nicht anbrennen.

CHILI MIT GEMÜSE

Ein würziges, köstliches Gericht, das man mit vorgekochten Bohnen erstaunlich schnell und einfach zubereiten kann.

ZUTATEN
*200 g getrocknete rote Kidneybohnen
(oder vorgekochte Bohnen aus der Büchse)
1¹/2 Teelöffel Chilipulver
1¹/2 Teelöffel gemahlener Kümmel
¹/2 Teelöffel Kurkuma
1 Eßlöffel Tamari
4 Eßlöffel Pflanzenöl
1 große grüne Paprika mit Kernen, kleingeschnitten
3 Stangen Sellerie, kleingeschnitten
1 große Karotte, kleingeschnitten
2 große Tomaten, kleingeschnitten
4 Teelöffel Tomatenpüree
3 Eßlöffel Zitronensaft
1 große Messerspitze Salz*

Die Kidneybohnen über Nacht in kaltem Wasser einweichen, abgießen, in einen Kochtopf geben und mit frischem Wasser bedecken. 10 Minuten aufkochen lassen. Hitze reduzieren, den Topf zudecken und weitere 30 Minuten leicht köcheln lassen. Das Wasser abgießen, Bohnen zur Seite stellen.

Die Gewürze kurz unter Rühren, damit sie nicht anbrennen, in Öl sautieren, dann die grüne Paprika, den Sellerie und die Karotte hinzufügen, einige Minuten garen lassen. Die restlichen Zutaten zugeben und gut umrühren. 15 Minuten köcheln, die gekochten roten Bohnen hinzufügen und weitere 15 Minuten köcheln lassen. Das Gericht mit Maisbrot servieren. **Für vier Personen**

GETREIDE KNOW-HOW

▶ Die verschiedenen Getreidearten sind ein wichtiger Bestandteil der vegetarischen Ernährung, denn sie liefern fünfzig Prozent der Aminosäuren, die der Körper braucht, um Eiweiß zu bilden. Sie sind preiswert, leicht zuzubereiten und zu lagern. Im Handel gibt es viele unterschiedliche Sorten Getreide, darunter braunen Reis, Hirse, Gerste, Buchweizen, Bulgur, Hafer und Mais.

▶ Getreide ist leicht zuzubereiten. Zunächst mehrmals in kaltem Wasser spülen, bis das Wasser klar bleibt. Abgießen und zusammen mit der vierfachen Wassermenge in einen großen Kochtopf geben. Aufkochen lassen und gegebenenfalls etwas salzen. Einmal umrühren, den Topf zudecken, die Herdplatte auf niederste Stufe schalten und das Getreide so lange köcheln lassen, bis das Wasser absorbiert ist.

▶ Um Getreide einen süßeren, nussigeren Geschmack zu geben, bei 175 Grad/Gas Stufe 4 im Ofen trockenrösten, bis es sich goldbraun färbt. Eine andere Variante ist, das Getreide in Gemüsebrühe oder Saft zu kochen.

EINFACHER BOHNENBRATEN

Dieses Gericht ist eine gute Möglichkeit, Getreide- und Bohnenreste zu verwerten. Man kann es mit Tomatensauce oder Gado-Gado-Erdnußsauce (siehe Seite 143) servieren.

ZUTATEN
*175 g gekochte Lima- oder bunte Bohnen
450 g gekochter brauner Reis
110 g Vollkornweizenbrotkrümel oder Weizenkeime
110 g Haferflocken
110 g kleingehackte Nüsse (nach Wunsch)
50 ml Öl
1 Eßlöffel kleingehackte Petersilie
1 Eßlöffel Basilikum
¹/2 Eßlöffel Thymian
Tamari*

Den Backofen auf 175 Grad/Gas Stufe 4 vorheizen. Die Bohnen mit einer Gabel pürieren und dann gut mit dem braunen Reis, den Brotkrümeln bzw. Weizenkeimen, den Haferflocken, kleingehackten Nüssen (gegebenenfalls), dem Öl, der Petersilie, dem Basilikum, Thymian und Tamari vermischen. Die Mischung in eine leicht gefettete Kasserolle geben und 1 Stunde backen.
Für sechs Personen

BULGUR MIT GEMÜSE

Dieses sättigende und gesunde Gericht besteht aus farbenfrohem Gemüse, das zusammen mit Hartweizen mühelos zubereitet werden kann.

ZUTATEN
*175 g Bulgur (Hartweizen)
50 g Butter
450 g gemischtes Gemüse, in mundgerechte Stücke geschnitten
(z. B. Möhre, Sellerie, Brechbohnen,
grüne oder rote Paprikaschoten, Zucchini, Brokkoli)
450 ml Wasser
2 Eßlöffel Tamari
2 Eßlöffel kleingeschnittene Basilikumblätter*

Den Bulgur in der Hälfte der Butter sautieren, bis er goldbraun ist. Das gemischte Gemüse, Wasser, Tamari und Basilikum hinzufügen. Gut umrühren und den Topf zudecken. 20 Minuten auf kleiner Stufe kochen lassen, bis alles Wasser absorbiert ist und das Gemüse gerade weich ist. Ab und zu umrühren, damit die Mischung nicht zusammenklebt. Den Rest der Butter daraufgeben, vorsichtig umrühren und servieren.
Für vier bis sechs Personen

MUNGOBOHNENCURRY

Ein typisches, einfaches indisches Gericht, das aus der leichtverdaulichsten Bohnenart zubereitet wird.

250 g ganze Mungobohnen
750 ml kaltes Wasser
1 Messerspitze Kurkuma
4 kleine oder 2 große Tomaten, in große Stücke geschnitten
3 cm Ingwerwurzel, geschält und kleingehackt
5 oder 6 Spinatblätter, kleingehackt
$^{1}/_{2}$ Teelöffel gemahlener Koriander und /oder gemahlener Kümmel
1 Eßlöffel Ghee
1 Teelöffel Senf- und/oder Fenchelkörner
Salz

Die Mungobohnen waschen, Wasser abgießen. In einer Bratpfanne bei mittlerer Hitze ohne Öl rösten, bis sie trocken sind und geröstet riechen. Die Bohnen in einen großen Kochtopf geben, Wasser und Kurkuma hinzufügen. Aufkochen und dann 15 Minuten köcheln lassen. Die Tomaten und den Ingwer hinzufügen und weitere 15 Minuten kochen, bis die Bohnen gar sind. Den Spinat, den gemahlenen Koriander und/oder Kümmel hinzufügen. Gut umrühren und den Topf zudecken. Das Ghee in einer Pfanne zerlassen. Wenn es heiß ist, die Senfkörner und/oder die Fenchelsamen hineingeben und rösten, bis sie aufplatzen. Dann die Mungobohnen hinzufügen, gut umrühren, das Gericht mit Salz abschmecken und servieren.
Für vier Personen

GEDÜNSTETES GEMÜSE

Das Gemüse, in appetitliche Stücke geschnitten und gleich anschließend gekocht, bleibt frisch und knackig.

ZUTATEN
1 kg gemischtes Gemüse:
z. B. Blumenkohl, Brokkoli,
Chinesischer Kohl, Rosenkohl, Zucchini und Zuckererbsen

Das Gemüse waschen, in mundgerechte Stücke schneiden und in den Einsatz eines Dampfkochtopfs legen, wenn Sie einen besitzen. Wenn nicht, das Gemüse in einen gut zu verschließenden Kochtopf mit 2,5 cm Wasser geben, zuunterst das Gemüse, das am längsten kochen muß, obenauf das zarte. Alles zum Kochen bringen. Die Hitze reduzieren und zugedeckt 8 – 15 Minuten kochen lassen, bis das Gemüse gar, aber noch bißfest ist. Das Wasser, wenn nötig, abgießen.
Für vier Personen

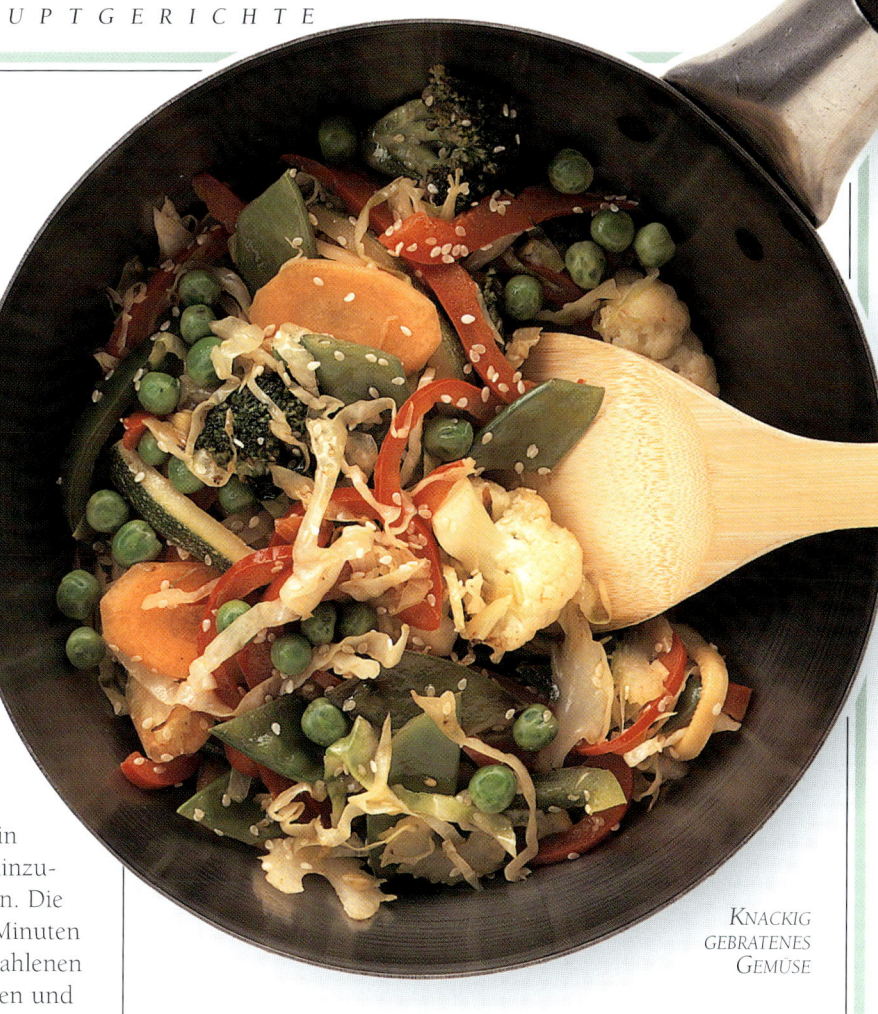

KNACKIG GEBRATENES GEMÜSE

KNACKIG GEBRATENES GEMÜSE

Mit frischem Gemüse zubereitet, schmeckt dieses Gericht hervorragend, ob man es nun mit oder ohne Sauce serviert.

ZUTATEN
3 Teelöffel pflanzliches Öl
1 Karotte, in feine Scheiben geschnitten
1 Pastinake, in feine Scheiben geschnitten
$^{1}/_{4}$ Kohlkopf, kleingeschnitten
1 Selleriestange, in feine Scheiben geschnitten
1 grüne Paprikaschote, in feine Streifen geschnitten
1 rote Paprikaschote, in feine Streifen geschnitten
$^{1}/_{4}$ Brokkoli, in Röschen zerteilt
$^{1}/_{4}$ Blumenkohl, in Röschen zerteilt
1 kleine Zucchini, in Juliennestreifen geschnitten

Das Öl in einem Wok oder einer großen Pfanne stark erhitzen. Die in feine Scheiben geschnittene Karotte und die Pastinake hineingeben und etwa 1 Minute anbraten. Den kleingeschnittenen Kohl und den in Scheiben geschnittenen Sellerie hinzufügen und 1 weitere Minute braten. Die restlichen Zutaten hinzufügen und noch etwa 2 – 3 Minuten braten. Darauf achten, daß das Gemüse nicht zu gar wird. Mit Tamari-Ingwer-Sauce (siehe Seite 143) und einfachem, gekochtem Reis servieren.
Für vier bis sechs Personen

SAUCEN UND WÜRZEN

Mit einer appetitlichen Sauce kann selbst das einfachste Gericht zu etwas
Besonderem werden. Würzen geben den Mahlzeiten Geschmack und Nährstoffe,
und außerdem regen sie die Verdauung an.

NACHOSAUCE

*Eine tolle Art, alle möglichen Gerichte zu würzen –
zum Beispiel den Einfachen Bohnenbraten (siehe Seite 140)
oder biologische Tortillachips.*

ZUTATEN
*1 große Tomate, kleingeschnitten
2 Eßlöffel Tomatenmark
$^1/_2$ Eßlöffel Zitronensaft
$^1/_8$ Teelöffel Senfpulver
$^1/_8$ Teelöffel Zimt
$^1/_4$ Teelöffel Kümmel
Salz, schwarzer Pfeffer, Cayennepfeffer*

Alle Zutaten in ein Schälchen geben und gut vermischen.
Sofort servieren.
Ergibt etwa 240 g

KÜRBISKERN-WAKAME-WÜRZE

Eine Würze, die über Suppen und Salate gestreut wird.

ZUTATEN
*25 g Kürbiskerne, abgespült
1 Teelöffel getrocknete Wakame-Flocken*

Die Kürbiskerne zusammen mit den Wakame-Flocken trocken
in einer Pfanne rösten, bis die Kerne aufplatzen. In einer
Küchenmaschine zerkleinern, bis sie wie harte Brotkrümel sind.
Ergibt 25 g

SHOJU-SONNENBLUMEN-KERN-WÜRZE

Man kann sie zu Suppen und Getreidegerichten servieren.

ZUTATEN
*25 g Sonnenblumenkerne, abgespült
$^1/_2$– 1 Teelöffel Shoju*

Die Sonnenblumenkerne trocken in einer Pfanne rösten, bis sie
goldbraun und leicht aufgequollen sind. Vom Herd nehmen und
genügend Shoju hinzufügen, um alle Kerne zu bedecken.
Ergibt 25 g

GOMASIO

*Eine typisch japanische makrobiotische Würze,
die sowohl schmackhaft als auch nahrhaft ist.*

ZUTATEN
*25 g Sesamsamen, abgespült und abgetrocknet
$^1/_2$ Teelöffel nichtraffiniertes Meer- oder Steinsalz*

Die Samen 10 Minuten im heißen Ofen rösten und einmal
umrühren. Das Salz hinzufügen und noch 1 Minute rösten.
Etwas abkühlen lassen und dann in einem Mörser zerstoßen.
Ergibt 25 g

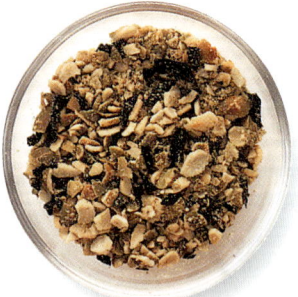

KÜRBISKERN-WAKAME-WÜRZE

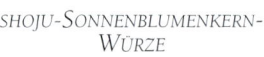

SHOJU-SONNENBLUMENKERN-
WÜRZE

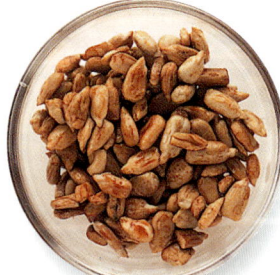

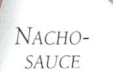

NACHO-
SAUCE   GOMASIO

TOMATENSAUCE

*Wenn Sie lieber eine sämige Sauce mögen,
pürieren Sie die Tomatensauce in einem Mixer.*

ZUTATEN
2 Eßlöffel Olivenöl
450 g gemischtes Gemüse, gewürfelt (z. B.
Zucchini, grüne Paprikaschoten und Karotten
1 Lorbeerblatt
1 Teelöffel getrockneter Oregano
$^1/_2$ Teelöffel getrockneter Thymian
$^1/_4$ Teelöffel getrocknetes Basilikum
1 Teelöffel Salz
500 g frische Tomaten, in große Stücke geschnitten,
oder 2 Büchsen à 400 g
3 Eßlöffel Tomatenpüree
$^1/_4$ Teelöffel Honig
$^1/_8$ Teelöffel Pfeffer

Das Öl bei mittlerer Hitze in einer Pfanne erhitzen, das Gemüse unter Rühren ein paar Minuten darin anbraten. Die Kräuter hinzufügen und unter Rühren einige Minuten kochen. Die anderen Zutaten zugeben und weitere 45 Minuten köcheln lassen. Die Sauce vor dem Servieren so lange wie möglich stehenlassen, damit sich der Geschmack voll entfalten kann. **Ergibt ca. 1 kg**

MISO-MANDELSAUCE

ZUTATEN
4 Eßlöffel leichtes Miso
6 Eßlöffel Mandelbutter
175 ml kochendes Wasser

Das Miso, die Mandelbutter und die Hälfte des kochenden Wassers in eine Schüssel geben. Die Mischung mit einem Löffel pürieren, bis sie eine sämige Paste bildet. Nach und nach das restliche Wasser hinzufügen und sorgfältig vermischen.
Ergibt 375 ml

TAMARI-INGWERSAUCE

ZUTATEN
3 Eßlöffel Tamari
3 Eßlöffel Wasser
3 Teelöffel geriebene Ingwerwurzel

Alle Zutaten vermischen und die Mischung mindestens 2 Stunden stehenlassen, damit sich der Geschmack entfalten kann. **Ergibt 150 ml**

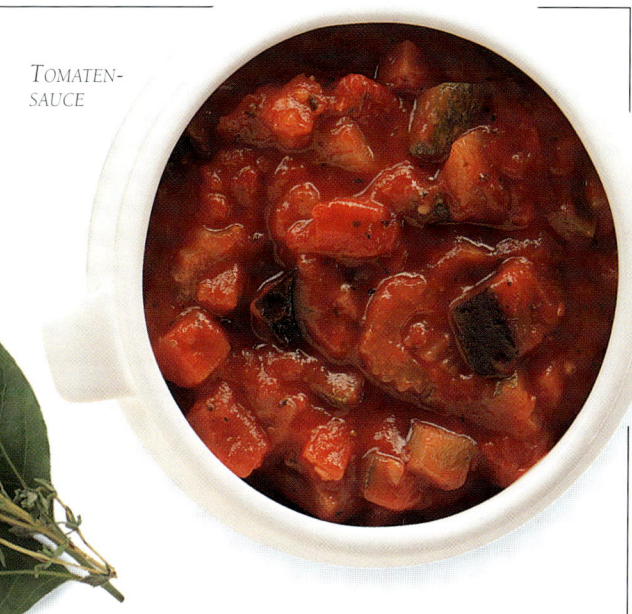

TOMATEN-
SAUCE

GADO GADO

Wichtig ist, daß Sie für diese gehaltvolle indonesische Erdnuß-sauce frische, naturbelassene Erdnußbutter verwenden.

ZUTATEN
$1^1/_2$ Teelöffel Pflanzenöl
$^1/_2$ große Selleriestange oder $^1/_4$ grüne Paprikaschote, gewürfelt
1 Eßlöffel kleingeschnittene oder geriebene Ingwerwurzel
Currypulver (nach Wunsch)
Kümmel oder Cayennepfeffer
150 g naturbelassene Erdnußbutter
300 ml kochendes Wasser
50 g Kokosnußcreme oder -raspel
2 Eßlöffel Tamari oder Shoju
$1^1/_2$ Teelöffel Honig
Saft einer halben Zitrone

Das Öl in einem Wok erhitzen. Den gewürfelten Sellerie bzw. die Paprikaschote, den Ingwer, (gegebenenfalls) Currygewürz, Kümmel oder Cayennepfeffer hineingeben und auf kleiner Flamme sautieren, bis alles weich ist. Die Erdnußbutter dazugeben und gut umrühren, damit sie nicht anbrennt. Wenn die Mischung Bläschen wirft, soviel kochendes Wasser hinzufügen, daß sie wie dünne Creme ist.

Die Hitze erhöhen, die Mischung aufkochen lassen und den Herd wieder herunterschalten. Die Mischung köcheln lassen und die Kokosnußcreme oder Kokosraspel, das Tamari bzw. Shoju, den Honig und den Zitronensaft hinzufügen. Mit den Gewürzen abschmecken; der Geschmack sollte etwas säuerlich sein. Die Mischung weiterköcheln lassen, bis das Öl zur Oberfläche steigt (etwa 10 Minuten).

Gado Gado macht die einfachsten Gerichte pikanter. Es ist ideal zu leicht gedünstetem Gemüse wie Karotten, Brechbohnen oder Zuckererbsen, Spargel, Brokkoli oder Blumenkohl.
Ergibt 450 ml

NACHSPEISEN

Selbst der überzeugteste Vegetarier bekommt mal Lust auf Süßes, doch die kann man auf eine natürliche, gesunde Weise befriedigen. Nachspeisen lassen sich einfach zubereiten oder mit soviel Zeitaufwand, wie Sie es möchten.

GEFÜLLTE BRATÄPFEL

Eine schmackhafte, nahrhafte winterliche Nachspeise, die man zusammen mit dem Hauptgericht im Ofen backen kann.

ZUTATEN
6 große Äpfel
50 g Rosinen und/oder kleingehackte Datteln
50 g kleingehackte Walnüsse oder Sesamsamen
60 ml Apfelsaft
Joghurt zum Servieren (nach Wunsch)

Den Backofen auf 180 Grad/Gas Stufe 4 vorheizen. Die Äpfel entkernen, aber nicht schälen, und auf ein Backblech legen. Die Rosinen und/oder Datteln, die Walnüsse bzw. Sesamsamen und den Apfelsaft vermischen. Jeden entkernten Apfel damit füllen, bis die Rosinenmischung verbraucht ist. Die Äpfel etwa 50 Minuten backen, aber nicht zu gar werden lassen. Heiß servieren, nach Wunsch auch mit Joghurt.
Für sechs Personen

KÄSEKUCHEN

Diese üppige Nachspeise, ideal für festliche Anlässe jeder Art, ist leicht zuzubereiten.

ZUTATEN
110 g zerdrückte Vollkornkekse
75 g grobgehackte Walnüsse
4 Eßlöffel zerlassene Butter
400 g Frischkäse (Doppelrahmstufe)
275 ml Joghurt
3 – 4 Eßlöffel Honig
1 Teelöffel Vanilleessenz
Frisches Obst zum Garnieren

Die zerdrückten Vollkornkekse, die grobgehackten Walnüsse und die Butter vermischen und in eine Springform geben. Im Kühlschrank abkühlen lassen, bis die Mischung sich gesetzt hat, oder im vorgeheizten Backofen etwa 10 Minuten bei 180 Grad/Gas Stufe 4 backen, bis sie goldbraun ist, wenn Sie sie knuspriger bevorzugen.

Den Frischkäse und das Joghurt schlagen, bis sie cremig sind. Wenn möglich, einen elektrischen Mixer verwenden, damit die Mischung leicht und luftig wird. Den Honig und die Vanilleessenz dazugeben. Diese Mischung über die Kekskruste gießen und erkalten lassen, bis sie fest ist. Den Kuchen kurz vor dem Servieren mit frischen Früchten garnieren.
Für sechs bis acht Personen

VARIANTEN: Für einen Schokoladen-Käsekuchen 25 g Kakaopulver an die Käsefüllung geben und den Kuchen mit Kuvertüre-Schokoladekringeln oder geraspelter Schokolade garnieren, bevor Sie ihn servieren. Aber übertreiben Sie nicht, sonst ist der Kuchen zu schwer.

Für Orangen- oder Zitronen-Käsekuchen 2 Eßlöffel Orangen- oder Zitronensaft und 2 Teelöffel fein geriebene Orangen- oder Zitronenschale an die Käsemischung geben und den Kuchen mit kleinen Stücken frischer Zitrusfrüchte garnieren.

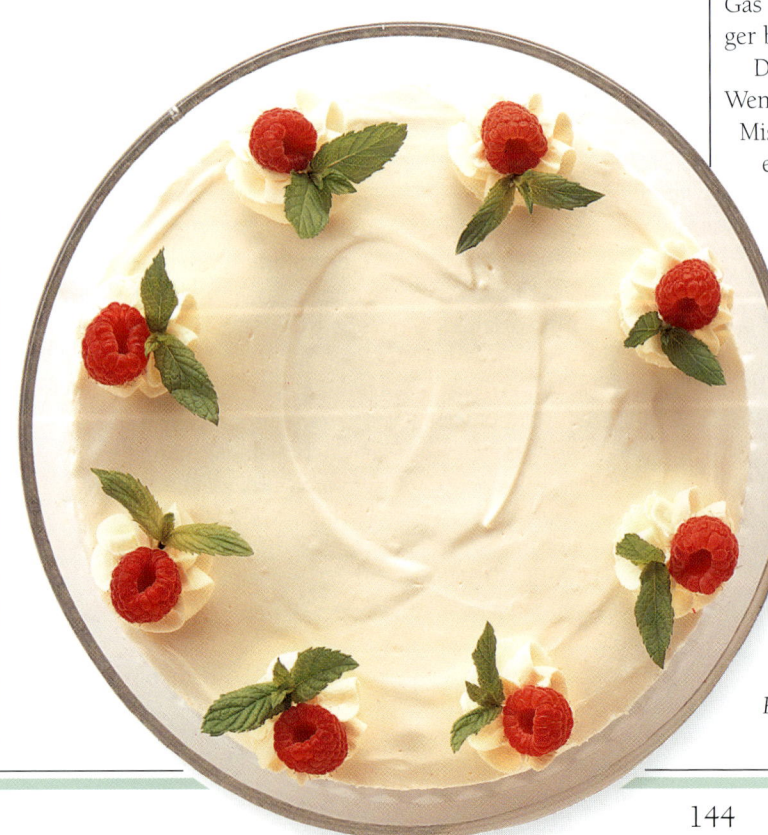

KÄSEKUCHEN

SUPRÊME DE FRAISES

Ein leichtes Sommerdessert, das man der Jahreszeit anpassen kann, indem man statt der Erdbeeren andere saftige Früchte verwendet.

ZUTATEN
4 Eßlöffel Agar Agar oder anderes vegetarisches Geliermittel
300 ml kaltes Wasser
300 ml heißes Wasser
150 ml Honig
300 ml Orangensaft
2 Eßlöffel Zitronensaft
3–4 in Scheiben geschnittene Erdbeeren
Schlagsahne und 6 ganze Erdbeeren zum Garnieren

Das Agar Agar bzw. anderes vegetarisches Geliermittel in einem Kochtopf mit dem kalten Wasser vermischen. 1 Minute einweichen, dann das heiße Wasser hinzufügen. Die Mischung aufkochen und 2 Minuten sieden lassen. Etwas abkühlen, dann den Honig sowie Orangen- und Zitronensaft hinzufügen. Die in Scheiben geschnittenen Erdbeeren dazugeben und vorsichtig umrühren. Das Ganze in kleine Schälchen füllen und für etwa 2 Stunden in den Kühlschrank stellen. Dann jedes Schälchen mit der Schlagsahne und einer ganzen Erdbeere garnieren. **Für sechs Personen**

VARIANTE: Anstelle von Erdbeeren kann man in Scheiben geschnittene Bananen, Trauben oder andere Früchte und Beeren der Saison verwenden.

BURFI

Ein traditioneller indischer Milchpudding, den man dort häufig zu festlichen Gelegenheiten serviert.

ZUTATEN
285 ml Honig
240 g Butter
¹/₄ Teelöffel gemahlener Zimt
50 ml Milch
110 g gemahlene Nüsse (z. B. Mandeln, Walnüsse oder Pistazien)
275 g Milchpulver

Den Honig, die Butter, den gemahlenen Zimt und die Milch bei geringer Temperatur so lange in einem Kochtopf erhitzen, bis alles vermischt ist. Gut umrühren, damit die Mischung nicht anbrennt. Die gemahlenen Nüsse dazugeben, umrühren und den Topf vom Feuer nehmen. Das Milchpulver hinzufügen und so lange rühren, bis es sich aufgelöst hat. Die Mischung verfestigt sich nach und nach. Wenn sie sehr fest ist, in eine flache Schale geben und im Kühlschrank hart werden lassen. Den Pudding bei Zimmertemperatur servieren. **Ergibt 30–36 Vierecke**

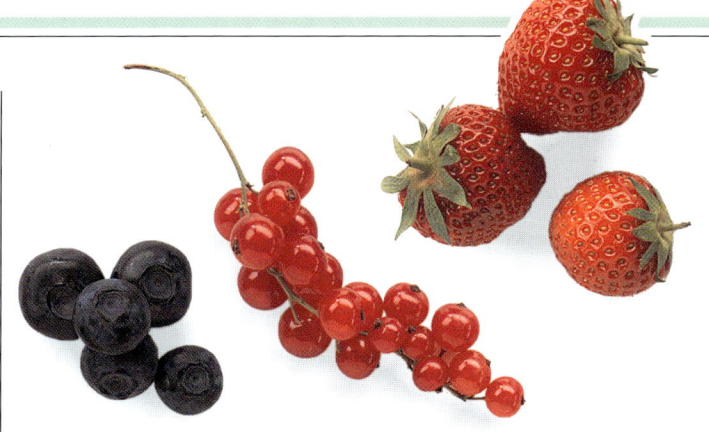

TOFUKUCHEN

Dies ist das perfekte Cremedessert ohne Milch – und erstaunlich gesund!

KRUSTE
50 ml Ahornsirup
50 ml leichtes Pflanzenöl
50 ml Wasser
150 g Haferflocken
50 g reines Vollkornmehl
40 g Sonnenblumenkerne
1 Messerspitze Salz

FÜLLUNG
720 g weicher Tofu
1–2 Eßlöffel Tahin
Geriebene Schale von 1 Zitrone
110 ml Ahornsirup
50 ml Pflanzenöl
50 ml Wasser
1 Messerspitze Salz
Frisches Obst zum Garnieren

Den Backofen auf 200 Grad/Gas Stufe 6 vorheizen. Eine Springform von ca. 23 cm leicht einfetten. Für die Kruste den Ahornsirup, das Pflanzenöl und das Wasser in einer Schüssel verquirlen. Dann Haferflocken, Vollkornmehl, Sonnenblumenkerne und Salz hinzufügen. Die Mischung in die Backform geben und so schwenken, daß etwas davon seitlich einen Rand bildet; er sollte 2,5 cm hoch sein.

Die Kruste etwa 10–15 Minuten backen, bis sie goldbraun ist. Die Form auf ein Kuchengitter stellen und abkühlen lassen. Den Ofen auf 180 Grad/Gas Stufe 4 herunterschalten.

Für die Füllung den Tofu, das Tahin, die Zitronenschale, den Ahornsirup, das Pflanzenöl, Wasser und Salz vermischen, bis sie cremig sind. Die Füllung in die vorgebackene Kruste gießen und den Kuchen 30 Minuten im Ofen backen, bis die Füllung goldbraun und fest geworden ist.

Den Kuchen, garniert mit Erdbeeren, Heidelbeeren oder den frischen Früchten Ihrer Wahl, in dünnen Scheiben servieren.

BROT UND MUFFINS

Brot und Muffins, die man selbst bäckt, sind unwiderstehlich und im allgemeinen viel gesünder als die im Handel erhältlichen. Wenn Sie nicht ihr eigenes Mehl mahlen können, kaufen Sie das frischeste steingemahlene Vollkornmehl, das sie finden können. Das meiste Gebäck läßt sich gut einfrieren.

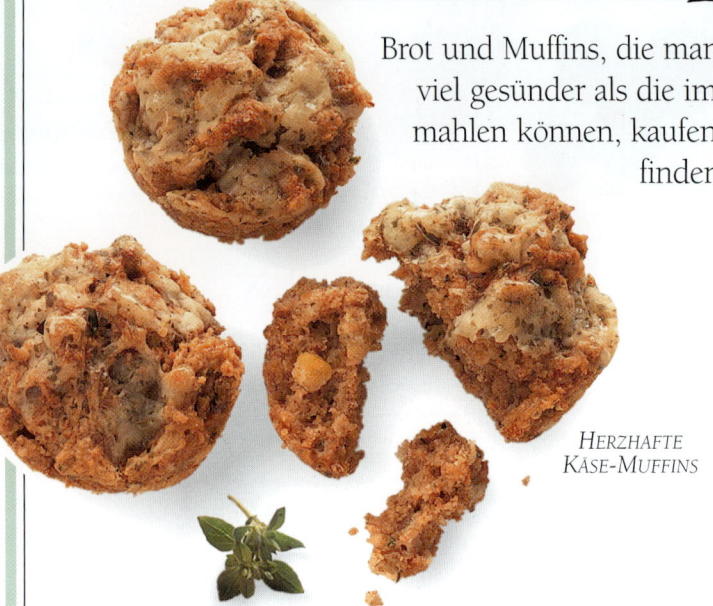

*HERZHAFTE
KÄSE-MUFFINS*

ROSINEN-KLEIE-MUFFINS

Diese Muffins schmecken besonders gut frisch aus dem Ofen zum Frühstück – zur Abwechslung könnten Sie versuchen, die Hälfte des braunen Zuckers durch Zuckerrübensirup zu ersetzen.

ZUTATEN
600 g reines Vollkornmehl
100 g Kleie
150 g Rosinen
³/4 Teelöffel Salz
2 Teelöffel Backpulver
6 Eßlöffel brauner Zucker
¹/2 Liter Wasser
6 Eßlöffel Öl

Den Backofen auf 190 Grad/Gas Stufe 5 vorheizen. Die Muffin-Form mit etwas Öl einfetten. Das Vollkornmehl, die Kleie, Rosinen, das Salz, das Backpulver und den braunen Zucker in einer großen Schüssel vermischen. In einer anderen großen Schüssel das Wasser und Öl vermischen. Die trockene Mischung in die Wasser-Öl-Mischung geben und schnell unterheben, bis die Zutaten gleichmäßig vermischt und leicht feucht sind. Nicht zu sehr mischen, sonst werden die Muffins schwer.

Die Mischung in die eingefettete Muffin-Form geben und 20–30 Minuten backen oder so lange, bis der Teig nicht mehr an einem Stäbchen klebenbleibt, das man hineinsticht. Die Muffins vor dem Herausnehmen etwas in der Form abkühlen lassen, aber wegen des frischgebackenen Duftes noch warm servieren. **Ergibt 12 Muffins**

HERZHAFTE KÄSE-MUFFINS

Mit diesen außergewöhnlichen, herzhaften Muffins, die zu allen Suppen passen, können Sie Ihre Familie zu Mittag verwöhnen.

ZUTATEN
100 g geriebene Karotten
600 g reines Vollkornmehl
100 g Mais
100 g kleingeschnittene Zucchini
150 g geriebener Emmentaler oder Gruyère
2 Teelöffel getrocknetes Basilikum
1 Teelöffel getrockneter Oregano
1 Teelöffel Backpulver
1 Teelöffel Salz
Schwarzer Pfeffer
1 Teelöffel brauner Zucker
1 Büchse à 400 g Tomaten oder
500 g frische Tomaten, püriert
200 ml Wasser
4 Eßlöffel Öl

KRUSTE
100 g geriebener Emmentaler oder Gruyère
1–2 Teelöffel getrockneter Oregano

Den Backofen auf 190 Grad/Gas Stufe 5 vorheizen. Die Muffin-Form mit Öl einfetten. In einer Schüssel die geriebenen Karotten, das Vollkornmehl, den Mais, die Zucchini, den Käse, das Basilikum, den Oregano, das Backpulver, Salz, Pfeffer und Zucker vermischen. In einer anderen Schüssel die Tomaten, Wasser und Öl vermischen. Die trockenen Zutaten zu den flüssigen geben und unterheben, bis sie gleichmäßig verteilt sind.

Die Mischung in die eingefettete Muffin-Form füllen. Den restlichen geriebenen Käse und den Oregano vermischen und auf die Muffins streuen. 30 Minuten backen bzw. so lange, bis der Teig nicht mehr am Stäbchen klebenbleibt, das man hineinsticht. **Ergibt 24 Muffins**

VARIANTEN: Für einen etwas anderen köstlichen Geschmack frischen Rosmarin oder Thymian hinzufügen.

Veganer können Sojakäse anstelle von Käse verwenden.

VOLLKORNBROT

Brotbacken ist eine alte Kunst – und immer noch eine sehr nützliche.

ZUTATEN
2 Teelöffel Trockenhefe
350–380 ml Wasser oder Milch, lauwarm
2¹/₂ Teelöffel Honig
2 Teelöffel Meersalz
500 g reines Weizenvollkornmehl
30 ml Pflanzenöl

Eine 1-kg-Kastenbackform oder zwei 500-g-Formen mit Öl einfetten. Die Hefe in 90 ml lauwarmes Wasser oder in Milch streuen, den Honig hinzufügen und das Ganze etwa 10 Minuten an einer warmen Stelle gehenlassen, bis die Mischung anfängt, Bläschen zu werfen. Salz und Mehl in einer großen Schüssel vermischen. Ein Loch in der Mitte machen und Hefeflüssigkeit und Öl hineingießen. Nach und nach mit einem hölzernen Kochlöffel Mehl von den Seiten der Schüssel in die Flüssigkeit geben und mehr Flüssigkeit hinzufügen. Den immer fester werdenden Teig auf ein Brett legen und gründlich durchkneten. Abdecken und aufgehen lassen, bis er die doppelte Größe erreicht hat (etwa 1 Stunde).

Den Teig nochmals kneten und zweiteilen, wenn Sie zwei kleine Laibe backen wollen. Den Teig in eine längliche Form ziehen, etwa von der Länge der Backform, ihn dort hineingeben und am Rand herunterdrücken, damit das Brot eine abgerundete Form erhält. Das zusätzliche Mehl darüberstreuen, die Form mit einem feuchten Geschirrtuch abdecken und den Teig an einer warmen Stelle 30–40 Minuten aufgehen lassen, bis er fast bis an den oberen Formenrand reicht.

Den Backofen auf 200 Grad/Gas Stufe 6 vorheizen. Den großen Brotlaib 45 Minuten backen, die zwei kleinen 35 Minuten. Um zu prüfen, ob das Brot fertig ist, nehmen Sie es aus der Form und klopfen auf den Boden: Es sollte hohl klingen. Wenn nötig, wieder in den Ofen stellen und weitere 5–10 Minuten backen. **Ergibt 1 großen oder 2 kleine Brotlaibe**

VARIANTEN: Für einen würzigeren Geschmack verschiedene Flüssigkeiten (z. B. Gemüsebrühe) in der Mischung verwenden.

Um ein Mohnbrot herzustellen, 50 g Mohnsamen, 1 Teelöffel Mandelessenz und einen zusätzlichen Eßlöffel Honig hinzufügen.
Für ein Samen- oder Früchtebrot 50 g Sonnenblumenkerne bzw. Sesamsamen oder 75 g Rosinen bzw. Datteln in das Mehl geben.

MAISBROT

Eine schnell herzustellende und köstliche Mischung aus Brot und Kuchen.

ZUTATEN
450 g Maismehl
275 g reines Weizenvollkornmehl
50 g Kleie, zerstampft
1¹/₂ Teelöffel Backpulver
1¹/₂ Teelöffel Natron
³/₄ Teelöffel Salz
225 ml Öl
50 ml Honig
500 ml Milch oder Wasser

Den Backofen auf 200 Grad/Gas Stufe 6 vorheizen. Zwei 1-kg-Kastenformen mit Öl einfetten. Das Maismehl, das Weizenvollkornmehl, die Kleie, das Backpulver, das Natron und das Salz in einer Schüssel vermischen. In einer anderen Schüssel das Öl, den Honig und die Milch (oder das Wasser) vermischen. Die trockenen Zutaten in das Öl und die Milch rühren. Man sollte diese Mischung gießen können; wenn sie zu dickflüssig ist, Milch hinzufügen, bis die gewünschte Konsistenz erreicht ist. Die Mischung in die zwei eingefetteten Backformen geben und 10 Minuten backen. Den Ofen auf 160 Grad/Gas Stufe 3 stellen und die Brote weitere 40 Minuten backen, bis sie aufgegangen und goldbraun sind. **Ergibt 2 große Brotlaibe**

VARIANTE: Sie können diese Mischung auch für Muffins verwenden. Backofen auf 200 Grad/Gas Stufe 6 vorheizen. Große Muffin-Formen leicht einfetten und jede etwa zu zwei Dritteln mit der Mischung füllen. 10 Minuten backen, den Ofen auf 170 Grad/Gas Stufe 3 herunterschalten und weitere 20–30 Minuten backen, bis die Muffins aufgegangen und goldbraun sind. Abkühlen lassen und auf ein Kuchengitter stürzen. **Ergibt 24 Muffins**

VOLLKORNBROT

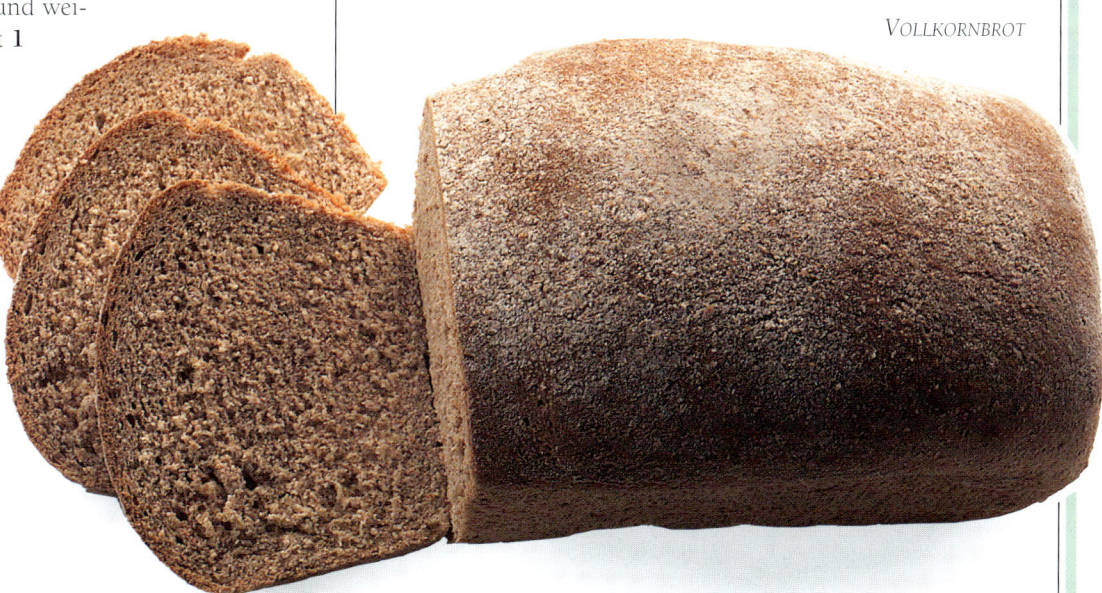

KUCHEN UND KEKSE

Gesunde vegetarische Ernährung muß nicht langweilig sein, selbst wenn sie einfach ist.
Man kann zahllose naturbelassene Zutaten kaufen, mit denen man seinen Speisezettel variieren kann.
Verwenden Sie diese Rezepte als Basis für Ihre eigenen Kreationen.

SIVANANDA-KEKSE

*Mit diesen besonders nahrhaften Keksen werden
die Schüler in den Sivananda-Yoga-Zentren regelmäßig
nach den Yoga-Stunden verwöhnt.*

ZUTATEN
250 g Haferflocken
110 g reines Vollweizenmehl
50 g Rosinen
50 g rohe ungesalzene Erdnüsse
150 g brauner Zucker
$1^1/_2$ Teelöffel gemahlener Zimt
$1^1/_2$ Teelöffel gemahlene Muskatnuß
$1^1/_2$ Teelöffel gemahlener Ingwer
$^1/_2$ Teelöffel Backpulver
1 Messerspitze Salz
200 ml Sonnenblumenöl
200 l Milch oder Wasser

Den Backofen auf 200 Grad/Gas Stufe 6 vorheizen. Die trockenen Zutaten in einer großen Schüssel vermischen; das Öl hinzufügen und gut umrühren. Genügend Milch oder Wasser zugießen, um eine feste Mischung zu erhalten. Den Teig mit dem Löffel häufchenweise auf ein gefettetes Backblech geben und in 10 cm große Kekse drücken. 12–15 Minuten backen, bis sie am Rand goldbraun sind. Auf einem Gitter abkühlen lassen.

Diesen ausgesprochen nahrhaften Keksen kann man nur schwer widerstehen, und sie sind an sich schon eine Mahlzeit.
Ergibt 12 Kekse

KAROTTENKUCHEN

*Eine verlockende, appetitanregende Art,
um Kinder zum Gemüseessen anzuregen.*

ZUTATEN
225 ml Öl
125 g brauner Zucker
110 ml Honig
325 ml Sojamilch
700 g reines Weizenvollkornmehl
2 Teelöffel Backpulver
1 Teelöffel Salz
$1^1/_2$ Teelöffel gemahlener Zimt
$^1/_2$ Teelöffel gemahlene Muskatnuß oder Piment
225 g geraspelte Karotten
110 g kleingehackte Walnüsse
110 g Rosinen

GLASUR
200 g Kokosnußcreme
Feingeriebene Schale einer halben Zitrone
3–4 Eßlöffel Puderzucker, je nach Geschmack
3 Eßlöffel frischer Zitronensaft
75–100 ml heißes Wasser
6 Dessertlöffel leicht geröstete Kokosraspel

Den Backofen auf 180 Grad/Gas Stufe 4 vorheizen. Eine Napfkuchenform von 25 cm Durchmesser einfetten. Das Öl und den Zucker vermischen; den Honig und die Sojamilch hinzufügen und das Ganze schlagen. Das Mehl, Backpulver, Salz und die Gewürze vermischen und an die Ölmischung geben. Die Karotten, Walnüsse und Rosinen hinzufügen; alles gut vermischen und in die Backform geben. 55 Minuten backen oder so lange, bis nichts mehr am Stäbchen klebenbleibt, das man in den dicksten Teil des Kuchens sticht. Den Kuchen 5 Minuten in der Form abkühlen lassen und ihn dann auf ein Kuchengitter stürzen.

Für die Glasur die Kokosnußcreme, Zitronenschale, den Puderzucker und den Zitronensaft mit genügend heißem Wasser schlagen, bis die Mischung streichfähig ist. Die Glasur auf dem abgekühlten Kuchen verstreichen und ihn dann mit den leicht gerösteten Kokosraspeln bestreuen.
Ergibt einen Napfkuchen von 25 cm Durchmesser

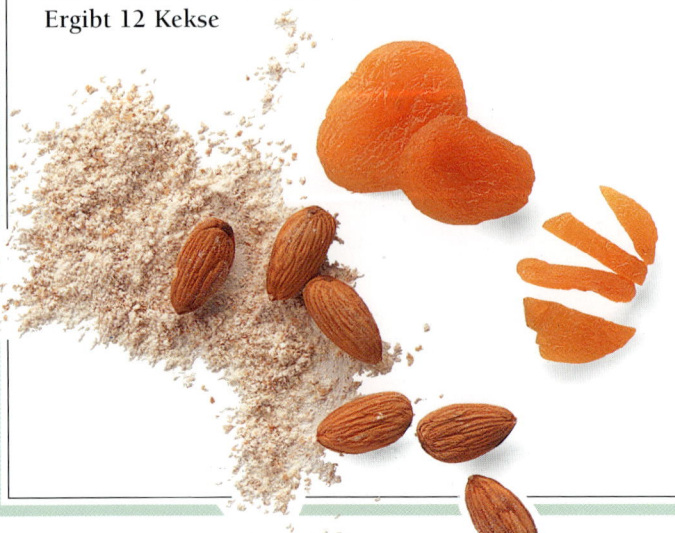

FRÜCHTEKUCHEN

Dies ist eine leichte, gesunde Variante des traditionellen schweren, fruchtigen Kuchens.

ZUTATEN
500 g gemischte getrocknete Früchte
(z. B. Rosinen, Aprikosen, Birnen, Feigen)
250 g Datteln, kleingeschnitten
1 mittlerer Apfel, in kleine Stücke geschnitten
1¹/₂ Teelöffel Zimt
Samen von 6 zerdrückten Kardamomkapseln
¹/₂ Teelöffel gemahlener Ingwer
¹/₄ Teelöffel gemahlene Gewürznelke
500 ml Apfel- oder Orangensaft
200 g reines Vollweizenmehl
110 g vegetarischer Nierenfettersatz
200 g gemischte Nüsse, grobgemahlen
2 Teelöffel Backpulver, 1 Messerspitze Salz
Geschälte Mandeln zum Garnieren

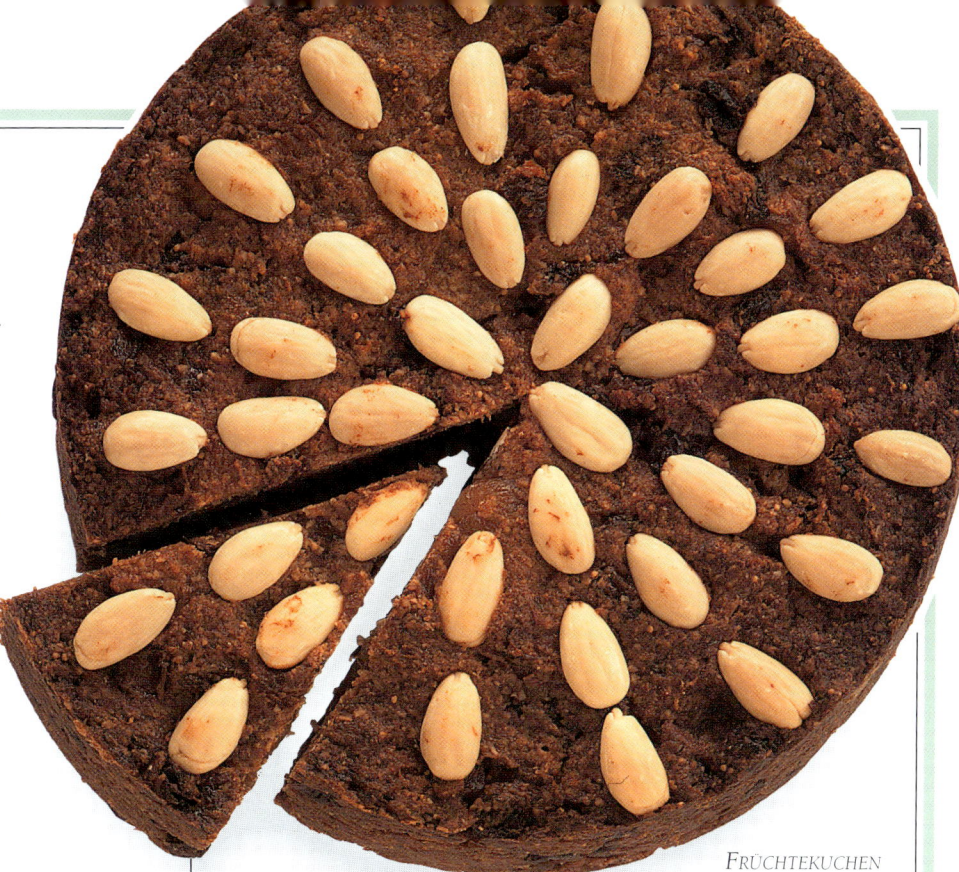

FRÜCHTEKUCHEN

Den Backofen auf 160 Grad/Gas Stufe 3 vorheizen. Eine große runde Kuchenform einfetten. Die getrockneten Früchte, die Datteln, den Apfel, den Zimt, den Kardamom, Ingwer, die Gewürznelken und den Apfel- oder Orangensaft in einen Kochtopf geben und aufkochen lassen. Umrühren. Auf kleiner Flamme kochen lassen, bis der Apfel gar ist und sich mit dem Rest der Früchte vermischt (15–20 Minuten).

Mehl, Nierenfettersatz, Nüsse, Backpulver und Salz vermischen. Zu der erkalteten Früchtemischung geben und unterheben. Die Zutaten gut vermischen. Die Mischung in eine runde Kuchenform füllen und mit den geschälten Mandeln garnieren. Den Kuchen 1¹/₂–2 Stunden in der Ofenmitte backen oder so lange, bis ein in die Mitte gestochenes Stäbchen beim Herausziehen sauber ist. Auf einem Kuchengitter abkühlen lassen. **Ergibt einen 23 cm großen Kuchen**

ORANGENSAUCE

Verwandelt Pfefferkuchen in eine Nachspeise.

ZUTATEN
1¹/₂ Eßlöffel Pfeilwurzmehl
2 Eßlöffel Zitronensaft, 300 ml Orangensaft
3 Teelöffel Honig
¹/₂ Teelöffel Zitronenschale

Das Pfeilwurzmehl und den Zitronensaft in einen kleinen Kochtopf geben; mit einem Schneebesen schlagen und die Mischung bei schwacher Hitze kochen. Den Orangensaft und den Honig hinzufügen und das Ganze unter Rühren kochen, bis die Sauce anfängt, dick zu werden. Die Zitronenschale hinzufügen. **Ergibt 300 ml**

PFEFFERKUCHEN

Ein köstlicher, würziger Kuchen, den man jederzeit servieren kann, pur oder mit aromatischer Orangensauce.

ZUTATEN
180 ml Öl
225 ml Zuckerrübensirup
310 ml Joghurt oder Sauermilch
1 Teelöffel Salz
700 g reines Vollweizenmehl
¹/₂ Teelöffel gemahlene Gewürznelken
1¹/₂ Teelöffel Zimt
1 Teelöffel Ingwer
2 Teelöffel Natron
Geschälte Mandeln zum Garnieren (nach Wunsch)

Den Backofen auf 180 Grad/Gas Stufe 4 vorheizen. Eine 20 x 30 cm große Kuchenform etwas einfetten. Das Öl, den Sirup und das Joghurt bzw. die Sauermilch in eine Schüssel geben. In einer anderen Schüssel das Salz, das Vollweizenmehl, die Gewürznelken, den Zimt, Ingwer und das Natron vermischen. Langsam die trockenen zu den feuchten Zutaten geben und gut miteinander vermischen.

Die Mischung in die gefettete Backform füllen, gegebenenfalls den Kuchen mit den geschälten Mandeln garnieren und 40 Minuten backen. Der Pfefferkuchen ist fertig, wenn ein in die Mitte gestochenes Stäbchen wieder sauber herauskommt. Abkühlen lassen und in 5 cm große Vierecke schneiden. Pfefferkuchen pur oder mit Orangensauce (siehe links) servieren. **Ergibt 24 Stücke**

FASTEN

Fasten oder freiwillig nicht essen, ist ein großartiges natürliches Heilmittel.
Häufig kann man durch Fasten wieder gesund werden, wenn alles andere versagt hat.
Der gesamte Verdauungstrakt bekommt eine Ruhepause, und der Körper kann sich
selbst gründlich reinigen. Oft werden Abfallstoffe und Unreinheiten ausgeschieden,
die sich über Jahre angesammelt haben.

GEISTIGE WIRKUNGEN

Fasten ist eine Einschränkung, eine der fünf »Gebote« des Raja-Yoga-Systems. Man praktiziert es, um Geist und Willen zu stärken. Genauso, wie wir unsere Muskeln stärken können, indem wir sie nach und nach immer schwerere Gewichte heben lassen oder ihnen mehr Arbeit geben, können wir den Geist stärken, indem wir ihn immer schwierigere Aufgaben bewältigen lassen. Fasten wird Ihnen dabei helfen, Konzentration und geistige Stärke zu erlangen.

KÖRPERLICHE WIRKUNGEN

Selbst nur einen Tag zu fasten, gibt dem Darm eine Pause. Der Körper fühlt sich leichter; er wird gereinigt und »generalüberholt«. Während der Fastenkur kann die Energie, die sonst für die Verdauung benötigt wird, zur Heilung und Reinigung genutzt werden.

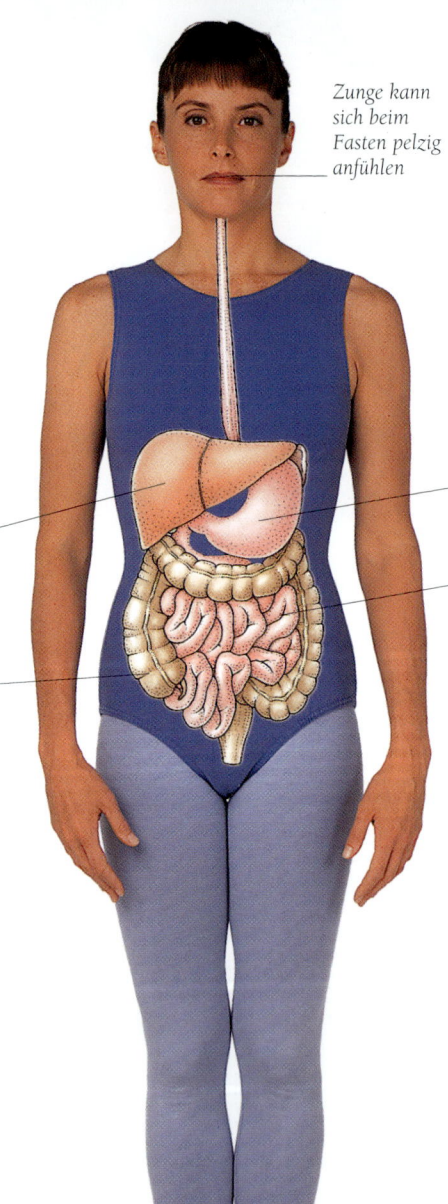

Zunge kann sich beim Fasten pelzig anfühlen

Der Magen hört nach dem dritten Fastentag auf, hungrig zu sein

Leber profitiert vom Fasten, da es eine natürliche Reinigung ist

Die Peristaltik im Dünndarm verlangsamt sich oder hört auf

Möglicherweise stellt sich während der Fastenkur leichte Verstopfung ein

SPIRITUELLE WIRKUNGEN

Wenn Körper und Geist nicht dreimal am Tag von den Schwingungen der Nahrung in Anspruch genommen werden, sind sie frei, sich spirituellen Aufgaben zu widmen. Alle Weltreligionen empfehlen das Fasten, häufig auch nachdrücklich, als Mittel, um die Kontemplation zu fördern. Viele Yogis fasten zweimal im Monat, an »Ekadasi«-Tagen, elf Tage nach Neu- und Vollmond.

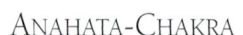

ANAHATA-CHAKRA
Die Energie in den Anahata- und Ajna-Chakren kann man leichter ausrichten, wenn Geist und Körper klar sind, wie dies beim Fasten der Fall ist.

WIE SIE IHRE FASTENKUREN PLANEN

▶ Sie können 1–3 Tage lang ohne die Kontrolle durch einen Fachmann fasten. Suchen Sie sich eine Zeit aus, in der Sie so viel Ruhe wie möglich haben, zum Beispiel ein Wochenende. Überlegen Sie, ob Sie allein oder zusammen mit anderen fasten wollen, die Ihren Entschluß vielleicht unterstützen.

▶ Einen Tag in der Woche zu fasten, fördert Gesundheit und geistige Entschlossenheit.

▶ Es wird empfohlen, mehrmals im Jahr eine Wochenend-Fastenkur zu machen, besonders beim Wechsel der Jahreszeiten.

▶ Lange Fastenkuren von einer Woche oder mehr geben spirituelle Stärke. Nach dem dritten Tag verschwindet das Hungergefühl. Sie sollten fasten, bis Sie wieder normalen Hunger verspüren.

WIE MAN FASTET

Vollständiges Fasten bedeutet Enthaltung von jeglicher Nahrung, sowohl fester als auch flüssiger. Selbst Saft sollte man während einer Fastenkur nicht trinken. Wasser hingegen ist kein Nahrungsmittel. Es regt den Appetit nicht an und braucht nicht verdaut zu werden. Während einer Fastenkur viel Wasser zu trinken hilft, den Körper zu reinigen und Giftstoffe auszuscheiden.

▶ Während des Fastens nicht an Essen denken. Nutzen Sie die Zeit für ruhige Tätigkeiten.

▶ Die Zeit genießen, die Sie sonst mit der Zubereitung von Mahlzeiten oder mit Essen verbracht hätten.

▶ Soviel Wasser wie möglich trinken, um den Organismus zu reinigen.

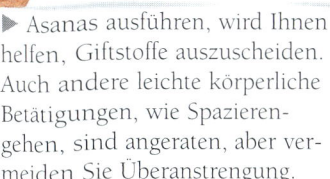

▶ Asanas ausführen, wird Ihnen helfen, Giftstoffe auszuscheiden. Auch andere leichte körperliche Betätigungen, wie Spazierengehen, sind angeraten, aber vermeiden Sie Überanstrengung.

▶ Soviel wie möglich an die frische Luft gehen und versuchen, in einer natürlichen Umgebung zu fasten.

▶ Dafür sorgen, daß Ihnen nicht kalt wird.

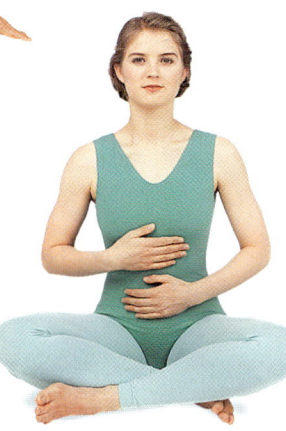

▶ Pranayama (Seite 112–113) unterstützt den Reinigungsprozeß. Vor allem auf die Ausatmung konzentrieren.

▶ Versuchen, die Kriyas (Seite 114–115) durchzuführen, insbesondere Basti, um den Körper zu reinigen.

▶ Sich häufig in die Badewanne legen, um die Muskeln zu entspannen und die Haut beim Reinigungsprozeß zu unterstützen.

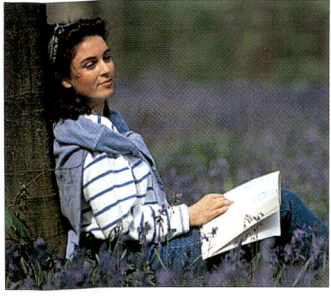

▶ Sich häufig ausruhen und so oft wie möglich entspannen. So oft wie möglich allein sein und schweigsam bleiben.

▶ Manchmal treten Nebenwirkungen auf, besonders wenn Sie noch nicht so oft gefastet haben. Bei Übelkeit oder Kopfschmerzen heißen Pfefferminztee trinken. Vermeiden Sie schwarzen Tee und Kaffee.

VORSICHT

Während der Schwangerschaft bzw. wenn Sie unter einer Eßstörung oder Blutarmut leiden, sollten Sie nicht fasten. Konsultieren Sie Ihren Arzt, wenn Sie unsicher sind.

DAS FASTEN BEENDEN

Es ist sehr wichtig, das Fasten auf die richtige Art zu beenden. Es könnte sein, daß Ihr Geist ungewöhnliche Eßgelüste entwickelt. Hüten Sie sich davor, diesen nachzugeben. Am besten wieder langsam zu essen beginnen.

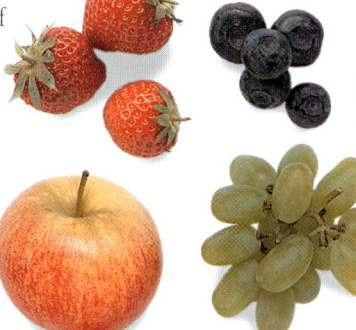

1 Am ersten Tag nur rohe oder gedünstete Früchte essen. Dadurch wird die Peristaltik des Verdauungstrakts wieder langsam in Gang gesetzt.

2 Am zweiten Tag zusätzlich zum Obst eine Mahlzeit – Salat von rohem Gemüse – essen. Dies wirkt wie ein Besen, um die Giftstoffe, die sich im Darm angesammelt haben, auszukehren.

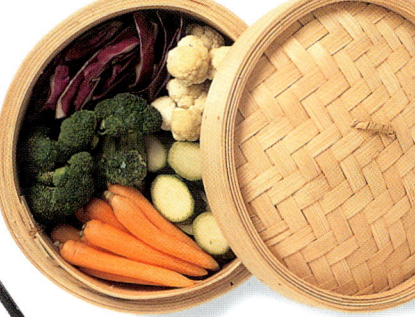

3 Zusätzlich zu den Früchten und dem rohen Gemüse am dritten Tag leicht gedünstetes Gemüse in Ihren Speisezettel aufnehmen, aber nicht salzen oder würzen.

4 Am vierten Tag zu den Früchten und dem rohen oder leicht gedünsteten Gemüse Getreide hinzufügen. Getreide und Gemüse können in einer Mahlzeit kombiniert werden.

5 Am fünften Tag wieder normal essen. Versuchen, ungesunde Gewohnheiten abzulegen: Kaffee, Tee, Alkohol und Fleisch vermeiden.

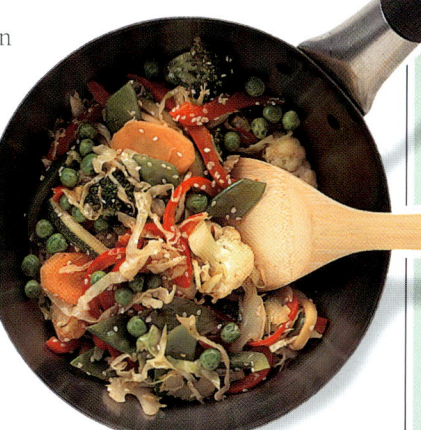